蕾波康复法应用手册

任世光　主编

张志明　张　军　副主编

中国科学技术出版社

·北　京·

图书在版编目（ＣＩＰ）数据

蕾波康复法应用手册 / 任世光主编；张志明，张军
副主编. —— 北京：中国科学技术出版社，2022.12
　ISBN 978-7-5046-9719-6

　Ⅰ.①蕾… Ⅱ.①任… ②张… ③张… Ⅲ.①康复医
学－手册 Ⅳ.①R49-62

中国版本图书馆CIP数据核字(2022)第129419号

策划编辑　邓　文
责任编辑　梁军霞
版式设计　金彩恒通
责任校对　张晓莉
责任印制　李晓霖

中国科学技术出版社出版
北京市海淀区中关村南大街16号 邮政编码：100081
电话：010-62173865　传真：010-62173081
http://www.cspbooks.com.cn
中国科学技术出版社发行部发行
北京荣泰印刷有限公司印刷
*
开本：710毫米×1000毫米　1/16
印张：34　字数：500千字
2022年12月第1版　2022年12月第1次印刷
ISBN 978-7-5046-9719-6/ R・2931
印数：1—5000 册　定价：88.00元

编委会

前　言

2017年《小儿脑瘫蕾波康复法》经中国科学技术出版社出版发行，当时的蕾波法主要是应用"推、点、拨、拉、动"手法，康复干预"姿势、运动、肌张力和反射异常"的小儿脑瘫。在实际应用中，蕾波法的"解痉挛、降张力"手法，具有革命性特征。它将现代康复治疗中解痉挛、降肌张力的"关节直接牵拉"，创新为"肌肉内推牵拉"，效果尤为突出，受到广大康复治疗师和脑瘫患儿家长的认可和好评。

2017年版蕾波法注重康复评定，提出独具特色的"蕾波小儿神经运动检查16项"和"蕾波姿势肌动学评定8项"。在小儿脑瘫早期诊断和"姿势、运动"异常的定位、定性、定级上，精准到痉挛肌和拮抗肌。2017年版蕾波法围绕"身心统合"和"全人康复"也进行了许多探索。如推点抚触、交叉模式、球上运动等。但是，2017年版蕾波法明显存在系统单一、方法单一、内容单一等问题。

五年多的时间过去了，蕾波法有了突飞猛进的发展，这种发展是积累暴发式的，是持续深入实践的总结。其中创新的内容是：

（1）"蕾波身心状态评定16项"。经过多年临床应用实践，针对"粗大运动、精细运动、口腔运动"及"社会交往"能力的康复评定，蕾波团队研究制订了包含上述四大能区的"身心状态评定16项"，同"蕾波小儿神经运动检查16项""蕾波姿势肌动学评定8项"，共同组成了"蕾波康复评定40项"。这40项评定，对确定康复起点、康复方案、训练计划、阶段目标、质量管理等，都是非常重要的标尺。将这些标尺数字化，就可进入电子信息化管理，从而提升康复品质和效率。

（2）"蕾波头疗"。在经过多年的积累总结后，以"头颈面部运动、认知、言语、智力统合干预"为特色，逐步形成了"头面部推点运动疗法"的独立体系。

（3）"眼—口—手关注操""耳—体—口关注操""小组互促操"。这是近年来蕾波康复团队围绕"身心统合"理念，在"精细运动训练""口腔运动训练"和"社会交往训练"中，开发出来的适合婴幼儿的独立训练方法。

（4）"蕾波统合操"。围绕"身心统合"的康复理论，在应用层面将"抚触感觉统合""交叉运动统合""球上运动统合"从既有的蕾波功能训练中剥离，同新开发的"眼—口—手关注操""耳—体—口关注操""小组互促操"，以及"蕾波头疗"共同归入"蕾波统合训练"方法中。

（5）"纠—统—训"单元训练模式和"学—训—督"疗程管理模式。

对这些创新内容进行总结，就形成了目前2022年版的《蕾波康复法应用手册》。

《蕾波康复法应用手册》其实用和工具性质非常突出。全书共分上下两篇，上篇论述了蕾波法的基础理论、核心技术、操作方法、体系标准、应用管理等；下篇详述了蕾波法应用于相关疾病、相关异常症状和体征的具体方法和操作流程。它既有方法学论述和教科书的专业功能，也有专业知识和技能的普及指导；既适合专业机构、专业人员的应用培训提高和康复指南，又适合作为家庭康复的操作指导。

《蕾波康复法应用手册》绝大部分内容（90%左右）由蕾波团队

原创撰写，是大家理论和实践的总结。针对效果明显，缺乏理论支撑的方法，作者进行了大量方法比对和文献检索，能够理清及安全有效的方法，全都纳入本书中。个别存在需要科学验证的，也提出并留给大家在学习应用中探讨和研究。为了突出工具书的属性和使用便利，本书收入了大量的插图和视频资料，对读者学习使用蕾波法会有极大帮助。遗憾的是有些镜头属于非专业的抓拍，图像清晰度不高。另外，虽然征询了许多专家学者的意见，由于编者知识水平的限制，本书仍会存在纰漏和不足之处，请广大读者批评斧正。

蕾波法从创立以来，一直秉承开放的胸怀，努力吸收国内外各种优秀康复方法的精华，不断地完善自己，超越自己，创造一种适用于中国大众的康复治疗方法。愿蕾波法持续发展，造福更多的国内外患者。

任世光

2022年6月

序　言

蕾波法自任世光教授创建以来，走过了近30年的历程。而今出版的《蕾波康复法应用手册》是对近30年工作的回顾和总结。对比2017年出版的《小儿脑瘫蕾波康复法》，这一版无论是深度和广度都有很大的变化。这是任世光教授及工作在一线的蕾波人共同携手完成的一部作品。

如果您读过2017年出版的《小儿脑瘫蕾波康复法》，您再读这本书会发现两个突出的特点：即儿童脑瘫的早期诊断、早期康复上的"纠正异常的精准性和功能训练的统合性"。这两大特点贯穿在全书的许多章节中。

通过阅读第二章第一、第二、第三节，您会看到怎样才能到达纠正异常的"精准性"。早期连续使用"蕾波小儿神经运动检查16项"是异常姿势早期发现的简便而专业的工具，如果您担心自己孩子，且无法判断是否有早期脑瘫倾向，可以通过家庭自测方法进行测查。这对焦虑、担心的新手妈妈来说绝对是有效的支撑。"蕾波姿势肌动学评定8项"是需要专业人员进行的，以便使异常问题能够在"定位、定性、定级"上有准确的判断，这对于进一步制订纠正异常的方案至关重要。蕾波经典的纠正异常的手法"推、点、拨、拉、动"临床上已有广泛应用，其独特的手法早已获得业界认可，本书第一章第二节从理论层面有详细的讨论。第三章更是详尽地描述了操作手法的实施。下篇在相关异常和疾病中也有针对性地使用策略。这正是在精准评定后使用独特手法治疗的综合体现，也是蕾波法的核心之一。

无论您是资深的物理治疗（PT）师、作业治疗（OT）师，还是言语治疗（ST）师，您都会从第一章第二节、第二章第四节及第四章中发现蕾波的功能训练较之前的表述有了很大的不同。"功能训练的统合性"是在本书首次提出的概念。功能训练的整套方案也是首次全面的呈现。突出在增加了康复中关注康复者"身心统合状态"的评定和干预治疗。这个"身心统合状态"初听起来可能既熟悉又陌生。但是当您去仔细阅读后会发现无论是含带身心状态的四大能区的逐项评定，还是某个功能如何实施训练上，每一项都加入了主体欲望的因素。因此不是评定某个功能是否出现，而是评定儿童如何主动地、是否熟练地使用这些功能。也就是训练初期身心处于什么状态，和新功能的身心统合下的稳定性。这就是身心统合状态评定和干预的意义所在。

　　熟悉蕾波法的治疗师都知道球上训练一直是蕾波治疗师训练的重要环节。不过您在阅读第四章后会发现此次与球上训练相关的内容有了非常大的扩充。包括了七大项若干小项的训练。不仅仅是体现各种感官的刺激下心理稳定和躯体整体性的状态，还专注在有稳定的躯体整合状态下的目光、耳朵的主动投注问题，以及儿童主体主动在群体中互动的状态。这些内容被综合为身心统合状态调整的"统"的治疗方法，例如蕾波头疗、各种专注操等，都非常有特色。

　　治疗中如何引导鼓励？如何真正做到常常帮助，总是安慰？常规的训练多是在治疗或教育的视角下进行，虽然也不断地强调要注重康复者的主体表达，但是在父母的焦虑期待下，为了快速呈现效果而单纯地重复指令完成局部功能的情况经常发生。使得"鼓励、帮助、安慰"不是那么容易实施。在第五章第二、第三、第四节特意讨论了如何在治疗中关注对精神动力的因素，帮助儿童有欲望地完成与外界的互动。也可以说是其借助帮助下的欲望达成，既有儿童主体活动的喜悦，也有训练方案要求下功能实现的成就。无论对脑瘫儿童、广泛发育迟缓儿童、还是对自闭症儿童都是非常实用、有效的方案。对于较大儿童或者成年康复者来说也是需要这种"治疗师—康复者共同空间"下有目的地积极主动的工作模式。不仅仅是训练与被训练的模式，教育与被教育的模式，而是治疗师—康复者共同工作的模式。

如果您是一位孩子在康复的家长，当然需要纳入康复治疗团队的，但家长们经常都是在复杂的心情下焦急地在一旁期待着。怎么加入有效的康复训练中？蕾波一贯倡导家是最好的康复中心，当您读第六章第二节时会发现家庭康复管理的"学""训""督"策略。其中"督"就是在谈怎么督导家庭实施康复计划。有专业人员执行的"督"的策略是重点看家庭康复的回馈反映和不断评估的督导、帮助家长无论在康复的集中训练阶段还是家庭康复阶段的实施情况。当然如何督导和帮助没有一个定论，一定是根据具体情况进行操作的。但是把家长纳入康复治疗团队是核心。

怎么捕捉高危儿的风险信号的变化一定是所有高危儿父母的迫切需求。但是怎么发现预警信号、何时筛查诊断都是非常不确定的。家长们不仅会等待三个月一次的发育保健，还会不断通过网络、亲友、就医等各种渠道求证。要么徒增烦恼，要么奔波中恰恰忽略了风险信号的连续、系统观察，反而没有达到有效的风险管控。因此蕾波提倡自出生就开始进行系统长程的管理，提出"一评三训一督"的策略，在脑瘫早期风险控制和自闭倾向早期辨识及家庭干预上有整体的介绍。有关蕾波法对自闭早期倾向的辨识和干预方面的内容也可以阅读下篇各论中第九章自闭症和自闭倾向。

第九章第三节中介绍的跨学科联合评估，和密集强化训练都加入了自闭倾向的儿童精神分析框架下的工作。其中介绍的调整母婴关系的谈话治疗，是用精神分析的工作方式梳理养育欲望和困难的工作，是不同于教育母亲应该怎么做的策略，这个对母亲支撑性工作是蕾波法自闭症干预的独到之处。在联合评估和社会化训练中均有儿童精神分析的专业人员参与，真正做到医学/康复—教育—心理共同评价和协同干预。这些更多的是借鉴了法国CMPP（医疗—心理—教育中心）模式的新尝试。

以上的介绍无法囊括全书的各个精彩的章节，书中每一章节的书写都带着极大的动力。希望更多的读者从中有所启发、有所借鉴，也更希望将这些年蕾波同仁们不断总结、不断发展的新经验呈现出来。另外，由于国内对儿童精神分析纳入自闭倾向医学为主导的干预工作中的意义还没有更广泛的认同，虽然临床应用中已经显现非常有效的征象，因此未来蕾波将积极推动相关的循证医学的研究，并将临床的数据尽快整理，以便在专业领域引发更深入的讨论。

张军

2022年8月于北京

目　录

上篇（蕾波康复法总论）

下篇（蕾波康复法各论）

上篇（蕾波康复法总论）

第一章

蕾波康复法概述

蕾波康复法是针对肌张力增高、肌痉挛、肌萎缩、软组织粘连挛缩、骨关节异常、微循环障碍等问题或疾病，干预异常、促进正常功能的康复治疗方法。这一中西医结合、安全有效、操作简便的方法，不仅在医疗康复机构中广泛应用，而且还可家庭学习和应用。蕾波康复法始于小儿脑瘫康复治疗，其针对肌力、肌张力等异常的精准干预方法，使得应用扩展到不同年龄段的神经、肌肉、软组织损伤和炎症疾病的康复治疗。如儿童臂丛神经损伤、进行性肌营养不良等疾病、脑血管意外及颅脑外伤、骨折和股骨头坏死、跌打损伤及儿童和青少年体态调整等。

第一节　蕾波康复法定义及发展回顾

蕾波康复法（Robo's method of rehabilitation，简称蕾波法）是主要应用于小儿脑瘫等神经肌肉疾病的康复治疗，具有中文命名、中国特色的康复治疗方法。该方法包括康复评定、康复治疗、康复管理三大应用体系，及推点手法、身心统合操、功能训练三大康复治疗方法。区别于其他康复方法的特征是"纠正异常的精准性和功能训练的统合性"。辅助应用于成人各种神经肌肉损伤的康复治疗。

蕾波法源于对微循环和微循环障碍的研究，20世纪七八十年代，当时位于北京友谊医院的北京临床医学研究所的主要研究课题之一是微循环和微循环障碍，本书作者是课题主要负责人。基础研究中发现神经系统损伤会造成相应靶器官的微循环障碍，当时改善微循环障碍除了应用药物以外，我国传统医学的推、点手法也有非常好的疗效，于是便总结出应用于儿童脑瘫康复的推、点疗法。

儿童脑瘫在当时属于难治之症，大多留有残疾。随着我国改革开放，国外许多先进的康复治疗技术被引进推广，尤其是中枢神经可塑性理论和功能训练方法的应用，使得儿童脑瘫的康复效果有了很大提高。20世纪90年代，蕾波法的创始人任世光教授赴美国进修学习。回国后在1996年由任世光教授、高寿征教授牵头，在北京市卫生局科技处课题经费的支持下，成立了北京市蕾波医学新技术应用研究所，开始实施将传统的中医手法推、点刺激肌肉、穴位，纠正脑瘫姿势、运动、肌张力和反射异常，并融合先进的国外功能训练方法，如PT（物理治疗）、OT（作业治疗）、ST（言语治疗）等，开展了相关临床应用研究，这也是蕾波法的名称来源。

2001年通过5年研究实践，任世光团队在《中国康复理论与实践》杂志发表了《蕾波法对小儿脑损伤综合征及脑瘫的疗效》报告，推出了蕾波法的主要原则和方法；报告了早期诊断、早期应用蕾波法治疗可使多数婴幼儿脑瘫康复到基本正常。这种"中西结合，纠训同步，学训相伴，身心统合，全程督管"的全新蕾波康复法的诞生，引起了同行和家长的关注并被逐渐认可。

　　蕾波法在国外也有了一定影响。不少跑遍欧洲多国治疗的脑瘫孩子来我国应用蕾波法后见到了前所未有的疗效，蕾波治疗师也多次被请出国门传授蕾波法。2004年应美国儿科大会邀请，就《蕾波法对小儿脑损伤综合征及脑瘫的疗效》进行学术交流。2017年第一本蕾波法专著《小儿脑瘫蕾波康复法》由中国科学技术出版社出版，在儿童康复界影响颇大。

　　蕾波法问世25年来，经过广大康复医生和治疗师的持续努力，理论不断创新，方法不断改进，逐步形成了独具特征的系统化、标准化的三大应用技术体系，即康复评定技术、康复治疗技术、康复管理技术。

　　康复评定技术的突出贡献是创新蕾波40项康复评定（小儿神经运动检查16项、姿势肌动学评定8项、身心状态评定16项），将疾病的异常表现、功能损伤、身心状态、康复治疗起点、康复目标设定等，全面精准"定位、定性、定级"。

　　蕾波康复治疗技术的核心是手法纠正异常下的身心统合功能训练。其中：

　　（1）应用"推、点、拨、拉、动"方法纠正异常。突出贡献是创新"内推"手法，替代"外拉"手法解痉挛；应用"点压"神经刺激点，精准激发正常主动运动、抑制异常姿势。

　　（2）应用"统合操"促进康复训练的身心统合。突出贡献是创新"蕾波头疗"和"眼、耳、口、手的协调操"等七项运动、感觉、身心统合训练方法，解决了康复训练中"不兴奋、不应答、不适应、不稳定、不进步、易哭闹"等"五不一闹"问题，保证患儿在康复训练中适应不断变化的身心统合状态。

　　（3）强调社会化能力的运动功能训练法。突出贡献是在"直立行走""使用工具""语言交流"等功能康复中，融入"社会交往"能力训练。这种综合的独特的康复训练系统，强调模拟了一个和谐的师生关系和伙伴关系（一对一训练和小组课），培养了一个社会化环境，无论任何康复功能训练都服务于社会交往和社会认可的价值上，实现"1～2岁走起来，3～4岁进幼儿园"的康复目标。这就是蕾波创新的"身心统合功能训练法"。

　　康复管理技术的核心是"纠—统—训"灵活组合的康复治疗单元

模式和"学—训—督"疗程目标管理模式。突出贡献是创新的康复治疗方案标准化、目标化、家庭化。

蕾波康复治疗的病理生理核心是改善病变部位的微循环，所以蕾波法不仅应用在小儿脑损伤康复治疗效果明显，同时在其他许多神经、肌肉相关疾病中的辅助应用，也获得了较好效果。如脑积水或脑积水术后康复，臂丛等外周神经损伤，脊肌萎缩症，进行性肌营养不良，小儿髋关节发育不良/半脱位，婴幼儿脊柱发育异常纠正，防治扁平足、先天性马蹄内翻足、踝足扭伤，紧张性头偏斜和先天性斜颈，先天性喉软化，咀嚼、吞咽、构音障碍，脐疝，腹股沟斜疝，认知、情绪障碍，自闭倾向，视觉障碍，听觉障碍，基因、染色体、代谢异常相关疾病及成人脑血管意外、外伤后的各种肢瘫等的康复治疗。

第二节　蕾波康复法的理论知识

一、神经系统的基本结构和功能

神经系统包括中枢神经系统（Central Nervous System）和周围神经系统（Peripheral Nervous System）两大部分，前者指脑和脊髓部分，后者指脑和脊髓以外的部分。

中枢神经系统（图1-1）包括脊髓、脑干、大脑皮质、小脑和基底节等。脑干又由中脑、脑桥和延髓组成。

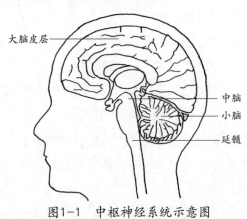

图1-1　中枢神经系统示意图

　　脊髓（图1-2）是最低层次的感觉运动中枢，是完成躯体运动最基本的反射中枢。其主要功能是通过神经回路传导最基本的、定型的和反射性运动活动。脊髓的反射活动构成了感觉运动调节的基础。

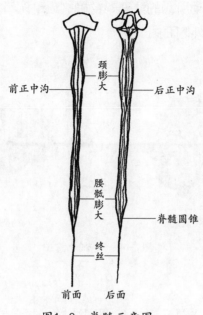

图1-2　脊髓示意图

　　脑干（图1-3）在感觉运动控制中主要起承上启下的作用，脑干与觉醒、视听觉、口面部运动和眼球运动等许多重要功能有密切的关系。

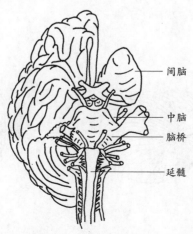

图1-3　脑干示意图

　　大脑皮质是最高级神经中枢，对感觉运动的控制极其复杂，它有语言区、听区、视区、躯体运动与感觉等多个中枢。此外大脑皮质还可通过直接控制放置反射、平衡反应、视觉翻正反射和皮质抓握反射，实现对功能活动所需的快速、精确的运动调节。图1-4为大脑矢状断面图和大脑半球外侧面图。

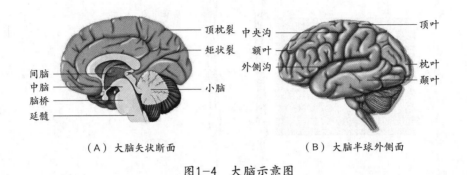

（A）大脑矢状断面　　　　　　　　　（B）大脑半球外侧面

图1-4　大脑示意图

　　小脑（图1-5）是运动中枢调制结构，并无传出纤维直接到达脊髓，而是通过脑干运动系统和大脑皮质对随意运动起启动、监测、调节和矫正作用。小脑通过脑干前庭通路参与控制运动平衡，调整姿势；通过红核脊髓及网状结构参与对牵张反射的调节，影响肌张力，纠正运动偏差，使运动精确完善。

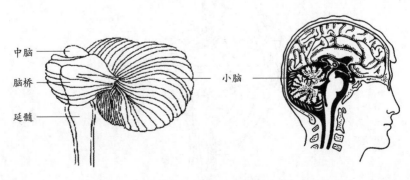

图1-5　小脑示意图

　　基底节（图1-6）接受几乎所有大脑皮质的纤维投射,其传出纤维经丘脑前腹核和外侧腹核接替后，又回到大脑皮质，从而构成基底神经节与大脑之间的回路。通过各级结构的调节，人的运动才能顺利、协调地完成。

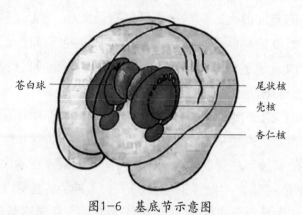

苍白球　　　　　　尾状核

壳核

杏仁核

图1-6　基底节示意图

　　神经系统内含有神经细胞和神经胶质细胞两大类细胞。神经细胞又称为神经元，是构成神经系统结构和功能的基本单位。神经元的主要功能是接受刺激和传递信息。大多数神经元（图1-7）由胞体和突起两部分组成。突起有树突和轴突之分。一个神经元可有一个或多个树突，但一般只有一个轴突。轴突的末端分成许多分支，每个分支末梢的膨大部分称为突触小体，它与另一个神经元相接触而形成突触。轴

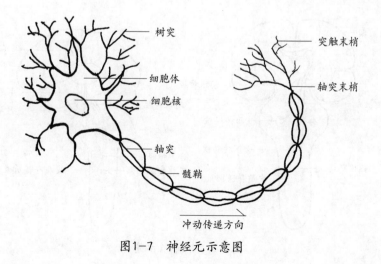

树突

突触末梢

细胞体

轴突末梢

细胞核

轴突

髓鞘

冲动传递方向

图1-7　神经元示意图

突和感觉神经元的长树突二者统称为轴索，轴索外面包有髓鞘和神经膜，称为神经纤维。神经纤维可分为有髓鞘神经纤维和无髓鞘神经纤维。神经纤维末端称为神经末梢。神经纤维的主要功能是传导兴奋。在神经纤维上传导兴奋或动作电位称为神经冲动。不同类型的神经纤维传导兴奋的差别很大，这与神经纤维直径大小、有无髓鞘、髓鞘的厚度，以及温度的高低等因素有关。有髓鞘神经纤维比无髓鞘神经纤维传导速度快。测定神经纤维传导速度有助于诊断神经纤维的疾患和估计神经损伤的程度和预后。

神经对所支配的组织具有两种作用，即功能性作用和营养性作用。功能性作用也就是神经系统对组织器官的调节作用。营养性作用主要通过神经元生成释放某些营养性因子来维持所支配组织正常代谢与功能。如：运动神经受损后，由于完全或部分失去了神经的营养性作用，神经所支配的肌肉内糖原合成减慢，蛋白质分解加快，肌肉逐渐萎缩。

神经系统内存在两大类传导通路，感觉传导通路即上行传导通路，把身体感觉到的周围环境信息，如光、声、温度、压力、本体、情感等传送到大脑；运动传导通路即下行传导通路，大脑命令身体器官做出各种动作、语言、行为等的指令传导线路。

从上往下的传导通路，又分为两条，分别叫锥体系（图1-8）和锥体外系（图1-9）。

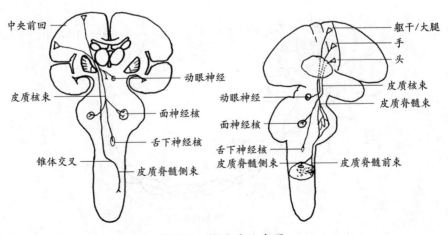

图1-8　锥体系示意图

　　锥体系可以很长，从头到脚。这么长的线路上，实际只有上下两级运动神经细胞组成。上运动神经细胞位于大脑皮层，它们的细胞纤维成束在锥体系中往下走行，至脊髓同下运动神经细胞实现传递联系。下运动神经细胞的纤维继续往下走行，连接各运动器官，最长可以到达脚部的肌肉，通过神经肌肉接点实现对肌肉运动的控制。这条长通路任何地方损伤，都会造成运动瘫痪。下运动神经细胞的损伤称之为周围神经损伤或疾病。

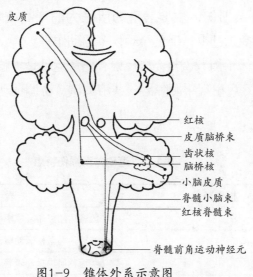

皮质
红核
皮质脑桥束
齿状核
脑桥核
小脑皮质
脊髓小脑束
红核脊髓束
脊髓前角运动神经元

图1-9　锥体外系示意图

　　锥体系的主要功能是运动指令的发出和传递。锥体外系是指锥体系以外的影响和控制身体运动的传导路径，因其结构十分原始、散乱、复杂，所以将除锥体系以外的运动指令及传递信道统称为锥体外系。其主要功能是调节和维持肌肉张力，如静止状态下的克服地球引力，维持人体姿势状态的肌肉力量、协调肌肉活动、维持体态姿势。锥体系与锥体外系在运动功能上是相互依存、不可分割的统一整体，只有在锥体外系保持肌张力和稳定协调的前提下，锥体系才能完成一切精确的随意运动，如写字、绘画、刺绣等。

　　其实从下往上传导的感觉传导通路，从始至终都参与运动活动的感觉、反馈、协调等，它的通道损伤，不仅感觉功能受损，同样也会影响运动功能。

参与运动中枢活动的小脑，具有维持人类基本运动形式，调节运动姿势平衡的重要功能。

锥体系损伤，引起随意运动功能障碍，出现失去大脑控制下的异常运动特征。如肌肉张力增高，为痉挛性瘫痪。因肌肉尚能接受脊髓前角发出的神经冲动，所以无营养障碍，肌肉不萎缩。深反射因失去上运动神经元控制而呈亢进状态，出现病理反射。由于锥体系受累部位不同，可出现单瘫、双瘫、偏瘫和四肢瘫等。

锥体外系损伤，主要表现为肌张力的增高或降低及运动状态异常，运动过多或过少，手足徐动，舞蹈动作等。

维持身体平衡、调整姿势反射和随意运动是小脑的三大功能，小脑部位损伤后，可出现平衡障碍、共济失调、协调运动障碍和震颤等表现（表1-1）。

表1-1　运动体系损伤特点

损伤部位	表现特点
一、锥体系	随意运动障碍，痉挛性瘫痪
大脑皮层运动区	表现为局限性运动障碍
内囊膝部	头面部肌肉运动障碍（皮质脑干束）
内囊枕部	对侧躯干和四肢运动障碍（皮质脊髓束）
脑干腹侧	对侧偏瘫与同侧脑神经瘫（皮质脊髓束）
锥体交叉	四肢瘫（皮质脊髓束）
脊髓部位	同侧平面以下运动障碍
二、锥体外系	肌张力异常（增高、减低、不稳定），舞蹈，徐动
旧纹状体（苍白球、红核、黑质）	肌强直（全身），静止性震颤
新纹状体（尾状核与壳）	舞蹈动作，手足徐动，肌阵挛（个别肌肉或肌群），影响语言、发音和吞咽
三、小脑	平衡障碍，共济失调，协调运动障碍
小脑前叶	调节肌紧张，肌肉协调运动
小脑后叶	克服地心引力，调节随意运动
原始小脑	平衡调节中枢

二、肌张力及牵张反射

（一）肌张力

肌张力（Muscle Tension），简单地说就是肌细胞相互牵引产生的力量。肌肉静止松弛状态下的紧张度称为肌张力。肌张力是维持身体各种姿势及正常运动的基础，并表现为多种形式。如人在静卧休息时，身体各部分肌肉所具有的张力称静止性肌张力。躯体站立时，虽不见肌肉显著收缩，但躯体前后肌肉亦保持一定张力，以维持站立姿势和身体稳定，称为姿势性肌张力。肌肉在运动过程中的张力，称为运动性肌张力，是保证肌肉运动连续、平滑（无颤抖、抽搐、痉挛）的重要因素。

（二）牵张反射

牵张反射（Stretch Reflex Myotatic Reflex）是指以脊髓为中枢的深反射。其反射弧中只有两级神经元，仅通过一个突触。一级感觉神经元的周围突终止于骨骼肌内的肌梭（图1-10），传导肌牵张的信息。中枢突经脊神经后根内侧部进入脊髓，其侧支直接与前角的α运动神经元形成突触。α运动神经元的轴突经周围神经再返回该肌，引起肌收缩。如膝反射是叩击髌韧带时牵拉了股四头肌，引起该肌收缩伸小腿。

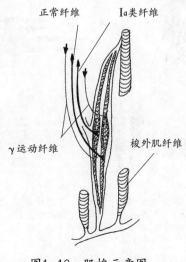

图1-10　肌梭示意图

　　有神经支配的骨骼肌，如受到外力牵拉使其伸长时，牵拉导致梭内、外肌被拉长引起肌梭兴奋，通过Ⅰ、Ⅱ类纤维将信息传入脊髓，使脊髓前角运动神经元兴奋，通过α纤维和γ纤维导致梭外、内肌收缩。其中α运动神经兴奋使梭外肌收缩以对抗牵张，γ运动神经元兴奋引起梭内肌收缩以维持肌梭兴奋的传入，保证牵张反射的强度。

　　牵张反射有两种类型：相位性牵张反射和紧张性牵张反射（肌紧张）。相位性牵张反射是一种肌肉长度的短暂变化所引起的肌肉一次快速而短暂的相位性收缩，例如膝反射。肌紧张指持续地牵拉肌肉所引起的肌肉微弱而持久的紧张性收缩，其意义在于对抗重力，维持正常的姿势不至于倾倒，同时为躯体随意运动提供一个合适的肌张力基础。

　　由于高尔基腱器官的作用与牵张反射产生的作用相反，因此将高尔基腱器官引起的反射称为反牵张反射（Inverse Stretch Reflex）（图1-11）。腱器官通过Ib类纤维激活一个抑制性中间神经元，抑制同一肌肉的α运动神经元。这种肌肉受到强烈牵拉时产生的反牵张反射，能避免过度牵拉对肌肉的损伤。

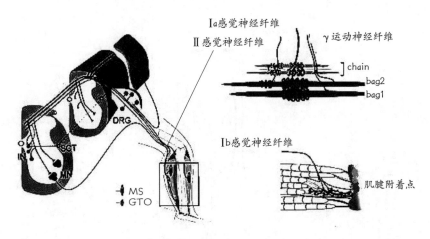

MS：肌梭；GTO：高尔基腱器官；DRG：背根神经节；SCT：脊髓小脑束；IN：中间神经元；MN：运动神经元；chain：核链纤维；bag2：核袋纤维2（静态核袋纤维）；bag1：核袋纤维1（动态核袋纤维）。

图1-11　牵张反射与反牵张反射示意图

　　蕾波推法的治疗作用除改善肌肉微循环外，对肌梭的作用可能与降低肌梭信号水平有关。顺着肌肉走行方向从肌肉附着点远端推到肌肉附着点近端，缓解肌肉牵张的感受信号，从而降低α运动神经元的兴奋性。牵拉治疗作用的机理可能与调节γ运动神经元偏倚有关，痉挛的肌肉可以理解为γ运动神经元上调肌梭敏感度，使其对长度感受过为敏感，轻微的长度变化，包括静态长度变化和动态长度变化（长度变化速度）就会导致肌肉不断收缩，而表现出肌肉痉挛，治疗中持续地牵拉肌肉使γ运动神经元下调肌梭敏感度达到缓解痉挛的目的。

（三）腱器官与肌肉舒张刺激点

　　腱器官（图1-12）又称腱梭，位于肌肉—肌腱移行部的肌腱侧，是感受骨骼肌张力变化的一种本体感受器。1875年由意大利学者高尔基（Golgi）发现，故又名高尔基腱器官（Golgi Tendon Organ）。腱器官兴奋时通过Ib类纤维激活一个抑制性中间神经元，抑制同一肌肉的α运动神经元。

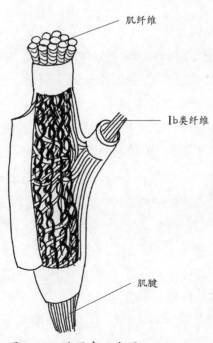

肌纤维

Ib类纤维

肌腱

图1-12　腱器官示意图

腱器官对被动牵拉不如肌梭敏感，腱器官主要感受肌肉的张力变化，对点压、推压敏感。我们临床对比了指压和电针刺激痉挛肌腱器官的抗痉挛效果，结果是指压明显优于电针刺激。我们还应用腱器官的研究成果，找到了一些阻抑肌张力增高、肌肉痉挛效果较好的肌肉舒张刺激点（表1-2）。

表1-2　肌梭与腱器官比较

比较项目	肌梭	腱器官
性质	肌肉长度感受器	肌肉张力感受器
对刺激敏感	牵拉	点压
与梭外肌联系	并联	串联
传入神经纤维	Ia, II	Ib
对神经元作用	使 α 运动神经元兴奋	使 α 运动神经元抑制
肌肉效应	相应肌肉兴奋	相应肌肉抑制

近年澳大利亚神经医学专家安迪·苏（Andy Hsu）教授推出的神经肌肉激活技术（Active Neuromuscular Rehabilitation Medicine，ANRM）亦与通过Ib神经系统阻抑痉挛有关。

ANRM与一般肌骨康复手法的差别是，ANRM技术是一门从神经系统入手的康复技术，不只影响患者的单一的肌—骨层面，利用刺激Ib神经系统影响到整个神经系统进而达到治疗目的。安迪教授指出，一般的"拉伸"或"按摩"容易刺激肌肉神经肌梭导致控制此肌肉的 α 运动神经元更为活跃，反而会让你的肌肉张力更高。在临床我们也观察到了这个现象，我们还进行了传统按摩和辅用耦合剂的蕾波推压在小儿脑瘫减轻痉挛、增加肌力的比较，蕾波推压明显为优，部分侧重用较大力度按摩痉挛肌的肌张力反而更高。蕾波的推压、点压痉挛肌腱器官减轻痉挛与ANRM技术相似。

近年已有基础研究支持，点压痉挛肌的腱器官部位可有效减轻痉挛。如湖南中医药大学初晓研究"按法"对大鼠肌痉挛的影响，观察

"按法"缓解大鼠脑卒中后肌痉挛的疗效。各组改良Ashworth量表肌张力评定，模型组与空白组比较，模型组大鼠肌张力增加明显，有统计学意义（p<0.01），提示脑卒中后肌痉挛模型造模成功。与模型组比较，按肌腹组、按肌腱组大鼠肌张力下降，有显著性差异（p<0.01），提示"按法"能够缓解脑卒中后肌痉挛。其中按肌腱组大鼠肌张力下降较按肌腹组更为明显，有统计学意义（p<0.01），提示按肌腱组能更为有效地缓解大鼠脑卒中后肌痉挛状态。

该研究还观察了大鼠血浆甘氨酸（Gly）、γ-氨基丁酸（GABA）含量变化：与空白组比较，模型组大鼠血浆中Gly、GABA的含量均有较大幅度降低，有显著性差异（p<0.01），提示实验造模效果理想。与模型组比较，实验干预后，按肌腹组、按肌腱组大鼠血浆中的Gly、GABA的含量均有所增加，有显著性差异（p<0.01），提示按法治疗大鼠脑卒中后肌痉挛能够提高大鼠血浆中抑制性神经递质含量。其中按肌腱组较按肌腹组，能更为明显地升高肌痉挛鼠血浆中Gly、GABA含量，有统计学意义（p<0.01），提示按肌腱能更为有效提高脑卒中后肌痉挛大鼠血浆的Gly、GABA含量。

初晓研究中应用的大鼠股四头肌按法操作仪能较好模拟"按法"操作，避免人为因素对实验结果的影响。实验结果按肌腱治疗大鼠脑卒中后肌痉挛缓解且优于按肌腹，支持蕾波用点压痉挛肌腱器官部位能明显缓解痉挛的临床实践。实验结果还提示提高血浆中Gly、GABA的含量是点压腱器官缓解肌痉挛的环节之一。

我们以阻抑反射异常为例，可明确观察到点压腱器官抗痉挛的效果，如巴氏征阳性时点压伸趾肌腱器官"抗足趾背屈刺激点（解溪穴）"2～3分钟，巴氏征阳性消失；踝阵挛阳性时，点压小腿三头肌的腱器官"抗足跖屈痉挛刺激点"2～4分钟，踝阵挛阳性消失；背部侧弯反射阳性时，点推脊柱两侧脊神经刺激点4～5分钟，侧弯反射消失。异常反射消失可维持1～3小时，每天多次进行，大多在1～2周内可和其他异常同步明显减轻或消失。

蕾波点压痉挛肌腱器官阻抑痉挛的机理是利用了高尔基腱器官对α运动神经元负反馈的抑制效果，有研究提示拮抗肌的腱器官信息也通过中间神经元，影响到 α 神经元兴奋性。图1-13是荧光蛋白GFP技术展示的一条肌肉上的肌梭（MS）和高尔基腱器官（GTO）的分布情况，可以看出GTO分布在肌腱处，MS分布在肌腹处，MS分布比GTO密集，GTO通过肌腱处点压、MS通过肌腹推顺进行刺激效果比较好。

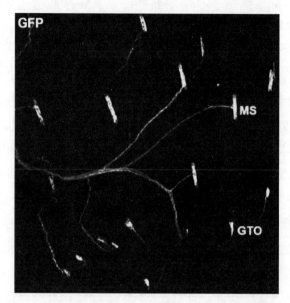

图1-13　荧光蛋白GFP技术展示的一条肌肉上的肌梭（MS）和高尔基腱器官（GTO）的分布情况图

在点压腱器官阻抑肌痉挛时，注意腱器官和肌肉起止点不同，腱器官在肌肉—肌腱移行部的肌腱侧，较短的肌腱腱器官接近肌肉起止点，较长的肌腱腱器官离肌肉起止点还有一段距离，不是点在肌腱上就刺激到了腱器官。

三、肌力

肌力是指肢体做随意运动时肌肉收缩的力量，检查方法是嘱被检查者上下肢依次做各关节伸、屈运动，并对抗检查者所给的阻力，观察肌力是否正常、减退或瘫痪，并注意瘫痪部位。一般上肢作肩的前屈、后伸、外展、内收、旋内、旋外，肘的伸、屈，腕的伸、屈，手指的伸、屈等。下肢做髋的前屈、后伸、外展、内收、旋内、旋外，膝的伸、屈，足的跖屈及背屈等。在病情需要时，尚需对有关的每个肌肉进行分别检查。

（一）肌纤维

骨骼肌收缩的肌丝滑行学说（图1-14）认为，肌纤维收缩并不是肌纤维中肌丝本身的缩短或卷曲，而是细肌丝在粗肌丝之间滑行的结果。肌丝滑行使肌节长度缩短，肌原纤维缩短表现为肌纤维收缩。肌纤维处于静息状态时，原肌球蛋白遮盖肌球蛋白上与横桥结合的位点，横桥无法与位点结合。当肌纤维兴奋时，终池内的Ca^{2+}进入肌浆，致使肌浆中Ca^{2+}浓度升高，Ca^{2+}与肌钙蛋白结合，引起肌钙蛋白构型发生改变，牵拉原肌球蛋白移位，将肌动蛋白上与横桥结合的位点暴露出来，引发横桥与肌动蛋白结合。横桥一旦与肌动蛋白结合，便激活横桥上的ATP酶，使ATP分解释放能量，使横桥发生扭动，牵拉细肌丝向M线肌节中心方向滑行，结果是肌节缩短，肌纤维收缩。当肌浆中Ca^{2+}浓度降低时，肌钙蛋白与Ca^{2+}分离，原肌球蛋白又回归原位将肌动蛋白上的结合点掩盖起来。横桥停止扭动，与肌动蛋白脱离，细肌丝滑出，肌节恢复原长度，表现为肌纤维舒张。

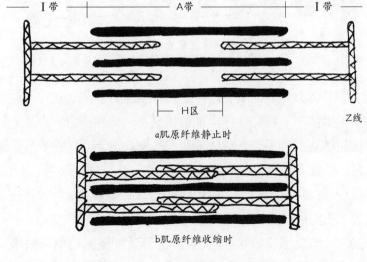

图1-14　肌丝滑行学说示意图

微循环研究观察到，肌纤维与毛细血管走向是平行的，因此蕾波推法沿着肌纤维走向的推压可有效改善微循环，向心性推压可促进静脉、淋巴回流。一般的捏拿手法从改善微循环的角度不如推顺。

（二）神经肌肉接点与肌肉收缩刺激点

神经肌肉接点（图1-15）是运动神经元轴突末梢在骨骼肌肌纤维上的接触点。位于脊髓前角和脑干一些神经核内的运动神经元，向被它们支配的肌肉各发出一根很长的轴突，即神经纤维。这些神经纤维在接近肌细胞处，各自分出数十或百根以上的分支。一根分支通常只终止于一根肌纤维上，形成一对一的神经肌肉接点。从神经纤维传来的信号通过接点传给肌纤维，产生肌肉收缩等效应。神经肌肉接点是一种特化的化学突触，其递质是乙酰胆碱（ACh）。

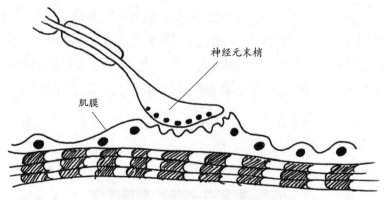

神经元末梢

肌膜

图1-15　神经肌肉接点示意图

支配肌肉运动的神经纤维多在肌腹中部进入肌肉，这个部位是肌肉接受刺激的敏感点。我们在这个部位找到了一些用推压、点压方法刺激肌肉收缩更敏感的刺激点，称之为肌肉收缩刺激点。这些点有些就是传统的穴位。临床观察到，推压或点压痉挛肌对应拮抗肌的肌肉收缩刺激点，不仅可增强拮抗肌肌力，还可协助痉挛肌痉挛的缓解；推压、点压力弱、萎缩肌肉的肌肉收缩刺激点可增加肌力、改善其功能。

长期的骨骼肌细胞收缩或伸展都会导致细胞蛋白质合成下降、功能下降，最终导致细胞死亡、纤维组织增生，通过推顺、点压、牵拉的治疗手法缓解肌痉挛，通过推顺和运动的方法增加微循环，可以增加肌细胞的修复可能，恢复正常肌力。

四、微循环与微循环障碍

（一）微循环

微循环是细胞、组织与血液进行物质交换的场所，包括三种液体：血液、淋巴液和组织液；五种管道：微动脉、毛细血管床、微静脉、动静脉短路、淋巴管；五个闸门：微血管流入道微动脉及毛细血管前括约肌、微血管流出道微静脉平滑肌、动静脉短路开口平滑肌、淋巴孔、淋巴管及淋巴泵平滑肌。

视频 1-1
正常微静脉及
毛细血管血流

1.三种液体

（1）血液：主要由红细胞、白细胞、血小板、血浆和其他许多物质组成。毛细血管口径比红细胞和白细胞还小，红细胞和白细胞通过毛细血管要变形才行，红细胞和白细胞变形能力下降、聚集黏附增强或全血/血浆黏度增加都是促进微循环障碍的因素。

（2）淋巴液：微循环的淋巴液主要来自间质的液体及非组织的有形成分。

视频 1-2
微循环血流缓
慢、流出道、白
细胞附壁、红细
胞黏连

（3）组织液：正常情况下少量组织液有助于物质交换，毛细血管漏出增加或炎症渗出增加就会出现间质水肿以致细胞水肿。

2.五种管道

（1）微动脉：是微循环血液的流入道。

（2）毛细血管网：是细胞、组织和血液进行物质交换的主要场所。

（3）微静脉：是微循环血液的流出道。

（4）动静脉短路：平常不开放，毛细血管网瘀滞时开放。此时动静脉短路开放对机体有利的一面是保障了有效循环血量，不利的一面是如发生在肺，大量未经氧—二氧化碳交换的血液回流，加重全身缺氧。

（5）淋巴管：是排除多余组织液及非组织的有形成分的重要通道。

3.五个闸门

（1）微血管流入道微动脉平滑肌及毛细血管前括约肌：控制

动脉血流入，平滑肌上介导收缩的受体有α-肾上腺素能受体、M-胆碱能受体及H1受体，介导舒张的是β-肾上腺素能受体。

（2）微血管流出道微静脉平滑肌：平滑肌痉挛时，毛细血管网瘀滞，毛细血管通透性增加，血浆漏出。平滑肌上介导收缩的是α-肾上腺素能受体。

（3）动静脉短路开口平滑肌：毛细血管瘀滞时开放，大量动脉血未经毛细血管网直接进入静脉。

（4）淋巴孔（图1-16）：淋巴孔是微循环部位间质液及非组织的有形成分进入淋巴回流系统的入口。浆膜腔的淋巴孔由浆膜腔面的间皮细胞和淋巴管面的淋巴管内皮细胞组成，淋巴孔管壁以浆膜下结缔组织筛孔为物理支撑，内衬淋巴管内皮细胞突起。

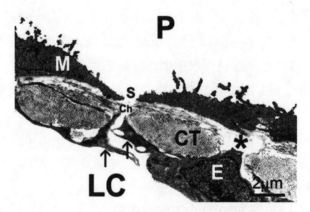

图1-16　淋巴孔结构透射电子显微镜图

胸膜腔（P）通过浆膜间皮细胞（M）、浆膜下结缔组织（CT）、淋巴管内皮细胞（E）所组成的淋巴孔（S），与毛细淋巴管（LC）相连，箭头所指示的是淋巴管内皮细胞突起所构成的单向阀，淋巴孔孔壁（Ch）由M、CT和E共同组成。

淋巴孔的形成分三个阶段。第一阶段：淋巴孔发育前阶段的腹膜腔（P）间皮细胞（M）、淋巴管（L）内皮细胞（E）和基底层的结缔组织。第二阶段：淋巴孔发育阶段，发育处的淋巴管内皮细胞（E）将细胞质突起，延伸到基底层的结缔组织中，此时内皮细胞间依旧紧密连接。第三阶段：淋巴孔形成阶段，淋巴管内皮细胞的胞质突出部穿透基底层结缔组织，与腹膜间皮细胞（M）接触，并促使扁平间皮细胞向立方间皮细胞转化，当腹膜间皮细胞的边缘连接到淋巴管内皮细胞突起时，淋巴孔形成（图1-17）。

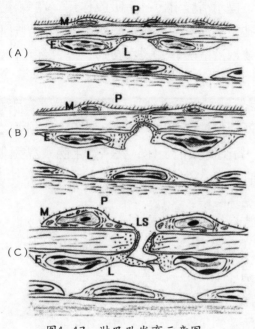

图1-17　淋巴孔发育示意图

　　浆膜腔的浆液主要通过淋巴孔进行引流，很少部分通过毛细血管引流。而且引流方向通过浆膜间皮细胞突起和淋巴管内皮细胞突起形成的"单向阀"控制，只能从浆膜腔到淋巴管，引流内容也有液体、颗粒、细胞、病原体等众多物质，淋巴孔不仅调节浆膜腔液体，还与炎症、感染、肿瘤有关。调节淋巴孔大小主要通过$NO-cGMP-[Ca^{2+}]$通路。

　　采用透射电子显微镜（TEM）和扫描电子显微镜（SEM）技术，来揭示新西兰兔和人类膝关节滑膜的超微结构，以说明膝关节积液中淋巴重吸收的机制。研究表明用台盼蓝吸收法和氢氧化钠（NaOH）消化法观察膝关节滑膜的淋巴孔超微结构变化，新西兰兔和人的滑膜由两种类型的滑膜细胞组成：A型和B型。A型滑膜细胞中未发现淋巴孔，而B型滑膜细胞中发现直径为$0.74 \sim 3.26\,\mu m$的淋巴孔，氢氧化钠消化后在B型滑膜细胞下方的致密纤维结缔组织中观察到许多大小和形状类似于淋巴孔的筛孔，推测结缔组织筛孔提供了淋巴孔形成的物理支撑。兔膝关节腔注射台盼蓝后，观察到台盼蓝通过淋巴孔吸收，提示滑膜淋巴孔有吸收作用。在兔膝关节滑膜炎模型中，滑膜淋巴孔直径增大，部分巨噬细胞从淋巴孔迁移，说明滑膜淋巴孔参与了关节积液的吸收和炎症反应，淋巴孔可能在关节积液的重吸收中起重要作用。

（5）淋巴管及淋巴泵平滑肌：集合淋巴管有丰富的平滑肌，由肌性短筒与其两端的瓣膜组成淋巴泵。淋巴管平滑肌上介导收缩的主要受体也是α-肾上腺素能受体，去甲肾上腺素/肾上腺素等可使其兴奋，引起平滑肌痉挛、淋巴回流受阻。

（二）微循环障碍

大量临床和实验研究证实：正常微循环是组织、器官功能良好的基础，几乎全身所有组织、器官均有微循环，较大血管和外周神经也有微循环；微循环障碍是诸多疾病、衰老、亚健康状态的主要环节。不同状况或疾病微循环障碍的表现不尽相同。

1.感染等所致的急性微循环障碍的几个阶段

（1）以微动脉及毛细血管前括约肌痉挛为主，组织缺血、缺氧。此阶段一般改善微循环的西药或具有活血化瘀的中药及许多物理方法活血均有较好的疗效。

（2）以微静脉平滑肌痉挛为主，微循环瘀血、毛细血管通透性增加、血管内高蛋白液开始漏出，组织缺氧、水肿。此阶段应加用能打开微循环后闸门的药物或方法。

（3）微静脉平滑肌痉挛伴有相关淋巴管痉挛，微静脉及组织间液回流受阻加重，微循环瘀血加重、组织间液聚集增加，组织水肿明显。此时除上述措施外，还应增加促进静脉、淋巴回流的方法，如用低分子右旋糖酐缓慢推注冲击，在静脉、淋巴外向心性推压促进回流等。

（4）动—静脉短路开放，如发生在肺，大量未经二氧化碳—氧交换的血液回流至左心，加重全身缺氧，形成恶性循环。

（5）微循环流出道静脉、淋巴瘀滞加重，出现凝血、微血栓。组织缺氧、损伤加重。如发生在肺，由于不断加重的肺间质水肿和肺泡水肿，严重影响肺的氧气交换。此时除了应及时加用抗凝、抗血栓治疗，还应加大能打开微循环流出道的 α-肾上腺素能阻滞药。

（6）小血管破裂出血，大量血进入血管外，留在血管内的血块也加大形成较大血栓，组织坏死、功能严重障碍。应预防进入此阶段。

2. 其他

微循环障碍，特别是微循环瘀滞和淋巴回流受阻，是诸多疾病的主要病理环节，要具体分析、分别对待，如类风湿关节炎时，免疫复合物阻塞淋巴孔是主要环节，及时辅用蕾波精油的推顺就是有效方法。

临床及实验研究观察到，微循环瘀滞和淋巴回流受阻到一定程度，单靠改善微循环的药物已不易奏效，如给小血管扩张药后，见到大量血从动—静脉短路回流，瘀滞和淋巴回流受阻局部改善并不明显，而用物理的推压方法常能使毛细血管网、小静脉、淋巴管内及间质的多余的液体及有形的非组织物体排走。基于点压、针刺主要通过神经起作用，因此点压、针刺对外周神经完全性损伤的软瘫、脊髓前角运动神经元变性的疾病如脊肌萎缩症等效果不大，但蕾波推法可通过推出瘀滞，改善肌肉、神经等组织的微循环，阻抑肌肉萎缩，减轻组织肿胀、粘连，甚至可通过改善神经微循环，促进神经修复或代偿，是此类疾病难得的治疗疗法。

改善微循环、阻抑微循环障碍的措施，不仅可防治微循环障碍所致的组织、器官损伤，也可通过有效保护白细胞、红细胞、血小板提高抗感染、抗异物能力。白细胞是抗感染、抗异物的主力军。近年研究证实，体内氧气—二氧化碳交换载体的红细胞及负责调解出凝血的血小板也参与抗感染、抗异物的战斗。

五、肌筋膜链

肌筋膜（Myofascia）是指肌肉组织和伴随它的结缔组织网之间成束而又不可分割的结构。筋膜链是包裹全身各部的结缔组织，它覆盖体壁、插入肌群、附着于骨、包绕血管，是一种缠绕、保护和支撑人体的三维网。筋膜链是一个无中断的整体，从颅骨下延至足底，从内部伸展至外部，是维持人体正常体态和运动功能的重要基础。

在传统解剖理念中，每条肌肉都有特定的起、止点。实际上肌肉除起于或止于骨膜外，还有一部分是以筋膜的形式与相邻的特定肌肉相连的。筋膜链的状况影响相关肌肉的功能，肌肉的改变也影响到所在筋膜链。

由于筋膜分布于人体所有其他结构中，它被认为是人体中最庞大的系统。筋膜拥有比相应肌肉多10倍的感觉神经受体。筋膜本身具有不同程度的弹性，能够收缩和放松，因此能够响应负载、压缩和应力。它对组织有支持和约束作用，能改变肌力的牵引方向，以调节肌力的运行，具有姿势性功能和运动功能。很多酸痛症状和健康问题，都可以通过对相关筋膜的调理和治疗得到缓解。

筋膜会因创伤而缩短、粘连、增厚，从而为身体带来疼痛、不良姿势和功能障碍。临床上骨骼肌疼痛、关节功能受限、筋膜炎、软组织劳损等常与筋膜有关。

筋膜链及筋膜松弛术是近年来在物理康复领域比较常用的一种康复手段。这套理论是由著名手法治疗师艾达·罗尔夫（Ida Rolf）首先提出，然后由她的学生托马斯·迈尔斯（Thomas Myers）通过解剖手段来证实，后又由很多的罗尔夫学派的学生们在实践中验证的一套治疗方法。

托马斯·迈尔斯将人体主要筋膜链分为7条：浅背线（起于脚底，向上延伸，绕过头顶，止于眉骨）、浅前线（起于脚尖上部，止于耳后乳突）、侧线（沿着下肢、髋和腹外斜肌侧面延伸）、螺旋线（从一侧向另一侧，沿着身体环绕）、深层前侧线（沿着脊柱和下颌，在深层延伸）、功能线、前臂线。

也有学者将筋膜链分成12条：后表线、前表线、体侧线、螺旋线、臂前深线、臂前表线、臂后深线、臂后表线、后功能线、前功能线、同侧功能线、前深线。还有学者将筋膜链分成20条等。蕾波法最常用的是前面躯干上肢筋膜链、前面躯干筋膜链、前面躯干下肢筋膜链、背面躯干上肢筋膜链、背面躯干下肢筋膜链等（图1-18～图1-22）。

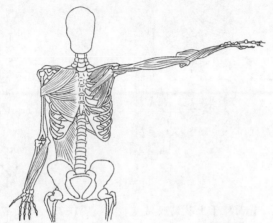

图1-18　前面躯干上肢筋膜链示意图

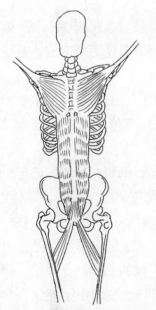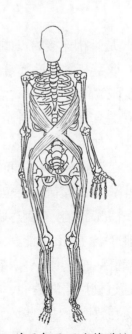

图1-19　前面躯干筋膜链示意图　　　图1-20　前面躯干下肢筋膜链示意图

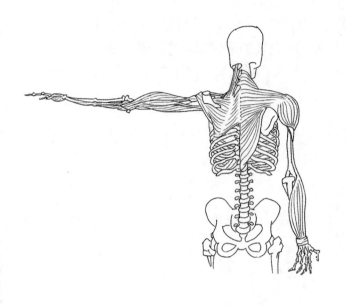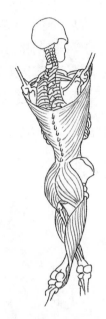

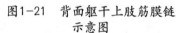

图1-21　背面躯干上肢筋膜链　　　　图1-22　背面躯干下肢筋膜链
　　　　　示意图　　　　　　　　　　　　　　示意图

　　筋膜是互相连接的，如脑瘫尖足时未有效解除肌肉痉挛、有效增强肌力、改善相关肌筋膜链之前，用踝足矫形器让足跟着地，必然会出现膝反张的代偿。

　　筋膜是包裹体内各种组织器官的结缔组织，有些姿势异常主要问题在筋膜，如足外翻可以是足底筋膜的问题。临床上可见粘连索条、触痛点多在与筋膜相关的部位。

　　目前调节筋膜链主要应用拉伸、按摩、运动等。当我们进行拉伸时，很多情况下都没有到达肌肉真正的终点位置，因为肌梭会预先收紧一部分肌纤维，使其不能充分地伸展，所以只有较短的肌纤维是被拉伸的。筋膜链粘连、增厚、挛缩也是影响拉伸、按摩、运动效果的因素。蕾波法通过辅用蕾波精油、啫喱或医用耦合剂的"推、点、拨、拉、动"可更有效地针对这些环节，干预筋膜链异常效果明显。传统医学的经络不仅与神经、血管、肌肉走向接近，也与肌筋膜链相似。

六、异常姿势运动反应轴

脑瘫、脑血管意外、脑外伤等肢瘫患者均存在运动、姿势、肌张力、反射异常，这些异常是脑部损伤一个障碍在四个方面的表现。一般反射异常往往是其他三个异常的基础，反射异常是脑损伤所致，反射异常导致了肌张力异常，肌张力异常表现出姿势和运动的异常。这种"反射—肌张力—姿势—运动"异常轴在临床治疗中可以看到是明显存在的，应用"蕾波推、点"干预异常时，反射异常消退的，姿势、运动、肌张力异常纠正得也较好；反射异常改变不明显的，姿势、运动、肌张力异常纠正得也不理想。提示对反射异常的干预非常重要。

异常姿势运动反应轴是把运动、姿势、肌张力、反射异常当作一个轴看待，不仅有助于治疗，也有助于脑瘫的早期诊断。按照脑瘫的定义和诊断条件，只要符合脑瘫诊断条件，临床存在运动、姿势、肌张力、反射四个方面异常就可诊断脑瘫。应用我们推出的小儿神经运动检查16项可有效检出脑瘫存在的四个方面异常，如果发现了一个异常，以这个异常为线索，又能查出其他三个方面异常，就可诊断脑瘫。

根据蕾波干预效果的推论，每个患者由于脑损伤的部位、程度和原因不同，可有不同的异常表现。反射异常虽然损伤在脑，中间环节可能较复杂，但终末效应均是不同肌群的牵张反射亢进或与该肌群神经支配相关的皮肤反射区对触觉、叩击震动等刺激异常敏感，激发了相关肌肉收缩、痉挛所致。

"反射—肌张力—姿势—运动"异常轴理论，是经过大量临床观察推理得出，康复治疗应用"推、点"手法，的确能明显见到异常反射消失后，肌张力降低、异常姿势和异常运动减轻，这对于疾病康复是非常重要的，同步加强训练利于正常运动功能的建立和恢复。

每个康复治疗单元内都能使反射异常短暂消退1~3小时，对姿势、运动、肌张力异常的干预效果也更好。每天数个单元，多日后四个异常明显减轻或完全纠正，正常功能顺利建立或恢复。蕾波康复法之所以效果明显，是因为可以同时干预和纠正四个方面异常，尤其是对反射异常的干预方法，目前没有见到其他报告。

反射异常本质上也是一种异常的姿势，对反射异常要用姿势肌动学分析并根据结果增加干预手段。以下为临床常见反射异常的主要肌动学改变。

膝反射亢进：由于脑损伤后股四头肌牵张反射亢进等异常，叩击髌韧带激发的股四头肌等收缩增强。牵张反射亢进的肌肉是股四头肌，膝反射（图1-23）是通过膝伸、屈肌协调完成的。

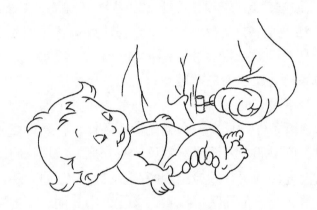

图1-23　膝反射示意图

手持握反射阳性（图1-24）：是基于脑损伤后牵张反射亢进、触觉异常等，手掌的相关区对触压异常敏感，激发手指屈肌收缩、痉挛。牵张反射亢进的肌肉是手指屈肌，拮抗肌是手指伸肌。

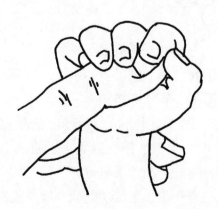

图1-24　手持握反射阳性示意图

巴氏征强阳性（图1-25）：足部相关皮区对触压异常敏感，激发以足趾拇长伸肌为主的足趾伸肌收缩；自发阳性为各种其他刺激引起，深睡时不出现。牵张反射亢进的肌肉是足趾拇长伸肌和其他足趾伸肌，拮抗肌是足趾屈肌。

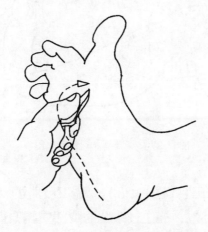

图1-25 巴氏征强阳性示意图

非对称颈肢反射阳性（图1-26）：是颈背肌肉牵张反射亢进所致；自发阳性亦为各种其他刺激引起。牵张反射亢进的肌肉是颈、肩、背部肌肉。

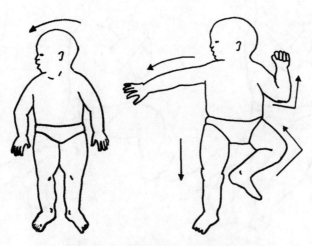

图1-26 非对称颈肢反射阳性示意图

踝阵挛阳性（图1-27）：是小腿后侧肌腱、肌肉牵张反射亢进引起的。牵张反射亢进的肌肉是小腿三头肌。

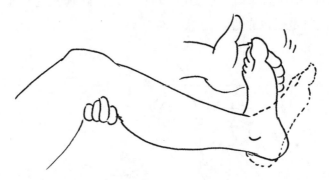

图1-27   踝阵挛阳性示意图

交叉伸展反射阳性（图1-28）：是下肢肌群牵张反射亢进引起的。将孩子置于仰卧位，握住一条腿的膝部使腿伸直，当敲打或按压这条腿的脚底时，另一条腿会立即弯曲，然后又很快伸直。牵张反射亢进的肌肉是下肢屈、伸肌。

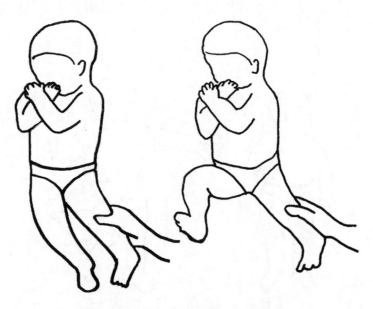

图1-28   交叉伸展反射阳性示意图

紧张性迷路反射阳性（图1-29）：是髂腰肌、下肢屈肌等牵张反射亢进引起的。牵张反射亢进的肌肉是髂腰肌、下肢屈肌。

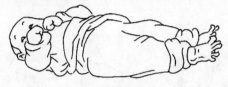

仰卧位伸肌张力增高

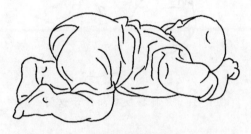

俯卧位屈肌张力增高

图1-29　紧张性迷路反射阳性示意图

躯干侧弯反射阳性（图1-30）：是背部肌肉相关皮区对触压异常敏感所致。牵张反射亢进的肌肉是竖脊肌、背阔肌等。

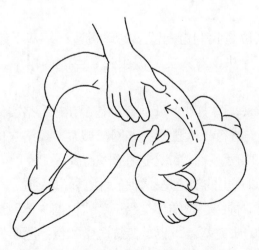

图1-30　躯干侧弯反射阳性示意图

足抓握反射阳性（图1-31）：是足趾屈肌及相关皮区对刺激反应增强引起的。牵张反射亢进的肌肉是足趾屈肌，拮抗肌是足趾伸肌。

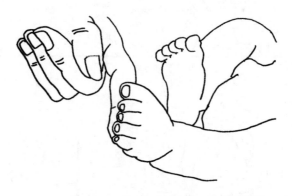

图1-31　足抓握反射阳性示意图

原始反射出生后过一段时间才消退，是因为脑对各组肌肉张力的调节有个完善的过程，脑损伤时消退延迟或原始反射在没消退的时间内表现过强。

七、经络与穴位

经络、穴位是我们祖先留下的珍贵遗产，基于经络、穴位的针灸及许多相关疗法，对人类的健康起了巨大的作用。传统经络组成见表1-3。

近几十年来，国内外大量学者对是否存在经络实体和经络、穴位的主体是什么，进行了大量研究，网上搜索"经络穴位的现代研究"相关文献就有242万多篇。综合这些研究结果及我们多年的临床实践及部分研究，可以得出的结论是：神经、微循环是经络、穴位的主体。

当前确定"神经、微循环是经络、穴位的主体"这一研究结论，不仅有了足够的研究基础，也是传统医学和世界医学发展和互相促进的需要。

表1-3　经络组成图

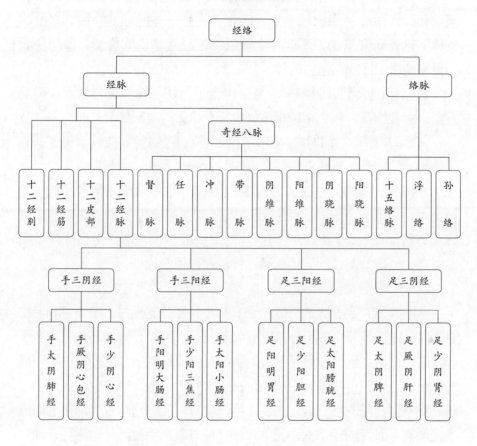

支持神经、微循环是经络、穴位主体的主要证据有：

（1）经络的逐级分布及功能和神经系统、循环系统非常接近。

经络学说在中国最早的医学著作《黄帝内经》中已有记载。在公元259年皇甫谧编著的《针灸甲乙经》中已对经络学说和针灸疗法进行了系统的归纳和整理。

传统医学认为，经络是人体内运行气血的通路，包括经脉与络脉两大部分。经是主干，络是分支，它们内属脏腑，外络支节，沟通内外，贯串上下，把内部的脏腑和外部各组织、器官联系成为一个有机的整体，从而使人体各部的功能活动保持相对的协调和平衡。这是千年前我们祖先概括的神经系统和循环系统的基本结构和功能，经络的上行、下行犹如神经系统的传入、传出和循环系统的动脉、静脉。

神经系统、循环系统的研究仅有200年左右的历史，微循环的研究刚百年，穴位、经络已越千年。确定"神经、微循环是经络、穴位的主体"这一研究结论，不但不会降低传统经络学说的价值，反而使我们更深地认识了我们祖先的伟大。

经络系统大都以阴阳来命名。包含了一切事物都可分为阴和阳两方面，两者相互关联、相辅相成，也符合机体的实际情况。

（2）离断动物的对应神经，针刺穴位、经络的效应就消失了；临床外周神经完全离断或脊髓完全损伤时针刺也不能"得气"。

（3）任月林教授应用针刀，采用不同手法、触激不同神经的神经触激术，可通过兴奋神经增加肌力或抑制神经减轻痉挛、立刻阻止踝阵挛等病理反射，脑瘫等疾病的异常很快被纠正，不仅使临床疗效明显提高，也是针刺、针刀主要通过神经起作用的佐证。

（4）穴区神经、微血管、淋巴管分布明显多于非穴区。

解剖学观察到，大部分穴位都有细小神经分支通过，小血管和毛细血管网、淋巴管分支亦十分丰富。如足三里穴神经、微循环分布均多于非穴区。肥大细胞是微循环调节的重要细胞，针刺后穴区肥大细胞明显增加，神经切断可使电针引起的足三里穴肥大细胞聚集减少。还有学者研究观察到，深刺足三里穴达到"得气"时，胫前动脉收缩期最大血流速度增高、血管内径增宽，显示针刺"得气"会明显改善微循环；他们的研究还证实浅刺、非穴位刺激、留针均对血流动力学无显著影响，支持穴位接受有效刺激主要是通过神经—微循环等发挥作用，足三里"得气"主要是刺激了支配小腿前群肌的腓深神经或其主要分支。

（5）经络多与外周神经、血管并行或重叠，不仅与神经系统、循环系统接近，还与肌肉系统、筋膜链系统等接近。传统医学"错穴不错经"的原则也支持经络穴位主要通过神经起作用。

（6）我们在微循环的临床和实验研究中观察到，针刺穴位和非穴位相比，针刺穴位改善微循环明显优于针刺非穴位。

（7）艾灸经络、穴位等方法，主要通过热效应和艾叶挥发油对神经—微循环的刺激起作用。

（8）寻找经络实体几十年大量的研究中，循经低阻线、高振动声传导线、高发光特性、热循行特性等多种方法证实有经络存在的仅是一小段，不是整个十二经。此现象完全可以用其他原因解释，不能证实经络另有实体存在，也不能推翻神经、微循环等是经络主体的结论。

（9）有西方学者通过研究指出，十二经脉与外周的神经关系密切，如手太阴肺经循行线与肌皮神经的外侧束相近，手少阴心经与尺神经、手厥阴心包经与正中神经对称，背部膀胱经的内侧循行亦与交感神经干在体表的投影十分接近。

（10）临床不断有不在经络上新穴的发现，如许多经外奇穴、经筋穴位、阿是穴等临床有效穴位，均可用"神经、微循环是经络、穴位的主体"来解释。

综上的研究结论是：神经系统是经络的主体；微循环是针灸对机体进行调节的重要环节，经络不通主要是指微循环瘀滞；经络还与肌肉系统、筋膜链等密切相关。穴位是由多种组织构成的多层次空间，神经、微循环及相关的介质、细胞等是穴位的重要组成部分，穴位是神经、微循环等接受针、灸、电、压等信息的敏感部位，是抗衰养生、防治疾病有效、易操作的体表入口。

确定"神经、微循环是经络、穴位的主体"不仅有助于世界医学的交流和发展，可使西医学到更多通过神经、微循环等进行有效、无毒副作用的防病、治病方法，促进人们对神经、微循环等更深的认识，从理论和实践上推动世界医学的发展，也有助于我国"针灸推拿法"学术地位的提高。目前国内外行之有效的许多方法都是我国"针灸推拿法"衍生的，是该法的一个分支。如果不及时确定"神经、微循环是经络、穴位的主体"，许多实则属于我国"针灸推拿法"的有效方法将归于其他。

应属我国"针灸推拿法"范畴的主要疗法有：

（1）干针疗法。国外的干针疗法（Dry Needling）是用注射器针头对激痛点（Trigger Point）进行针刺的方法。激痛点是肌筋膜上由于损伤、劳损等形成的小粘连条块，干针的疗效是拨开了粘连，与我国小针刀作用相似，但不如小针刀更精准。

（2）小针刀微创疗法、针刀神经触激术、徒手神经触激术等。

（3）筋针疗法、针挑疗法、运动针法、太极针法、平衡三针法等。

（4）经筋学说及疗法。

（5）微针疗法。我国的微针疗法，如头针、耳针、手针等，是刺激了不同敏感部位的神经末梢，通过神经、微循环等进行调节。

（6）刮痧、拔罐、艾灸。刮痧、拔罐、艾灸等主要是通过解除微循环瘀滞治病。刮痧、拔罐"出痧"治病的主要机理是，严重的微循环瘀滞，推破微血管后可促进新的微血管出现，出来的瘀血由淋巴带走，溶血释放的许多活性物质对神经、微循环进行调节。

（7）蕾波推点疗法。蕾波推点疗法，主要是通过点压刺激神经激发自身的调节，通过蕾波推法解除微循环障碍，特别是微循环瘀滞等治疗疾病。

基于"神经、微循环是经络、穴位的主体"的认识，一些临床效果更好的神经刺激点被发掘和重新定位，为便于临床应用，将神经刺激点和穴位统一按神经肌肉系统进行归类，分为脑、脊神经、周围神经、肌肉、肌筋膜神经刺激点和末梢神经反射区，目的是便于国际学术交流和利于再找到一些效果更好的神经刺激点。如：脑瘫上肢旋前圆肌痉挛时，点压旋前圆肌腱器官"抗前臂旋前刺激点"3分钟，旋前圆肌痉挛即可缓解，前臂旋后90°回弹角由异常的130°恢复到正常的90°，并保持数小时。

新神经刺激点的出现，并不影响传统医学传统穴位的价值，如蕾波法利用点压传统穴位的方法有效激发了脑瘫孩子的翻、坐、爬、站、走，这些穴位就是或者接近敏感的神经刺激点。治疗中首先应用相关的传统穴位，效果欠佳时再在其附近寻找更敏感的神经刺激点，即首先应用穴位，但不拘泥于传统部位。传统医学总结出的许多穴位的作用，均来源于大量临床实践，仍有较大的实用价值。

八、中枢神经可塑性

目前经动物实验、临床研究、高新技术手段检测（包括 PET-CT、MRI、分子生物学、细胞生物学等）证实，神经系统损伤后在系统间、系统内存在结构上和功能的可变性。这种可变性又称可修饰性或可塑性。这种可塑能力表现在短期功能的改变和长期结构的改变。短期功能的改变是突触效率和效力的变化。长期结构的改变是神经连接的数量和组织的改变。这些可塑性与神经生物学和神经免疫性等内在因素有关，与外界丰富的环境刺激、众多的医学康复治疗密不可分，社会救助和心理关爱也有促进中枢神经重塑的作用。在一定程度上康复治疗决定着神经塑造的方向和程度。正确的治疗可以较快地获得原有功能，错误的治疗则可产生误用综合征和重要治疗窗口期的永久性错失。蕾波提倡的"早期干预"前提是选择正确的康复方法，这点非常重要。

（一）中枢神经系统损伤后系统间功能重组

在中枢神经系统中，当某一部分损伤后，它所支配的功能可由另一部分来代替，表现出中枢神经可塑性（Central Nervous System Plasticity）的潜能。中枢神经系统的功能重组分为系统间重组和系统内重组。系统间的重组是指由在功能上不完全相同的另一系统，来承担损伤系统的功能。具体形式有：①古、旧脑的代偿：当大脑皮质受到损伤时，较粗糙和较低级的功能即可由古、旧脑来承担。②对侧半球的代偿：中枢神经系统对运动的双侧支配是存在的，在正常情况下，同侧支配居于次要地位。在中枢神经系统受损后，处于次要地位半球功能发挥代偿，可能成为运动功能恢复的神经基础之一。③在功能上几乎完全不相干的系统代偿：在盲人中所做的著名的触觉替代视觉的研究，即是功能上几乎完全不相干的系统代偿的最好例证。

（二）中枢神经系统损伤后系统内功能重组

突触可塑性（Synaptic Plasticity）：系统内功能重组主要表现在突触的可塑性，是指突触连接在形态和功能上的修饰，即突触连接的更新及改变；突触数目的增加或减少；突触传递效应的增强或减弱。

神经轴突发芽：是神经系统适应性变化、神经再生的表现。它是指当神经元的轴突损伤后，受损轴突的残端向靶组织或神经元延伸，或损伤区邻近的正常神经元轴突侧支发芽，向靶组织或其他神经元延伸，形成新的突触，实现神经再支配。神经轴突发芽是中枢神经系统可塑性的重要形态学基础。一般在2～6个月完成，但要出现较理想的功能恢复，则需数月或一年以上时间。研究表明：系统康复训练可以促进神经轴突发芽的进行。

潜伏通路的启用：潜伏通路是指在动物或人发育过程中已经形成并存在的，但在机体正常情况下对某一功能不起主要作用或没有发挥作用，处于备用状态，而一旦主要通路无效时才承担主要功能的神经通路。沃尔（Wall）通过实验证明，脊髓感觉运动神经元存在潜伏通路，颈部本体感受器在迷路反射通路被破坏后，其发挥了控制头眼协调的主导作用。1917年奥格登·R（Ogden R）在实验性偏瘫猴中证明，皮质的运动局部损伤后，经过适当训练周围的皮质可以表达损伤皮质的功能；当把周围皮质切除后，损伤皮质功能的表达又消失。因此可以说明，潜伏通路在中枢神经系统损伤后的功能恢复中发挥着重要的作用。

失神经过敏：是中枢神经损伤后机体通过突触传递有效性改变而代偿丧失功能的一种形式，它是指神经损伤后，失去神经支配的组织或细胞对相应递质敏感性增加的现象，这种敏感性增加的现象与乙酰胆碱受体的分布有关。失神经过敏在神经损伤后的作用，主要表现在以下几个方面：①使失神经后的组织保持一定的兴奋性；②使局部对将来的神经再支配易于发生反应；③引起组织的自发性活动，减少失神经组织的变性和萎缩。

轴突上离子通道的改变：电镜研究证实，神经冲动通过髓鞘再生纤维并在脱髓鞘区连接传导是由于重新形成了适当的Na^+通道。由于轴突上离子通道的改变，从而引起了突触效率的改变，加速了神经损伤后的功能重组。

内源性干细胞：在紧贴侧脑室壁的室管膜下区、海马齿状回、嗅球等处有神经干细胞或祖细胞存在，并与脑损伤修复有关。脑损伤时，这些部位的神经干细胞可以被激活，并分化为神经元细胞和神经胶质细胞，向损伤区迁移。这是现代医学的一个突破性发现，它改写了出生后脑细胞不能再生的经典学说。但这种内源性神经干细胞数量很少，且分化方向难控，单靠内源性神经干细胞修复损伤作用有限。

（三）中枢神经可塑性的内在调控因素

中枢神经系统可塑性变化受到自身神经生物学和神经免疫学等

因素影响。神经生物学常见因素有多种神经生长因子、热休克蛋白、早反应基因等；神经免疫学常见因素有免疫因子、神经细胞黏附因子等。研究表明，神经生长因子在突触水平、轴突水平和细胞水平，乃至神经系统的附属结构水平上调节中枢神经系统的再生。免疫反应对中枢神经系统的修复可能是有益的，事实上免疫因子不一定通过免疫反应才能发挥作用，如主要组织相容性抗原除介导免疫反应外，还对中枢神经系统的发育和修复起到关键作用。其发挥作用的机制可能是组织相容性复合体（MHC）有助于将神经系统的电活动转化为突触连接强度的改变。

（四）中枢神经可塑性的外在调控因素

生物年龄：动物个体出生后虽然神经细胞增大，突触数目增多，相互联系广泛，但此时与之相应的活动精确性、意向性、速度等较原始低级。随着发育成长，在各种环境刺激因素的刺激下，新皮质逐渐完善，儿童的动作变得逐渐精细、准确、快速、协调。一般来讲，发育中的大脑较成熟脑组织更易变化，有更大的可塑性。这种可塑性一方面有利于损伤脑功能的恢复，另一方面也易造成一些不必要、多余的活动出现，妨碍有用的功能。这种影响在发育的某一阶段之前可塑性很高，一旦超越这一阶段或年龄增大则可塑性大大减少，或者不能被环境及其他因素所改变或重新塑造新的模式，此即所谓的发育可塑性"灵敏期"阶段。但这种年龄的影响不是绝对的，也有许多事实表明，成年皮质可塑性与幼年相同。总之，幼年期中枢神经系统的可塑性较成年期高，但成年期仍有较大的可塑性。

康复训练效率：功能训练在促进中枢神经系统功能可塑性变化方面有非常重要的作用。现已证明，反复的感觉刺激可促进功能性神经通路的形成，巩固新建突触或新启用突触的效率。

根据物理学上信噪比理论，训练方式和环境对脑的可塑性影响很大。

$E=S/N$，其中，E代表工作效率，S代表有效信号，N代表干扰信号。

当功能训练的有效信号越大，影响机体内外训练的干扰信号越小，功能恢复的效率越高。功能训练时所应用的肌肉、关节、皮肤、视听等刺激，都属于向脑内输入的、有目的的信号刺激（S）。干扰信号（N）包括机体内外的因素，如受试者对训练的恐惧、焦虑情绪，家庭配合度，训练环境的大小、光线、周围噪声、颜色、温度，训练程序的简繁，训练方法的适宜等。

尽可能使训练的刺激信号精准、强度适当，降低干扰因素，促进中枢功能性神经通路的建立，才能达到最佳效果。蕾波的精准定位痉挛肌和拮抗肌、精准定位神经运动刺激点极大地提高了训练效率。临床康复治疗训练除专业的技术操作外，还应有患者的主动性配合和适宜环境。

康复训练有效信号：康复训练有效信号（S）＝有效训练方法（M）×训练时间（T）×时间系数（γ）。

有效训练方法（M）包括众多康复治疗方法和能力千差万别的康复治疗师，"对的""适合的"选择尤为重要。中枢神经的可塑性是有严格的生理发育阶段，应用非最佳或错误训练方法将贻误宝贵的中枢神经可塑性重要阶段，造成康复失败。在正确选择有效训练方法（M）后，保证训练时间（T）是提高康复训练效率的手段。时间系数（γ）是个性化最佳选择，在标准训练时间上增减。考虑因素包括：疾病、病程、发育情况、年龄、家庭、心理行为等。因此，要能在康复训练中提高康复效率，需要一个最小量的、在较短的时间间隔内有规律地重复进行的康复运动行为。临床中功能训练要求有手法的技巧性（M）和一定的时间持续性（T）。

丰富的环境刺激：长期以来人们十分关注环境因素对脑可塑性的影响，设计丰富环境改善中枢神经系统损伤后实验动物的功能。实验表明，正常鼠在丰富环境中生活一段时间后，许多行为发生变化，脑的整体功能效率增加。因此，丰富环境通过增加人脑皮质的传入信息，引起神经解剖和神经生物化学方面的深刻变化，从而改善了动物的行为能力。丰富环境对发育中的动物和成年动物同样有效。

蕾波法强调，对脑瘫等向脑输送正确信息，不仅要早，量也要足够，目的不仅是预防肢体等异常进展，更主要的是，要在脑的错误模式固化前，促进正常或接近正常的脑网络重组。以粗大运动为例，我们在临床观察到新生儿开始训练效果极佳，错过三翻六坐，常常能补上；错过七滚八爬，补课难度就较大；错过十站周走难度就更大；一岁开始康复训练，虽然多数肌腱挛缩、骨关节变形等二级损伤还未发生，但要康复到基本正常的理想目标有很大难度，主要是脑的错误模式停留一段时间后已较难驱除。机理是亿万年来形成的正常发育程序已进入下一个，以至下几个，往回补课是很难的。未经正确训练的脑损伤幼儿以后形成脑瘫，除此原因外，尚有肌肉萎缩、肌腱挛缩，骨关节变形及精神障碍等诸多问题，各种治疗只能减轻残疾。

　　脑损伤、脑瘫时应用蕾波法康复，不仅是纠正肢体异常，也是通过外周改变中枢。主要由干预异常、统合训练和功能训练实现，通过视、听、触、前庭、运动等信息的输入促进脑细胞的代偿及神经网络的重组。过去认为中枢神经系统损伤后出现痉挛，肌力训练会加重痉挛。目前研究表明，正确模式或功能性的肌力训练不仅不会加重痉挛，而且可以抑制痉挛、协调肌群间的配合、提高运动技能。

　　功能性磁共振脑部影像证实，正确的信息输入可在脑形成正确的模式（图1-32），不正确的信息输入可在脑形成异常模式（图1-33）。

　　必须强调塑型（Remodeling）和感官饮食（Sensory Diet）在脑损伤修复中的作用。塑型是组织器官修复的过程和结局，分为塑型过程和定型结局，比如尖足从肌肉痉挛到组织韧带挛缩、关节挛缩，最后

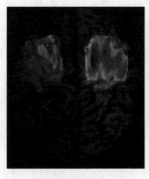 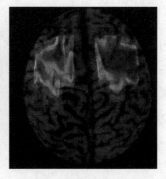

感觉刺激前　　　　　　　　感觉刺激后

一例左侧基底节区梗死的吞咽功能障碍的患者咽部同时MRI记录的活动区图形

图1-32　正确信息脑产生正常MRI影像图

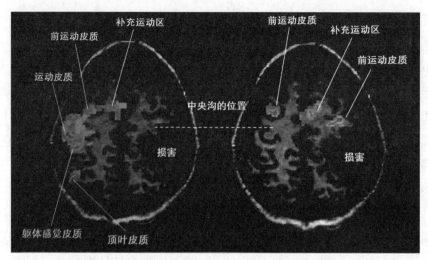

正常激活模式　　　　　　　　异常激活模式

MRI观察到的由于不正确的训练产生的大脑皮质异常激活模式

图1-33　不正确信息脑产生异常MRI影像图

到足功能丧失的过程就是一种塑型，一旦这种坏的塑型完成，结局就很难治疗，而早期解痉挛降张力，功能锻炼拉伸挛缩，保持足功能是另外一种塑型。所以脑损伤后的塑型一定要早期介入，利用新生儿脑可塑性强的特点，向良好方向塑型。

九、身心统合状态

（一）身心统合状态的解释

身心统合（Physical and Mental Unity）中的"身"专指躯体功能，"心"专指精神活动。人的精神活动对自身躯体功能的默认，是要经过一个过程，即不断"统合"的过程。统合过程结束也就完成了精神活动对自身躯体功能的默认，并达到了无意识状态，即身心统合状态。蕾波法中提出的不断关注康复者主体的身心统合状态是有所特指的，简单说就是康复者康复后的躯体功能与大脑精神活动完成统合，随时可以在意识支配下去完成某项工作的状态。

因为有这个默认的无意识状态的完成，躯体功能就处于随时能被精神活动调动"去做"的状态。也就是说精神活动与自身的躯体有过一个统合的过程后，处在一种统合的状态下，人这个主体就可以按照心想去做，达成心想之事的实现。进一步被描述为：外界的刺激使人产生一种去完成某事的想法，即有了"心想"之事，经过调动与精神活动统合好的躯体"去做"，最终心想之事被完成。不能依托身心统合状态去做的心想之事是"有心无力"的结果。而没有很好的精神活动与躯体功能的统合状态的建立，也会出现"有力做事，无心去想"的不做的误判。

身心统合状态体现在三个统合状态上，其一是感觉功能的身心统合状态；其二是躯体运动功能的身心统合状态；其三是在社会各种关系中的身心统合状态。需要注意的是，三种身心统合状态都是这个人的主体感受的状态呈现，或者说是精神活动加工的结果。不仅指解剖学意义下，还指被评价的大脑感知觉的生理生化反应。

感觉功能的身心统合状态是这个主体对外界信息的感知、整合，经过精神活动加工、接纳后形成的身心统合状态。主要涉及视感觉、听感觉、皮肤及黏膜感知觉等的身心统合状态。躯体运动功能的统合状态是这个主体对自身的躯体运动功能达到完全确认的无意识信赖状态，即精神活动不再有意识地专注躯体某个运动功能如何实现，类似行走正常的成人要去远方，抬腿就走的状态。人的精神活动默认躯体运动功能状态是每个人的基本能力，随着躯体运动功能的变化，这个默认也在不断进行调整。而在社会各种关系中的身心统合状态是这个主体带着信赖的默认的躯体能力去和外界的人打交道，体现出一种独特的交往方式。是敏言还是讷言，是好动还是安静，是热情还是冷漠等，是一种整体的风格在社会各种关系互动中的呈现。

康复中关注的是随着康复工作的不断进展，这个主体出现的不断更新的身心统合状态。其目的就是在康复目标达成上，要关注是否出现在康复后新躯体功能下的、更加符合社会化特征的身心统合状态，并且此状态能够支撑康复者有积极稳定的主体信心投入社会、生活、工作中。

（二）康复中新的身心统合状态建立

康复中在导致躯体功能障碍的神经肌肉等问题得到有效控制后，要使新恢复或新发展出的躯体功能得以有效而稳定的主动实现，新的身心统合状态的建立是关键。这个新的身心统合状态的完成首先是建立新的躯体功能相关的感觉功能的身心统合状态，随后主体以主动意识去支配康复后的躯体运动功能，逐渐达到精神活动对自身躯体新运动功能的确认，最终达到新躯体运动功能下的稳定的身心统合状态，以此状态康复者呈现在社会各种关系中的新的身心统合状态，并稳定地投入生活、工作和社会活动中。因此，新的身心统合状态的建立是康复后躯体功能主动并稳定实现的重要指标。

这个新的身心统合状态的建立过程包括三个主要部分：

（1）大脑神经中枢接受外周神经感觉信息的加工、整合、存储、记忆有了新的变化。康复后，通过新的姿势、新的视野、新的听阈、新的体位带来了主体对外界信息接收的新变化，不仅有数量输入的不同，还有更多的感觉信息种类的新整合。这个整合加工，存储后的记忆促进精神活动对新的躯体功能下的整体确认，使得主体在使用新的姿势、新的视野、新的听阈和新的体位与外界世界达成新的关系时不再有过度的情绪反应和抵抗感，并产生更复杂的社会性互动和更多的信息互换。

（2）精神活动对新的躯体功能的认出和加工。主体主动反复使用康复后的躯体功能，并不为了达成其他目标。比如反复行走几步，反复翻身，并由此产生愉快的情绪。这个主动使用某个运动功能的过程，是主体精神活动与躯体新的功能的确认和进一步统合的过程。

（3）最终达到精神活动对躯体功能的完全确认的无意识状态。这个无意识状态的表现就是主体不再有意识地投注精神能量反复使用康复后的新的躯体功能，而是可以在新功能下达成更多、更复杂的对外部世界的探索。即在整合好的身心统合状态下，熟练使用新的躯体功能稳定地、主动探索外部世界。

（三）身心统合状态的打破和重建

1. 身心统合的更新状态

疾病、创伤、自然衰老及各种突发情况都会导致躯体某些运动功能受到一定的限制甚至丧失，已有的身心统合状态也被打破。最初人本能地就想恢复之前的功能状态，因为很多想法会因为这个运动功能的问题而无法实现，这就是希望重建新功能的愿望。最终有两个趋势：一是人经过各种努力，希望重建的躯体功能会有一定的实现；二是希望新的躯体功能没有恢复或出现，人渐渐接受了这个运动功能的限制或丧失。以此两种结果，主体会再建立一个新的身心统合状态去生活和工作。也就是完成身心统合的更新状态。这个新状态中原来的躯体运动功能不一定完全恢复到之前的水平，甚至可能完全缺如。关键是人的精神再次确认了躯体当下的能力，并达到新的统合状态。

为了有效恢复或实现躯体新的运动功能（包括成人期待的恢复之前的躯体能力和婴幼儿的父母期待的常态运动能力的实现）有时必须要到康复机构，采用专业的康复策略来实现。

2. 康复中关注康复者的主体意愿

康复者的主体意愿，即心的意愿：康复中接受康复训练的人称为"康复者"，而不是"被康复者"或者"患者"，意指这个康复是康复者这个主体自己意愿下的工作。

对成年人来说，康复者是那个有躯体运动问题的人，并且有意愿要解决这些问题，希望恢复之前躯体运动能力的人；参加康复训练工作，是康复者选择的，康复工作实施中的专业人员是帮助康复者实现康复的重要可信任人员，康复机构也是康复者选择的可信任的专业机构。这些主体的意愿内容是康复专业人员在康复开始及过程中不断与康复者讨论的，康复者越清晰这些主体意愿，康复工作进行得就越顺利。

不像成人那样主动要恢复已有的、现在出现问题的某些躯体功能，婴幼儿自身是没有要实现新的躯体功能的主观意愿的。新的躯体功能的出现是基因决定下的处于发育过程中的婴幼儿依据发育规律次第实现的。由于各种障碍的存在会使本该正常发展的运动能力没有发展出来，婴幼儿在应该出现的躯体功能没有呈现时，由于其他能力的不断发展仍会表现出更广泛的外界探索欲望。随着时间的推延，婴幼儿会在已有的躯体能力下形成稳定的身心统合状态。原本有一些对外界世界更广泛的探索想法，也会随着未按照发育规律出现的躯体功能的缺如，而不能进一步实现，探索的欲望也就逐渐减少。在没有太多社会性互动的婴儿看来，这样躯体常规发育功能未表达的身心统合状态是稳定的状态。也就是婴幼儿主体是没有要建立新功能的主体意愿。但是作为孩子的养育责任人，即父母，他们是很有意愿带着婴幼儿来康复的，实现父母们期待的婴幼儿应该出现的新的躯体功能，以便在长大后如同龄伙伴那样独立自如地进入规则社会，接受教育和各种社会性互动，即走起来，正常顺利进入主流教育体系。所以在康复中主观能动性对于婴幼儿来说不是自然而然就存在的。康复工作实现的动力是在父母养育期望、母婴亲子关系模式及婴幼儿的精神发展状态等多方因素交织下形成的。

但是康复工作的实施也是依据婴幼儿的主体性表达来进行的，这主体性主要是从婴幼儿主动释放的信心中判断的。因为除了某些特殊情况，大部分的婴幼儿都有与外界的人或物，包括与自身互动的信号释放。康复中抓住这些互动信号，给予必要的丰富的环境刺激，维系甚至加强这些互动信号的释放，引起婴幼儿借助新的躯体功能才能实现的新的探索欲望，可以使由于各种原因在该出现的窗口期没有表达的能力在新的刺激下被激活，婴儿也会打破已有的身心统合状态，尝试新的躯体功能，去实现更多的探索之事。最终达成新的身心统合状态，新的躯体功能也得以稳定地呈现。

3.身心统合状态的评定

无论是康复的初期评定，还是康复进行过程中的效果分析，以及最终康复结束的标志判断，除了要判断康复者的躯体运动能力，即身的能力，加入康复者身心统合状态的评定是非常必要的。

首先，在康复的初期评定时，要确认"心想做+躯体配合趋势"这个起始点。躯体配合的趋势是功能训练新目标实现的起点，心想做是主体意愿的呈现。最终达到新的躯体功能的重建，新的训练目标的完成。即从"心想做+躯体配合的趋势"评定起始，逐渐评定康复进行中主体是否"能做""主动做"，最终达到"熟练做"，是身心评估状态评定的主要步骤。

这里的"心想做"是康复者心里想做一件事情，而且需要身体完成某个运动功能来实现。不是泛指的各种心理活动。

"能做"指各种影响躯体功能完成的障碍已解除，在蕾波"动"法帮助下有效引出主动的功能。但是停止帮助后躯体功能可能不再主动出现。

"主动做"是指有意识地反复做某个躯体运动，并在运动中主体感到愉悦、兴奋，并且有意识地反复使用。

"熟练做"是康复中这个躯体功能的新的"身心统合"已建立。康复者自身熟练使用这个功能，借助这个新的躯体功能，有信心地做想做的事，实现新的心想身动，或心想手动，或心想嘴动。这是这个躯体功能康复结束的标志。

（四）身心统合状态不断更新的理念在婴幼儿康复中的运用

建立或增加婴幼儿某些躯体运动能力是婴幼儿养育者的强烈意愿。因为婴幼儿的非常规躯体能力的状况不仅令婴幼儿的养育者及社会的医疗保健机构产生担忧，而且被判定为各种发育迟缓或其他问题。婴幼儿的父母会认为这样的状况持续下去不解决，可能会影响婴幼儿的社会化能力及自立生活能力的顺利建立，以及未来进入主流教育体系受教育的机会。因此，这种强烈意愿会驱使婴幼儿养育者带婴幼儿开始做康复训练。

婴幼儿躯体功能康复中，发现常态躯体发育运动能力要表达的趋势，和婴幼儿要借用这个新的运动能力完成的好奇心对婴幼儿躯体功能康复策略的制订和实施都是非常关键的一步。这个趋势和好奇心的发现和评估将是康复目标实现的重要起点。康复实施中婴幼儿要建立一种新能力，并达成这个新能力下的身心统合状态，也是要打破已有的身心统合状态。

因为婴幼儿是没有把养育者期望建立的新功能设定为"恢复已有身心统合状态"的主体意愿。婴幼儿只是依据自身的运动功能的不断发展来逐渐建立身心统合的。常规数据显示，正常发育的婴幼儿一直到智龄18～24个月龄时，包括粗大运动能力、精细运动能力和言语运动能力的身心统合状态才建立完成。因此在建立完成之前，婴幼儿与成人不同之处就是：康复不是要解决躯体能力的不足，恢复之前的身心统合状态，而是躯体的任何运动能力状态都会被该婴幼儿精神活动捕获、加工，并以此建立新的身心统合状态。新躯体运动能力的努力出现是在有更多的"心想"之下被激发的。激发的成功，新的运动能力就会建立，并达成新的身心统合状态。不成功，就会继续在原有的身心统合状态，婴幼儿会降低"心想"的欲望。

由于各种疾病、创伤和各种其他原因也会导致发育中的躯体运动功能不表达或表达信号微弱，此时婴幼儿的精神活动就将这种躯体运动功能不表达或表达信号微弱的运动能力进行识别和整合，完成身心统合状态。所以临床中发现超过常态时间的某个运动的不出现，比如七八个月龄以上的婴幼儿不翻身，对养育者来说是担心的，但是对这个婴幼儿来说，这是一种身心统合状态。因此，要去翻身的心理意愿并不强烈，或仅仅表现为很弱的对伸手都不能触及的远处的物或人感兴趣的意愿。此时，如果康复专业人员不确认该婴幼儿有要借助翻身达成来实现意愿，和与之配合的躯体翻身的趋势，那么完全被动训练的翻身动作，即便引起短暂的主动翻身能力，很可能会因为原有的身心统合状态而退回不翻身状态，尤其是当被动训练量减少时。只有在这个婴幼儿每天康复训练的间隔中仍情绪饱满地乐于反复主动翻身，并渐渐会借用翻身实现对远处感兴趣的物或人的接触后，婴幼儿就在新的翻身这个躯体粗大运动功能下实现了身心统合的更新状态。即使停止了对此翻身的康复功能训练，婴幼儿仍然会自如地使用这个躯体功能不断地实现某些心想之事。直到新的发育功能出现，替换了这个翻身功能，帮助婴幼儿更好地、更大范围地、更便捷地完成心想之事。婴幼儿就不再频繁使用翻身功能了。但是这个能力依然存在。只是随着发育，婴幼儿在不断更新身心统合状态。

（五）"不断更新的身心统合状态"的广泛意义

最早的康复一词使用，并没有聚焦在人的躯体能力的康复概念下，只是强调一种恢复状态。

在英语中"康复"一词是Rehabilitation，最早来源于拉丁语，其字面意思是恢复原来的状态，恢复身份、地位等。从词源学看

Rehabilitation是由词头re、词干habilis和词尾ation合成的。其中re是重新的意思，habilis是使得到能力或适应的意思，ation是行为状态的结果。因此，重新获得能力，有适应的行为状态等就在英语的康复一词Rehabilitation中明确体现了。那时康复还不是躯体能力的恢复。在中世纪和近代，"康复"一词在西方曾先后用于宗教和法律，指教徒和囚徒得到豁免重新获得教籍和重返社会。与现代康复医学中康复的定义仅仅在"重新获得""重返社会"意思上一致。

康复中重新获得的能力或适应正常社会生活的行为状态从最初的一个状态或身份、地位的人的存在、社会性的存在或宗教的位置，逐渐转到了躯体的能力的重新获得，以及现代康复医学的全面的康复上在西方也就是近100年的事情。

从1917年由美国陆军成立最早的康复机构后，"康复"一词越来越正式地用于残疾人。对"康复"的定义最早就从1942年美国纽约举行的全美康复大会上提出的"使残疾者最大限度地恢复其身体的、精神的、社会的、职业的和经济的能力"上扩展到了1981年世界卫生组织（WHO）给出康复的最新定义，即康复是：综合地、协调地应用医学的、教育的、社会的、职业的各种方法，使病、伤、残者（包括先天性残疾）已经丧失的功能尽快地、最大可能地得到恢复和重建，使他们在体格上、精神上、社会上和经济上的能力得到尽可能地恢复，重新走向生活、工作和社会。康复的定义已经从Rehabilitation的本意上聚焦到人丧失的能力的恢复和重新回归的概念上了。

康复的对象已经不仅仅是残疾人，还包括疾病者、损伤者等更广泛的范围。并且强调了尽快地、最大可能地使丧失的能力恢复和重建，使康复对象在很多方面，如精神上、社会上、经济上的能力都要尽可能恢复，以便重新建立日常的生活状态、重新回归工作和社会交往中。

从最早康复的定义到1981年的世界卫生组织的定义看，均涉及患者在精神上的恢复概念。1993年世界卫生组织的一份正式文件中也更明确提出："康复是一个帮助病员或残疾人在其生理或解剖缺陷的限度内和环境条件许可的范围内，根据其愿望和生活计划，促进其在身体上、心理上、社会生活上、职业上、业余消遣上和教育上的潜能得到最充分发展的过程。"这个在康复者愿望基础上的康复，就是站在康复者的心理活动角度强调康复了，是强调最终实现新的精神和伤病躯体的再统合，充分挖掘潜能，稳定躯体能力，并还要以此新的身心统合状态回归生活、社会、职业中，是躯体功能康复中要有不断更新的身心统合状态的建立。这与蕾波"身心统合"的理念是非常一致的。

第三节　蕾波康复法核心内容及标准流程

蕾波康复法包括三大应用技术，即康复评定技术（Rehabilitation Assessment Techniques）、康复治疗技术（Rehabilitation Techniques）和康复管理技术（Rehabilitation Management Techniques）。这三大技术是蕾波25年临床实践总结，独具特色。

一、康复评定技术——"40项评定"

康复评定（Rehabilitation Assessment）是康复医学的基石，没有评定就无法制订康复计划和方案、评价康复的效果。蕾波康复评定可以由康复医生及不同专业的康复治疗师共同完成，主要包括：①神经肌肉疾病异常表现（运动、姿势、肌张力、肌力、反射）的评定，蕾波将其定义为"异常精准评定（Unusually Accurate Assessment）"，应用的方法是蕾波姿势肌动学评定8项和小儿神经运动检查16项。②评定患者的身心状态，包括"粗大运动""精细运动""口腔运动"及"社会化行为"功能的评定，蕾波将其定义为"身心状态评定（Assessment of Physical and Mental State）"，应用蕾波身心状态评定16项。

蕾波的"40项评定"包含定位诊断、定性诊断和定级诊断三个方面。姿势肌动学评定8项侧重于病变的部位、肌肉的精准定位（定位）；小儿神经运动检查16项可早期筛查确诊脑瘫、脑损伤等疾病（定性）；身心状态评定16项侧重于康复治疗起点、目标及方案的确定（定级）。流程首先需要进行病史采集、体格检查，重点是神经系统检查，并根据患者的具体情况进行必要的辅助检查；然后应用神经解剖学知识对收集的临床及辅助检查资料进行分析和综合，初步确定病变的解剖部位（中枢、外周）、传导通路、靶器官、影响关节肌肉等，即定位诊断；结合起病形式、疾病演变过程和累及范围、个人史、家族史及辅助检查资料，经过分析，筛选出可能的原发灶病因、受损靶器官病变性质、相关部位肌肉的肌动学性质等，即定性诊断；最后通过对运动、姿势、肌力、肌张力和神经反射的等级程度判定，即定级诊断。最后根据"定位、定性、定级"确定康复计划、方案和康复目标。康复评定是以康复治疗为目的，寻找和确定康复入口的过程，是将"定位""定性"和"定级"从受损中枢到受损靶器官，再细化至影响运动、姿势、肌力和肌张力、反射异常相关肌肉和肌筋膜的"异常精准评定"过程。这一过程由于最终细化到具体肌肉，所以亦称之为姿势肌动学评定。主要应用于蕾波康复治疗中用于"纠正异常"的"推点疗法"方案制订。

　　身心状态评定所关注的是患者整个个体，而不仅仅是患者的异常表现，同时对运动、感知、行为等功能障碍，将进行人类生物学特征全面综合评定。最终目标是使患者在生理、心理、社会等功能全面地康复到"人"的生物学特征——"直立行走""使用工具"和"语言交流"。身心状态评定是对病、伤、残患者的功能状况及其水平进行定位、定性、定级描述，比较准确地评定功能障碍的种类、性质、部位、范围、严重程度、预后及制订康复计划和评定疗效的过程。围绕"不断更新的身心统合状态"进行康复评定，是蕾波康复的重要技术，对及时调整阶段目标和疗程目标，具有重要的意义。"身心状态评定"主要应用于蕾波康复治疗中"身心统合"和"功能训练"中的方案制订和目标制订。

二、康复治疗技术——"纠""统""训"

　　康复治疗技术是蕾波法的核心，分为三大技术，即纠正异常技术——"推点运动疗法"、身心统合技术——"统合训练操"、功能训练技术——"粗大、精细、口腔运动和社会交往能力训练"。

（一）纠正异常技术

临床上中枢神经损伤等神经肌肉疾病大多表现为运动、姿势、肌张力、反射几个方面的异常。由于反射异常，造成肌张力异常，进而影响姿势和运动异常。如果应用一种方法能抑制或抵消反射异常和肌张力异常，则能从病理生理基础环节来干预纠正姿势和运动异常。蕾波康复的"推、点、拨、拉、动"创新手法，尤其是"推、点"手法就是通过推压延长肌纤维解痉、点压启动反牵张反射、改善病变部位微循环等病理生理过程，纠正"反射—肌张力—姿势—运动"异常轴。而且常常是在一个康复单元内，可同时纠正这四大异常，这是蕾波法的独到之处。

纠正异常是康复治疗的基础，任何统合、功能训练都应该在纠正异常的基础上进行。否则所有的训练都是运行带"病"，功训带"伤"，不仅训练周期长久，而且康复进步相当缓慢。蕾波康复最大的优势是将"纠正异常、身心统合、功能训练"集中在一个康复单元中，目标明确，事半功倍。

（二）身心统合技术

临床上中枢神经损伤和神经肌肉疾病不仅表现有运动、姿势、肌张力、反射几个方面的异常，同时会伴有不同程度的言语认知、感觉统合、心理行为等方面的障碍，这种异常和障碍在康复治疗前，达成某种程度的"合一"，我们可以理解为"平衡"。经过一段康复治疗，躯体异常纠正有进步，如果忽略心理、感知、行为、协调障碍的干预，功能训练进步会很慢，虽然康复投入的时间精力很大，康复目标会明显拖延，也就是"失平衡""失合一"状态。蕾波康复在实践中应用"统合操"来逐级调整这种"纠正异常"和"功能训练"的进步，并保证这种进步的"平衡""合一"状态，同时提升患者对康复训练心理承受、适应及主动状态，激发调动"我想""我能"的运动心理状态，将大大提高康复治疗效果和效率。这也是蕾波康复的优势特点。

根据患者的年龄、病情和病程，身心统合技术以各种"统合操"为主，包括促进智力、言语、视听及头部核心稳定统合的"头部疗法"；促进手"应物"能力的"眼—口—手专注操"；促进言语表达

"应人"能力的"耳—体—口专注操";促进肢体协调运动的"抚触统合操""交叉模式操""球上运动操"和促进社会交往的"小组互促操"等。

（三）功能训练技术

蕾波功能训练立足于"人"的运动特征"直立行走""使用工具"和"语言交流"为基本训练目标,在吸收国内外优秀康复治疗技术的基础上,经过25年的临床实践,逐步形成了具有蕾波特色的粗大运动（Big Movement）训练、精细运动（Fine Movement）训练、口腔运动（Oral Movement）训练和社会交往（Social Interaction）训练。

其特点主要表现在:

（1）这些训练以"直立行走""使用工具"和"语言交流"为主目标。并将主目标分解为各种运动功能分目标,每个分目标又有分级,进级有方案、有措施、有标准、有疗程。

（2）这些训练以"身心统合"为康复目标的达成标准。强调"心想做+躯体配合趋势"为训练起始点,设定目标,逐渐达到新能力的恢复和重建。从起点开始到新能力的"想做""能做""主动做"到最后"熟练做",这是关注患者意愿到最终的"身心统合"的全过程。以此再产生新的"有信心地做想做的事",是康复结束的一个标志。"心想做+躯体配合趋势+主动运动的实现"这就是蕾波康复围绕功能训练"身心统合"的目标标准。

三、康复管理技术——"纠—统—训"同步、"学—训—督"同程

（一）康复治疗单元——"纠—统—训"同步

蕾波康复治疗就是将"纠正异常、身心统合、功能训练"三方面有机结合,针对不同患者情况,可组合成"纠—统—训""纠—统""纠—训"或"统—训"几种不同的康复治疗单元,推出流程和标准明晰的易操作执行的康复治疗方案。

康复治疗单元是指一次康复治疗过程,大致在30～45分钟。在一个康复治疗单元内完成上述"纠—统—训"的不同组合,是蕾波康复

管理的特点，也是针对性极强的康复治疗方案。目前儿童康复界大力提倡这种"纠—统—训"同步的康复治疗模式，对儿童康复治疗师的职业要求也逐步向综合能力过渡。

儿童康复的主要目标是建立人类三大运动功能特征，即直立行走（大运动）、使用工具（手部精细运动）和语言交流（口腔运动）。由于脑损伤被发现认出得较早，这三大运动特征正处在发育大脑中逐渐形成的过程中，按照发育规律进行运动功能训练就显得尤为重要。但是，往往这种运动功能被异常的反射、异常的肌张力和肌力、异常的姿势和异常的运动等症状抑制，所以有效纠正这五种异常是康复治疗首先的选择。蕾波"推点运动疗法"在阻抑纠正这五种异常上有着独特的优势。实际操作中，先用"蕾波推点"纠正肌张力和肌力、反射、姿势异常，接着按发育规律促进正常身心统合和运动功能训练，我们把这种组合叫"康复治疗单元"，一般脑瘫孩子经过"蕾波推点"可以纠正异常，减轻痉挛，维持1~4小时，大多在2小时左右。这就给后续的运动功能训练创造了时间机会。利用已经降低了的反射、张力、姿势异常时机，有效地在正确姿势环境下进行运动功能训练，可以起到事半功倍的效果，称之为"纠—训"同步。

针对有些患者在纠正异常后，仍然处于不兴奋、不应答、不适应、不稳定等感觉运动统合障碍之中，这种"四不"的身心统合的状态，严重影响运动功能训练效果。所以需要增加身心统合训练。蕾波的各种"身心统合操"便得以应用，也就是"纠—统—训"同步。还有的患者虽然有明确的中枢神经损伤，临床表现上述五大异常不明显，但明显存在"四不"感觉运动统合障碍。这时蕾波的康复治疗单元设计为"统—训"同步。针对一些轻微异常，功能障碍不明显的，可以将康复单元设计为"纠—统"同步。

根据患者的实际情况，一天应进行3~6个康复干预单元，每个单元用时30~45分钟。一般患者每天除睡眠、进食、短时的休息外，"纠—统—训"应反复进行，进行得越多，康复治疗效果越好。

（二）康复治疗疗程——"学—训—督"同程

一般情况下，康复治疗疗程很难有一个明确统一的规定，主要原因是小儿脑损伤的程度、性质不同，康复治疗方法不同，尤其是功能训练没有建立统一的标准和模式，各地各机构及治疗师本人也难以确定疗程的时间为多长合适。也有以实现功能目标为疗程设计的方案，但功能目标的实现更为复杂，时间难以把握。蕾波之所以能够明确康复治疗疗程，得益于独有的蕾波"身心统合状态"的综合评定，可以将功能康复目标"定位、定性、定级"分解成各个小目标，每1~2个小目标设计为一个康复疗程，并有与之相配套的干预治疗方案。另外，蕾波提倡家庭康复是康复治疗的重要组成，"学—训—督"同程的管理模式，也为康复疗程的推出提供了流程管理模式。

家庭康复的理念得以推广和实施除了早期认出、方法安全、模式简单以外，良好的培训体系是保证"家庭康复"效果的基础条件。蕾波家庭康复实施的"学—训—督"阶段操作模式是指，家长通过短期的培训学习，基本掌握"推点运动疗法""感觉运动统合操"和"功能训练"的手法操作后，病情较轻、家属时间和精力允许，可以在家实施干预训练；病情较重的应该在机构康复的同时，在家配合实施干预训练。经过一个疗程的训练（家庭康复与机构康复相结合），结合干预效果、孩子生长发育规律，必须进行复查和康复评定，设定新的康复目标，调整干预训练方案，家长需要重新学习新的干预训练方法。如此阶段循环反复，形成了家庭康复的"学—训"的阶段操作模式。这一模式的实行，结合互联网远程督导和定期复查评估，有效地保证了家庭康复的顺利实施和康复质量。尤其是当家庭康复效果不明显，或者家长疑难问题、疑难情绪干扰操作时，专业的支持及专业的解决方案显得尤为重要。"学—训—督"的疗程操作模式符合康复治疗规律，符合家庭康复或家庭康复与机构康复相结合的模式。

第二章

蕾波康复评定

　　蕾波康复评定一般是在临床诊断后进行，主要是大多需要康复的患者已经经过各级医疗门诊筛查诊断，基本已经确定存在神经肌肉的损伤，需要临床康复治疗。目前临床上康复评定包括临床评定和功能评定，除访谈、问卷、观察以外，应用最多的工具是神经运动检查和量表评定。量表评定包括运动功能量表、言语功能量表、心理精神量表、生活自理能力量表、社会功能量表等。蕾波在吸收各种神经运动检查方法和各种量表评定的基础上，总结推出了小儿神经运动检查16项、姿势肌动学评定8项和身心状态评定16项。这40项评定简捷、全面、易操作，不仅是康复治疗的基础起点，也是康复治疗（单元模式）和康复管理（疗程目标）的依据，针对性强，康复治疗计划、方案、目标配套。

第一节　定位、定性和定级

康复评定的主要目标是"定位、定性和定级"。定位诊断（Topographic Diagnosis）主要是依据神经解剖学、生理学和病理学知识，对疾病损害的部位、传导路径、影响的靶器官、异常表象及相应的肌动学改变，痉挛肌和拮抗肌做出定位诊断。这种定位诊断流程符合神经肌肉疾病和神经运动损伤的特点，"中枢—神经传导—靶器官—关节组织—随意运动肌肉"运动轴，正是这种连续的、逐级的、细化的定位诊断，才能确保康复训练方案的有效针对。

需要说明的是，这里提出的"定位诊断"是连续定位过程，与临床上提出的"定位诊断"意义不同。临床上说的"定位诊断"是指疾病损害的部位，原始病灶。由于不同部位的损害有其自身的特点，一般情况下依据患者的症状和体征就可以做出相关运动轴病变的定位诊断。但值得注意的是，临床定位有时并不能与神经影像学检查等辅助检查的定位等同，如有时MRI检查显示有明确的脑部病灶，但患者却无相应的临床表现；周围神经病的神经肌电图检查可能显示为肌源性改变等。因此，临床的定位诊断是相对的，但忽视临床检查，滥用辅助检查也是错误的。

定性诊断（Etiologic diagnosis）目的是确定疾病的原始病灶病因。而蕾波应用的"定性诊断"是指"定位肌肉"是肌张力增高的痉挛，还是肌张力降低的"软瘫"，还是肌张力时高时低的"障碍"，不同类型肌张力变化有各自不同的演变规律和应对治疗措施，临床上不能搞混。所以蕾波的"定性诊断"同一般意义的"定性诊断"不同的是，不仅要确定原始病灶病因，更要判断靶器官受累性质、肌力、肌张力增高还是降低、痉挛还是瘫痪、关节活动受限是肌肉痉挛还是组织粘连等。

定级诊断（Grading diagnosis）是对肌力、肌张力进行定级评定能有效制订和调整康复计划和方案。蕾波的"定级诊断"还包括了功能分级，如蕾波身心状态评定，共将四大能区分为16项，每项3～9级不等，共70个小级。这种功能分级应用，可以明确康复治疗的起点和阶段目标的制订。康复单元和康复疗程管理系统化、标准化，保证康复治疗质量效果。

一、肌张力变化和分级

各种肌病、重症肌无力、末梢神经、神经根炎或小脑损害等出现肌张力降低，脊髓传导本体感受的神经纤维阻断时也可使肌张力下降。小儿急性偏瘫时在瘫痪早期可有肌张力低下，数日或数周后出现肌张力增高，腱反射增强。家族性周期性麻痹、癫痫失张力性发作出现阵发性或间歇性肌张力低下。锥体系疾病出现肌张力增高。锥体外系、基底节病变肌张力可降低或增高，有时表现为齿轮样肌张力增高。去大脑强直时肌张力明显增高，四肢强直，下肢伸直位，上肢屈曲头向后背。

为便于临床诊断和病情分析，通常将肌张力分为6级（改良的Ashworth分级标准）（表2-1）。

表2-1 肌张力的分级

级别	主要表现
0级	正常肌张力
1级	肌张力略微增加：受累部分被动屈伸时，在关节活动范围之末时呈现最小的阻力，或出现突然卡住和突然释放
1+级	肌张力轻度增加：在关节活动后50％范围内出现突然卡住，然后在关节活动范围后50％均呈现最小阻力
2级	肌张力明显增加：通过关节活动范围的大部分时，肌张力均较明显地增加，但受累部分仍能较容易地被移动
3级	肌张力严重增加：被动活动困难
4级	僵直：受累部分被动屈伸时呈现僵直状态，不能活动

二、肌力的分级

根据肌力的情况，一般将肌力分为0～5级，共6个级别（表2-2）。

表2-2　肌力的分级

级别	主要表现
0级	完全瘫痪，测不到肌肉收缩
1级	仅测到肌肉收缩，但不能产生动作
2级	肢体能在床上平行移动，但不能抵抗自身重力，即不能抬离床面
3级	肢体可以克服地心引力，能抬离床面，但不能抵抗阻力
4级	肢体能做对抗外界阻力的运动，但不完全
5级	肌力正常

三、身心功能状态分级

康复功能评定是以功能评定为主，涉及很多方面。如运动功能评定：包括肌张力、肌力、关节活动范围、步态、神经电生理、感觉与知觉功能、平衡与协调功能、日常生活活动能力的评定等；精神心理功能评定：包括智力、情绪、心理状态、疼痛、失用和失认、认知、人格评定等；语言与吞咽功能评定：包括失语症、构音障碍、语言失用、语言错乱、言语发育迟缓、吞咽、听力测定和发音功能的仪器评定等；社会功能评定：包括日常生活活动能力、社会交往能力、生存质量、职业能力评定等。这些评定都有专业的评定量表、方法和工具，可根据临床需要增加应用，具体方法可参阅相关专业书籍。

蕾波身心状态评定（Assessment of Physical and Mental State）是蕾波25年临床康复的应用总结，是康复功能评定的简约版（核心）内容，是蕾波康复治疗的起点确定和目标确定的基本依据和指南。包括粗大运动、精细运动、口腔运动及社会交往四个能区的身心状态评定。它不是运动功能的评定，也不是认知智力评定，是专注于"心想后行动实现"的基本能力评定。包含着运动中的心理因素、感觉运动统合因素和社会行为能力的综合评定。评定的目标是：直立稳定地独自走50米以上；双手摆弄物体，并创造出新产品；用语言与人交流互动三轮以上，并有主动提问的机会；在不同体位下，感受静态和动态的环境中均能自如应对，情绪愉快，并继续进行各种躯体运动功能下的目标实现。

身心状态评定包括粗大运动功能评定5项22级，精细运动功能评定4项16级，口腔运动功能评定2项12级，社会交往功能评定5项20级，共16项70级（详见本章第四节）。

第二节 姿势肌动学评定8项

姿势肌动学（Postures Kinesiology）评定是蕾波康复独具特点的评定方法，它以肌动学理论为基础，以神经运动检查为手段，针对神经肌肉疾病的姿势、运动、肌力、肌张力和反射等异常表现进行"定位、定性、定级"的医学康复评定。目的是对应康复治疗"纠正异常"的方案设计和目标管理。

"姿势"（Posture）这个词是用来描述人体的摆放位置，也是用于人体美学及生物力学的表达，姿势的表达也方便了医生对患者康复指导，比如通过姿势的分析，发现异常的姿势，判断人体骨骼肌肉健康状况，然后进行针对性治疗。

"肌动学"的英文是Kinesiology，kinen源于希腊语，意为运动，ology是研究、学问的意思，合在一起就是研究人体肌肉运动机制的学问，故名肌动学。另外，Kinesiology这个词在学界也有其他的翻译，有翻译为运动机制学、肌肉动力学和运动学的。不同的翻译有不同的背景和考虑。读者看到后知道它们之间是有关系的，同时也是有区别的即可。肌动学综合了解剖学、生理学、物理学和几何学，将它们与人体运动相结合。

蕾波在姿势运动评估过程中充分运用了肌动学相关理论知识，对异常运动和异常姿势从关节、韧带、神经、肌肉、肌筋膜链等环节，进行"定位、定性、定级"的综合评定。为了区别于其他肌动学分支，我们称之为姿势肌动学。

有学者指出，解剖学和肌动学是物理治疗专业的重要基础学科，对于学习物理治疗与运动科学的学生如此，对于有多年经验的临床工作者亦是如此，甚至对动作分析与生物力学相关医疗用品开发者更是如此。

首先，从人体力学的角度分析，姿势异常是人体的骨骼肌肉的平衡发生改变后，身体会出现局部疼痛、关节活动受限、炎症，后期人体为了躲避疼痛和适应环境，自然就形成异常姿势。因此人们也开始对人体的姿势进行研究，通过对异常姿势的调整来预防疾病、治疗疾病。影响姿势的原因有很多，当人出生后就是一个独立的个体，在成长的过程中从事不同的职业活动，会形成很多不同的行为习惯，其中包括很多不良姿势，比如，长期伏案工作、跷二郎腿等，都会影响肌肉和关节变化，特别是发育期的青少年，异常的姿势更容易影响骨骼发育，纠正起来也是相当困难（详见第十一章）。本节主要讨论神经肌肉损伤所致的异常姿势评定。

姿势肌动学评定主要内容包括：

（1）主要的异常姿势、运动和功能障碍。

（2）主要肌张力增高或痉挛的肌肉是哪个或哪些，痉挛程度如何，有无粘连、挛缩等。

（3）相关拮抗肌是哪个或哪些，有无力弱、萎缩等。

（4）相关肌筋膜链状况如何，有无粘连、挛缩等。

（5）相关关节状况如何，有无松弛、粘连、脱位、积液等。

（6）相关骨骼状况如何，有无密度下降、变形、骨裂、骨折等。

（7）相关其他软组织状况如何，有无肿胀、淤血、出血等。

（8）相关的反射异常是什么，该反射异常影响的范围和性质。

这八项评定基本覆盖了神经肌肉运动异常的大部分，也精准定位到相关肌肉和肌筋膜链，是康复治疗纠正异常基础性评定，可以精准设计康复治疗起始方案和目标设定。

进行肌动学评定必须熟悉肌肉、骨骼、关节、神经、肌筋膜链和淋巴的解剖和功能。表2-3可做肌动学评定时参考。

表2-3 姿势运动异常的主要痉挛肌和拮抗肌

异常姿势	主要痉挛肌	主要拮抗肌
肩前屈	三角肌前部、胸大肌锁骨部（冈上肌、喙肱肌、肱二头肌长头等）	背阔肌、大圆肌、三角肌后部等
肩后伸	背阔肌、大圆肌（三角肌后部、肱三头肌长头等）	三角肌前部、胸大肌等
肩外展	三角肌中部（冈上肌、肱二头肌长头等）	胸大肌等
肩内收	胸大肌（三角肌前后部、肱三头肌长头、大圆肌、背阔肌、肩胛下肌等）	三角肌中部、冈上肌等
肩内旋	三角肌前部、大圆肌（肩胛下肌、背阔肌、胸大肌等）	三角肌后部等
肩外旋	三角肌后部（冈下肌、小圆肌等）	三角肌前部等
肘屈曲	肱二头肌（肱桡肌、肱肌、旋前圆肌等）	肱三头肌等
肘后伸	肱三头肌（肘肌等）	肱二头肌等
前臂旋前	旋前圆肌（旋前方肌、桡侧腕屈肌、掌长肌、肱桡肌、桡侧腕长伸肌等）	旋后肌等
前臂旋后	旋后肌（肱二头肌、肱桡肌等）	旋前圆肌等
手握拳发紧	手掌及前臂内侧屈指肌群	手背及前臂外侧伸指肌群
拇指内收	拇短屈肌等	拇长伸肌等
髋前屈	腰大肌、髂肌（阔筋膜张肌、股直肌、缝匠肌等）	臀大肌等
髋内收	大收肌等内收肌群（股薄肌、耻骨肌等）	臀中肌等
髋内旋	臀中肌、臀小肌前部（阔筋膜张肌等）	臀大肌、臀中肌、臀小肌后部等
髋外旋	臀大肌、臀中肌、臀小肌后部（梨状肌、闭孔内外肌、股方肌等）	臀中肌、臀小肌前部等
屈膝	股二头肌、半腱肌、半膜肌（腓肠肌、跖肌、股薄肌、缝匠肌等）	股四头肌等
屈膝时小腿旋内	半腱肌、半膜肌（缝匠肌等）	股二头肌等
屈膝时小腿旋外	股二头肌等	半腱肌、半膜肌等
踝跖屈	腓肠肌、比目鱼肌等	胫前肌等

续表

异常姿势	主要痉挛肌	主要拮抗肌
肌性足内翻	胫骨后肌（腓肠肌、比目鱼肌、趾长屈肌、拇长屈肌等）	腓骨长、短肌等
肌性足外翻	腓骨长、短肌（趾长伸肌等）	胫骨后肌等
颈后伸	双侧胸锁乳突肌、双侧斜方肌等	颈前深层肌群
紧张性头偏斜	枕朝向侧胸锁乳突肌、枕倾向侧斜方肌（头夹肌、颈夹肌、前中后斜角肌等）	面朝向侧胸锁乳突肌、枕倾向侧斜方肌等

注：出现某种姿势异常时寻找痉挛肌首先检查主要痉挛肌项目下括号前的肌肉，括号内的肌肉仅提示也可能参与，针对括号前肌肉干预效果不明显时再从括号内寻找。

第三节　小儿神经运动检查16项

小儿神经运动检查（Neural Movement Examination in Infants）是小儿脑瘫等神经肌肉疾病早期认出和诊断的方法。蕾波小儿神经运动检查16项是吸取"0～1岁52项神经运动检查"、全身运动质量评估（GMs评估）、婴儿运动表现测试（Test of Infant Motor Performance，TIMP）、婴儿神经学检查（Hammersmith Infant Neurological Examination，HINE）和沃伊塔（Vojta）用体位变化的方法激发出异常姿势等方法精华，增加我们实践证明对脑瘫倾向或脑瘫有重要诊断价值的肩外展角、肘伸展角、前臂旋后90°回弹角的上肢肌张力检查和紧张性头偏斜、肌性足内翻的异常认出等，适用婴幼儿神经运动损伤的检查诊断方法。

阿米尔-蒂森（Amiel-Tison）推出、鲍秀兰教授引进并修改的"0～1岁52项神经运动检查"，是全面检测小儿神经运动发育状况比较好的方法，该法下肢肌张力检查的腘窝角、内收肌角及足背屈角三个角及足背屈角分成快、慢角是精华。但以主要早期诊断脑瘫和指导脑瘫康复为主要目的时，该法的弱点是运动主要观察有无发育落后，上肢肌张力检查的围巾征阳性不能说明是哪组肌肉问题，不利于指导临床干预，假阳性比例也较高。

"全身运动质量评估"（GMs评估），是通过对婴幼儿自发的全身姿势和运动质量的动态录像观察来发现异常，可早期预测脑瘫等。该法的精华是强调对自发姿势运动异常观察的重要，但GMs仅限于观察自发异常，发现的异常有限，而且观察和判断都需要一定时间，激发常常能使更多异常迅速暴露，另外该评估结果不能指导临床干预。

　　婴儿运动表现测试（TIMP）是美国苏珊娜·坎贝尔（Suzann Campbell）教授推出，对胎龄为34孕周至纠正胎龄4个月婴儿早期姿势和运动进行评估的一个工具。TIMP检测13项"自发反应"项目及29项"引出"项目。自发反应项目以"存在"及"缺如"来评价，而"引出"项目则主要检查头在声、光刺激下的定向能力，身体调整，远端肢体控制及肢体对抗重力的控制能力。TIMP的测试结果为量表总分，可以对婴幼儿是否存在运动发育迟缓进行诊断。该法的精华是既重视"自发反应"又重视"引出"，可获得比较全面的信息，为量表方式测试，便于更多医务人员掌握。缺点是测试时间偏长，孩子情绪波动可影响结果，该法施测时间为20～40分钟，平均测试与计分时间为33分钟。为早期认出婴幼儿异常，一个理想的方法是能在短时间内有观察自发异常、引出异常和徒手检查三个方面内容，该法缺少徒手检查项目，因此对发育迟缓等判断较好，对早期认出脑瘫等较弱。

　　婴儿神经学检查（HINE）为杜波威茨（Dubowitz）等推出，是应用于2～24个月龄婴幼儿的一种可打分量化的神经学检查方法。第一部分共26项，其中包括颅神经功能5项、姿势6项、运动2项、肌张力8项、反射和反应5项。每个项目均采用4级评分法（0～3分），总分是所有单项评分的总和（0～78分）。第二部分（8项）主要评估婴幼儿的运动发育里程碑，正常与否与年龄相关，包括头部控制、坐位、自主抓握、仰卧位踢腿、翻身、爬、站立和走。第三部分（3项）是观察婴儿的行为状态，包括知觉状态、情绪状态和社会适应。该法的优点是检查比较全面、打分量化易于更多医务人员应用，缺点是需要较长时间。

　　德国沃伊塔（Vojta）博士推出的七项姿势反应，用体位变化的方法将异常姿势运动迅速激发出来，临床证实有助于神经运动异常的早期认出。另外，Vojta姿势反应多是悬空体位变化激发异常，影响了一些较轻异常的早期认出，如脑瘫最常见的尖足、剪刀步，仅仅悬空只有重症可激发出异常，而扶持立位迈步下肢的异常较易被激发出。由于沃伊塔设计的方法有些动作有一定的危险性，医生和家长也较难接受，从而限制了它的应用。

要想认出脑瘫四个方面异常除了观察自然状态，用一些方法激发出异常外，还必须有手动触诊的检查。如用关节活动的方法或触摸的方法测试肌张力都需要手动；有些反射异常的引出也需要手动。所以，比较好的脑瘫早期认出方法，应该包括：静态观察、姿势激发和手动触诊三方面内容，并能在短时间内实现。上述各种方法在这三个方面，都存在优势和弱点。"小儿神经运动检查16项"就是在吸取上述方法精华，并融入蕾波大量临床实践，创建的一个能在短时间内（10分钟），完成上述三个方面的内容，认出婴幼儿四个方面异常的方法。

16项强调自然状态观察，除了文献上报告的脑瘫可出现的各种主要异常外，还注意实践证明有诊断价值的紧张性头偏斜、肌性足内翻等重要姿势运动异常；16项采用了Vojta体位变化激发异常并改进了激发方法；16项吸取了Amiel-Tison下肢肌张力的检查方法，增加了非常重要的肩外展角、肘伸展角、前臂旋后90°回弹角三个上肢肌张力检查。

临床证实，一个检测方法必须短时间内完成才能达到预期效果。孩子的就诊时间和好情绪的保持时间是有限的，一般10分钟左右的观察和检查，孩子常能维持情绪良好；20分钟或更长的时间，多数孩子就会因为情绪波动而影响检查结果。该16项可在10分钟内完成，能在孩子情绪好的前提下获得真实的结果。

"小儿神经运动检查16项"相关内容在《中国儿童保健杂志》2012年发表至今，又有更大范围同道应用，证实该法是早期认出脑瘫倾向和早期诊断脑瘫的有效方法，是姿势、运动、肌张力、反射异常的"定位、定性、定级"有效方法。因其融入了姿势肌动学检测，还可有效指导和确定康复治疗的起点、方案、目标。这一技术的特点，一是提升了准确性，二是注重了早期应用，三是节省诊断时间，四是降低操作风险，五是易于基层普及，六是可以指导临床干预治疗。

16项检查程序是首先观察孩子自然状态后扶持孩子双腋下迈几步，观察迈步及全身状况，然后进行其他项目检查。

一、自发姿势运动及姿势运动反应7项

1.自发姿势运动

抱位及仰卧位时的自发姿势运动异常，多见有：

（1）拇指内收或拇指内收达掌心的皮层拇指征（图2-1）。

拇指内收是指拇指向掌心内收、屈曲不易被打开，即使其余四指张开时，拇指仍屈曲；或轻敲拇指掌骨背侧，拇指屈曲不易打开。拇指内收达掌心是指拇指因掌指关节屈曲状，整个拇指握在掌心。

视频 2-1
拇指内收达掌心
的皮层拇指征

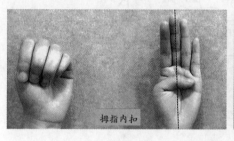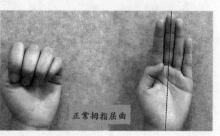

图2-1 拇指内收达掌心的皮层拇指征图

（2）紧张性头偏斜（图2-2）。

紧张性头偏斜是指孩子紧张时，如哭闹，头和面部转向一侧或伴有头颈向一侧屈，有的孩子固定的总是转向左侧或右侧，有的孩子有时左、有时右。

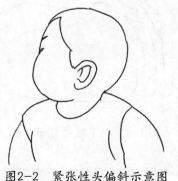

图2-2 紧张性头偏斜示意图

视频 2-2
紧张性头偏斜

（3）自发非对称颈肢反射阳性（图1-26）。

自发出现头偏向一侧，面朝向上肢伸，枕侧上肢屈的类似拉弓射箭状的姿势。

（4）自发巴氏征阳性（图2-3）。

自发出现足拇趾上翘、其余四趾扇形分开的巴氏征。

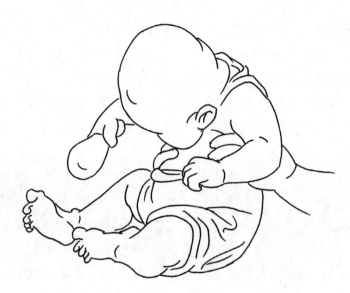

图2-3　自发巴氏征阳性示意图

（5）3个月以下的婴儿仰卧位时双下肢僵直（图2-4）。

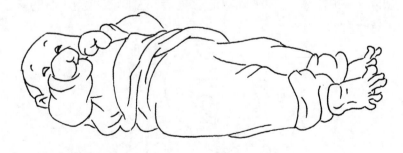

图2-4　双下肢僵直示意图

（6）一侧或一个肢体活动明显减少或异常。

（7）3个月或以后手仍持续握拳（图2-5）。

视频2-6
手持续握拳

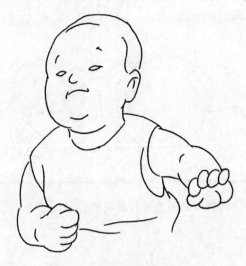

图2-5 手持续握拳示意图

（8）出现不自主徐动。

（9）全身过度松软等。

2. 仰卧位翻成侧卧位

由仰卧位扶肩翻成侧卧位激发出头向后仰大于等于20°（图2-6），显示颈背肌张力增高。

视频2-7
由仰卧位翻成
侧卧头向后仰
大于等于20°

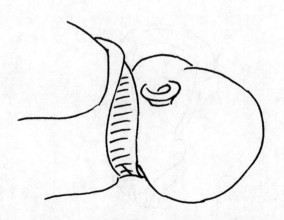

图2-6 由仰卧位翻成侧卧头向后仰大于等于20°示意图

3. 扶持孩子呈俯卧位

这可以引出肘不支撑而面部支撑、臀翘的比头高的异常姿势等（图2-7）。（4个月后查）

视频 2-8
扶持孩子呈俯
卧位引出臀部
高于头

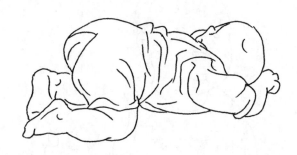

图2-7　扶持孩子呈俯卧位引出臀部高于头示意图

4. 由仰卧位扶双肩坐起

观察头部控制状况，如果拉坐激发的头后仰大于翻成侧卧的头后仰，提示头控差是主要环节，反之背肌张力增高是主要基础。扶双肩坐起还可激发出上肢异常、不经坐就立起的下肢肌张力高的表现。

5. 扶持双腋举起

这可以激发出下肢、上肢、头颈部等姿势运动异常。如足跖屈致足背屈角大于100°（图2-8），下肢发紧交叉，上肢腕屈曲发紧、肘屈曲发紧、肩内收发紧、肩内旋发紧等。

视频 2-9
立位悬垂足跖
屈致足背屈角
大于100°

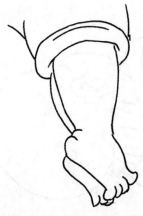

图2-8　立位悬垂足跖屈致足背屈角大于100°示意图

6.观察扶持站立位的姿势异常

如足跟抬起较高站立（图2-9）、肌性足内翻（图2-10）等。

视频2-10
扶持站立足跟
抬起大于30°

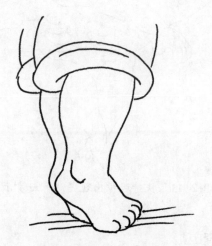

图2-9　扶持站立足跟抬起大于30°示意图

视频2-11
扶持站立激发
肌性足内翻

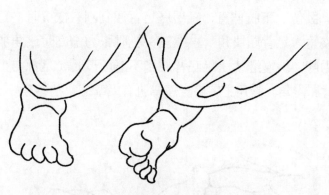

图2-10　扶持站立激发肌性足内翻示意图

7.足踏台面后扶持重心稍前倾并左右转换促其迈步

观察是否有足跟不着地就迈第二步的迈步、两腿交叉的剪刀步（图2-11）、肌性足内翻及7个月后还不持重无迈步意识、无正常迈步呈快速踏步状等异常。

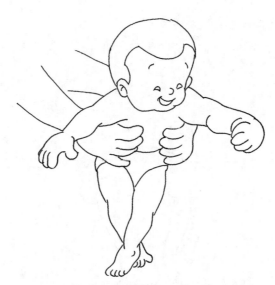

图2-11　扶持迈步出现尖足剪刀步示意图

二、肌张力检查6项

1.足背屈角（图2-12）

仰卧位、下肢伸直，轻缓压足背屈到刚有抵抗时，足背与小腿前侧的夹角为足背屈快角。小腿三头肌肌张力增高时该角加大。再逐渐增大力度、缓慢继续压足底背屈到不能压下时，足背与小腿前侧夹角为足背屈慢角。慢角主要检查痉挛肌有无挛缩、粘连等。

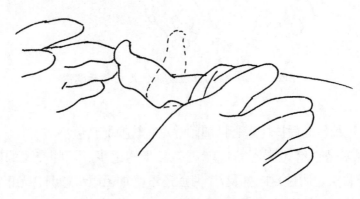

图2-12　足背屈角示意图

2.内收角（图2-13）

仰卧位、下肢伸直，向两侧轻缓展开双下肢到刚有阻力时，两大腿间的夹角为内收肌快角。大腿内收肌肌张力增高时该角减小。再逐渐增加力度到两大腿不能展开时，大腿间的夹角为内收角慢角。

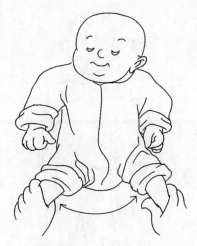

图2-13　内收角示意图

3.腘窝角（图2-14）

仰卧位，屈大腿呈膝胸位，轻缓展开小腿刚有抵抗时，大、小腿间夹角为腘窝快角。腘绳肌张力增高时该角减小。再逐渐增加力度到小腿不能展开时，大小腿间的夹角为腘窝慢角。

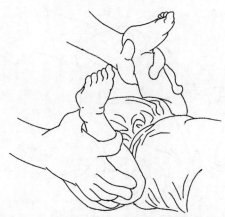

图2-14　腘窝角示意图

4. 肩外展角（图2-15）

仰卧位、上臂伸直、轻缓外展、上举上臂到刚有抵抗时，上臂与侧胸间的夹角为肩外展快角。胸、背等肌肉张力增高时该角减小。再逐渐增加力度到上臂不能外展时，上臂与侧胸间的夹角为肩外展慢角。

视频 2-15
肩外展角

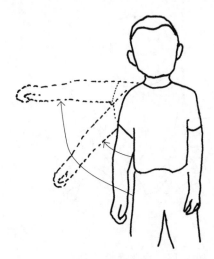

图2-15　肩外展角示意图

5. 肘伸展角（图2-16）

尽量屈肘后轻缓伸展，刚有抵抗时上臂与前臂间夹角为肘伸展快角。肱二头肌等张力增高时该角减小。再逐渐增加力度到上臂不能展开时，上臂与前臂间的夹角为肘伸展慢角。

视频 2-16
肘伸展角

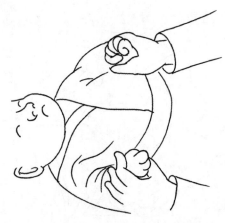

图2-16　肘伸展角示意图

6.前臂旋后90°回弹角（图2-17）

固定肘关节，前臂旋后90°检查旋转时的阻力，放手观察回弹角，前臂旋前圆肌等张力增高时回弹角大于90°。

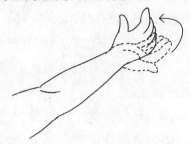

图2-17　前臂旋后90°回弹角示意图

表2-4为判断肢体肌张力5个快角的参考值。

表2-4　判断肢体肌张力5个快角参考值（单位：°）

类型	时间	正常	轻度异常	明显异常
内收角	1~3个月 4~6个月 7~9个月	≥40 ≥70 ≥100	20~30 50~60 80~90	≤20或无阻力 ≤50或无阻力 ≤70或无阻力
腘窝角	1~3个月 4~6个月 7~9个月	≥80 ≥90 ≥110	60~70 70~80 90~100	≤60或无阻力 ≤70或无阻力 ≤80或无阻力
足背屈角		≤80	90~100	≥110
肩外展角	1~3个月 4~6个月 7~9个月	≥60 ≥100 ≥130	40~50 90~100 110~120	≤40或无阻力 ≤90或无阻力 ≤110或无阻力
肘伸展角	1~3个月 4~6个月 7~9个月	≥60 ≥100 ≥130	40~50 90~100 110~120	≤40或无阻力 ≤90或无阻力 ≤110或无阻力

注：此表提供的肩外展角及肘伸展角正常值为首都儿科研究所观察120例正常婴儿及统计同龄60例脑瘫初步得出。表及文中月龄均为纠正月龄。内收角、腘窝角、足背屈角判断标准选自Amiel-Tison。

以上6项检查是肢体肌张力的检查，头颈、躯干等肌张力异常多可在姿势检查中观察到。上述检查中角度的测量方法应该是，助手在适宜位置把医生检测过程摄成视频，然后在电脑放像过程中截图，用测角器测量。为了便于测量亦可将图片放大、旋转；有测角软件的，也可用软件测量。这种方法既可保留动态及截图资料，又有可信数值。然而由于临床患者较多，诊疗时间有限等因素的限制，专业医生常常根据临床经验目测观察确认角度。

有些在姿势反应中没有观察到的上肢异常，亦可在上肢肌张力检查中认出。脑瘫上肢功能障碍最常见的是肩关节内收、肘关节屈曲、前臂旋前、屈腕、手握拳、拇指内收等。前臂旋前、屈腕、手握拳、拇指内收可在姿势检测中明确观察到。肩外展角及肘伸展角检查，不仅可对上肢肌张力初步定量，还可分出主要是胸背肌肉痉挛还是肱二头肌痉挛等，便于指导干预。婴儿在生理性下肢不负重阶段，下肢的异常主要依靠下肢肌张力检查发现，如足背屈快角大于等于90°的异常情况在纠正月龄4个月前即可查出。

快角主要检查是否肌肉的牵张反射增强、肌张力增高；慢角主要检查有无挛缩、粘连及其程度。检查应该是先查快角，再查慢角。如果先查慢角再查快角，对快角结果有一定影响。因为先用较大力度、较慢的施力的牵拉，可减轻牵张反射，降低肌梭敏感性，快角结果较实际为小。

对于有无挛缩、粘连的判定主要是依据快角与慢角之间的角度差。以足背屈角为例，在足背屈快角异常加大的前提下，不伴有挛缩的快、慢角差常大于等于20°，伴有挛缩的快、慢角差常小于等于10°，挛缩重者二者可相等。

肌张力检查受多种因素影响。如不同检查者施加力度差异，检查时孩子的体位、状况不同，检查室环境、温度不一，单次检查得出的结果还是多次重复后的结果都可能差距很大。对紧张的孩子检查用时较长或多次重复，可使结果比实际严重；对放松的孩子多次重复可使结果比实际轻，因为检查亦是一种对痉挛肌的牵拉，牵拉一段时间即可使牵张反射减弱。因此肌张力的检查应该保持安静，避免过多的干扰，室温控制在舒适的范围，在最短的时间内，尽可能一次完成。一开始就出现婴幼儿哭闹等情况时，可暂缓等待。

三、反射3项

1. 踝阵挛

患儿仰卧位，检查者左手托住腘窝，右手掌推压于足掌前部，使其骤然向上屈曲并维持一定的时间。小腿后侧肌群出现交替上下屈伸颤动为阳性反应（图1-27）。双侧阳性提示脑瘫是以痉挛为主的类型，双侧锥体束均受累；一侧阳性提示一侧锥体束受累较重。

视频 2-17
踝阵挛阳性

2. 侧弯反射

患儿俯卧位或由家长将孩子背向前抱持。检查者沿患儿后脊中线外侧约3厘米处，从上向下用指轻划，躯干向刺激侧弯曲为阳性反应（图1-30）。侧弯反射在正常新生儿中普遍存在，出生2～3个月后消失。6个月前呈强阳性反应，即刺激后躯体向刺激侧弯曲移动幅度大于等于20°或6个月后仍有阳性反应，提示脑瘫可能是以徐动为主的类型。其他类型较重脑瘫背部肌肉牵张反射亢进，亦可出现阳性。不对称提示一侧脑损伤较重。

视频 2-18
背部侧弯反射
阳性

3. 膝腱反射

患儿仰卧位，检查者用左手或前臂托住患儿大腿，髋关节与膝关节呈钝角屈曲，足跟不要离开床面，以免影响反射性运动而不易得出正确的结果。检查者用右手持叩诊锤叩击股四头肌肌腱，出现小腿伸直。坐位时小腿完全松弛下垂与大腿成直角，叩击膝盖下部四头肌肌腱，反应为小腿伸展（图1-23）。一侧亢进，提示主要累及该下肢，双侧未引出应注意其他疾病。注意引出的膝腱反射为激发股四头肌收缩，不要把叩击引起的震动误认为引出的膝腱反射，国外有小儿神经科专家提出婴幼儿膝腱反射用手指轻叩优于用叩诊锤。

以上3个反射主要有助于了解脑瘫的轻重度、分型及与其他疾病鉴别。另外，2个月后踏步反射阳性（有踏步训练的除外），4个月后手握持反射、非对称颈肢反射、紧张性迷路反射阳性，6个月后拥抱反射阳性等可在自发姿势及姿势反应的检查中观察到。独坐的保护性支撑及保护性的降落伞反应出现较晚，异常对早期诊断意义较小。

四、结果判定

　　基于只要符合脑瘫的定义和诊断条件，临床证实存在运动、姿势、肌张力、反射四个方面异常就可诊断为脑瘫。我们把运动、姿势、肌张力、反射异常看作是一个轴，本检查法的特点是只对脑瘫早期诊断关键环节运动、姿势、肌张力、反射异常的认出。

　　当发现一个异常后，还要检查相关的其他三个方面异常是否存在，如果均存在就可诊断为脑瘫，如果四个方面已有部分异常可继续观察，短期内再复查。也就是这个方法检查出一个方面的四个异常就可定脑瘫，全部项目检查后确定脑瘫类型及程度。如发现婴幼儿扶持迈步时足跟未着地就迈第二步，这是个异常的姿势和运动，如此时检查足背屈快角增大，用触摸法也证实小腿三头肌张力增高，如还有自发巴氏征阳性或踝阵挛阳性或膝反射亢进或其他上运动神经元损伤的病理反射，就能诊断为脑瘫。

　　不少脑瘫早期诊断方法是多项异常积分超过一定标准就可诊断。运动、姿势、肌张力、反射不同的异常在脑瘫诊断中的价值不同，如尖足价值较高，飞机手价值较低等，正确的打分制应对每个异常在诊断上的价值进行区别，正如体操竞赛打分的难度修正一样，而对每个异常所占分值的确定上较难做到完全客观，这是积分制的弱点。我们也曾尝试16项积分制，除上述原因，还有肢体肌张力检查角度可以测量很准，但每个检查者的力度控制较难一致等因素影响量化的准确性。结论是，最客观、真实的还是全程录像资料，不仅能看到真实的姿势、运动、反射，还能看到检查者测试肢体肌张力时用的力度和孩子的状况。一般征得家长同意后可以做全程录像，不仅是诊断的证据，也是评定疗效的重要依据。

　　本法推广时检查者需要培训，特别是肢体肌张力快、慢角检查的力度掌握，触摸法检查肌肉痉挛和粘连等都需要有经验医生的传授。

　　本16项旨在短时间内早期认出脑瘫，脑瘫还可存在的其他异常和全面发育状况还要增加其他方法检测，如视、听、智力、情感、运动发育状况等。

本16项神经运动检查不仅适用于婴幼儿，较大年龄段也可应用，只是要选择适宜项目和不同年龄段判断标准不同。

第四节　身心状态评定

蕾波身心状态评定就是对躯体功能主动实现的状态进行的评定。其中"身"即躯体功能，"心"即康复者主体意愿，"状态"是指康复前后躯体功能的变化和内心驱动变化的不断加和的状态。本章前面介绍的另外两个评定：蕾波小儿神经运动检查和蕾波姿势肌动学评定，是为了发现异常姿势，并对异常姿势进行定位、定级的评定，是为了制订纠正异常的康复计划而进行的。而蕾波身心状态的评定是针对躯体主动功能的康复进行的，是为了制订康复者在异常问题解决后，主动实现新的躯体功能的康复计划而进行的评定。侧重在评定康复训练初期的身心状态、期待实现新功能的主观意愿和躯体配合起点、新功能出现后的身心状态三个方面。

这个在某一功能训练初期的身心状态评定和训练目标的起始点的评定，不仅评定了躯体活动的已有模式，同时评定了康复者主体期待下，未实现或者曾经具有但因为各种原因丧失或需要恢复的能力起点水平。以此评定制订的康复训练方案，并随后实施的康复训练是注重功能实现的主体性和可实现性双方面的。治疗师与康复者有共同的期待，并最终依据目标功能实现的身心统合评估是否达标，来制订下一阶段的康复训练计划。比如，婴幼儿由于各种原因在4~6个月龄以后仍未出现主动翻身的能力。对此婴幼儿进行身心状态评估，首先是发现是否有主动关注外界世界的各种活动，是否有积极尝试抓取或接近身边有趣物品或人的活动等主体意愿。随后评定为实现这些想法而达到的躯体功能状态，比如能转头、抬上肢、动下肢、抬起一侧身体等。找到实现翻身功能的起点状态，制订康复计划。随着康复的实施，在实现主动翻身之后还需要再进行翻身移动身体够远处的物品或人和成功熟练翻身的稳定配合程度。

发育中的婴幼儿躯体的功能是随着发育而不断变化的。评定身心状态是需要依据发育水平进行不断评定，以便纳入正常发育中能力发展变化的因素。评定中需要关注婴幼儿父母的期待和婴幼儿主体的主动意愿。

而较大儿童和成人的身心状态评定是依据疾病诊断后对需要康复的躯体功能采用常规的评定技术进行评定，同时结合主体的意愿、判断规避性反应等影响功能主动实现的因素进行的统合性评定。

因此，蕾波依据康复者的不同，初步分为发育中的婴幼儿身心状态评定，及较大儿童和成人身心状态评定。其中较大儿童和成人的身心状态评定，在接下来的各论均有介绍，在此不详细叙述。现仅就婴幼儿身心状态评定分类介绍。

蕾波婴幼儿身心状态评定是在应用、吸收、总结大量康复评定量表的基础上，提取、改良和增加相关评定项目后的一个整合评定，即在每项评定中都增加了精神活动因素的关注。所有躯体功能的评定均增加完成这项功能的心理驱动及主观意愿，即主观想做什么、完成意愿的动作水平。这是蕾波康复治疗的两大特点（纠正异常的精准性和功能训练的统合性）之一功能训练的统合性的基础。

蕾波对发育中的婴幼儿身心状态评定包括：躯体的粗大运动（5项22级）、精细运动（4项16级）、口腔运动（2项12级）和社会交往能力（5项20级）的四大能区16项70级身心状态评定。其中各能区并未囊括所有的躯体功能下的身心状态评定，比如粗大运动截止到"直立行走，独走自如"，精细运动截止到"双手创造"，口腔运动的言语表达截止到"主体的请求——'不'的语音表达"，社会交往能力截止到"自觉实施规则的禁止令"。

一、粗大运动功能的身心状态评定

躯体粗大运动的功能训练就是实现解决抗重力后的躯体移动和晃动状态的体态平衡，以便达成人与更广泛的外界交往欲望的持续实现后的满足。儿童粗大运动的功能评定基本上依据发育规律，按照抬头、翻身、坐、爬、走的出现时间顺序进行单项的移动、平衡和意愿的身心状态评定。

（一）俯卧位主动抬头（3级）——首次控制局部躯体（头）

婴幼儿在俯卧位下，由于肩、颈部肌肉及其相关组织的发育，逐渐有能力主动将头抬高，头后仰。这个功能评估的主要目的在于此功能对于婴幼儿身心发展的意义上。所以在常规能力评定的同时，应该从注意婴幼儿的目光投向哪里开始，以及如何启动抬头，到维持一个稳定状态的整个过程，并同时记录婴幼儿的发音，完成的时间，躯体其他部位配合的情况，及婴幼儿的情绪表达，甚至养育者的关注情况也应记录。结合解剖生理学上评定，能力结果可分3个水平记录如下：

（1）俯卧位下，主动抬头——抬离床面（>20°）3次以上。

（2）主动抬头并左右转头观望（>45°），3次以上。

（3）抬头稳（>60°），可有上臂支撑抬胸，可观察到眼前、左右的物品，并试图伸手去抓。

（二）主动去翻身（5级）——首次移动整个躯体

翻身，从躯体发育角度看，是在头颈部肌肉组织发育之后，由肩、上臂、前臂，甚至臀部、下肢、髋、膝关节相关的组织发育后，机体统合后的一个动作，也是婴幼儿第一次主动移动整个躯体。这个主动的移动对婴幼儿的身心发育都有非常积极的作用。尤其是婴幼儿通过体会各种感知觉，包括触压觉、前庭觉、视觉、关节深感觉等，都可以促进完成从局部认识一个手、一只脚到整个一个躯体被统合在一起，及去远一点的地方完成欲望推动的想法。只有成功移动了身体才可能不完全依赖彼者（婴幼儿信任的养育者）去远方。实际上1米的移动也是远方。

所以这个功能的评估，也是在解剖生理学的功能评定上，加入婴幼儿这个人——主体性的评定。基本上是从开始关注婴幼儿对身体两侧的有兴趣的事物的关注开始，也就是从目光的主动注视开始评定，有想得到身边感兴趣的事物的驱动力。这是与养育者把奶瓶塞进婴幼儿嘴巴里引起吸吮完全不同的躯体活动。同样应该在记录能力水平的同时，记录各个水平完成中婴幼儿的表情、声音和情绪。具体能力分为5个水平：

（1）仰卧位下被身体两侧的物品或人吸引左右转头，伸出更接近物品或人的上肢，并努力够而失败。此时对侧上肢及肩均未参与够物或人。

（2）仰卧位下被身体两侧的物品或人吸引左右转头，并引发一侧肩离开床面（<20°）不足以带动一侧上肢离开床面（这已经是上身的统合能力表现）。

（3）仰卧位在能力2的水平下同时双下肢抬离床面并与床面成90°，以双手抓脚并左右摇晃臀部，可能忘了身体两侧感兴趣的物或人。

（4）向一侧翻身去够仰卧位伸手无法触及的物品，带动对侧肩及胸离开床面>30°，对侧上肢过侧中线。

（5）完成仰卧位到侧卧位再到俯卧位的翻转，并稳定身体，伸手朝向目标物体，两侧均可自如翻身。

（三）稳定独坐（5级）——首次上身直坐位与外界交往

相对翻身可以移动身体到远处，独坐功能的身心状态评定是在相对静态的状态下进行，同样涉及专注的能力。也就是婴幼儿能够首次在上身直立坐位下，由躯体核心能力的稳定来统合好身体，婴幼儿主体可以不必关注身体，也就是信任身体的坐位稳定性，自如的头部转动能力，最终投注注意力到局部的手操作上。

这里"上身直立坐位"意味着婴幼儿注视摆弄物体是在头直立下进行的，也就是人类常态的关注外界时头部体位，也意味着目光投注后采集外界信息后在大脑形成的影像是靠人类常态的视角索取的。同时婴幼儿形成的这些影像与养育者的影像会很一致（在某些情况下可能会有差异），这非常有助于与养育者命名的外界物体有一致性视角，有助于言语的理解和交流。因为婴幼儿主动投注目光的注视，随后兴趣性驱使婴幼儿要么伸手拿物品来摆弄，要么摆弄时听见母亲（养育者）说起这个东西。一旦婴幼儿理解，或者模仿养育者的这些命名时，言语就通过婴幼儿的耳朵进入了大脑，并且进行加工。这些都是大脑的认知性行为。良好的理解会获得养育者的赞同肯定和愉快的情绪表达，也会再激励婴幼儿重复这些动作，甚至发音。偏差的理解也会得到养育者的纠正。

所以稳坐后，使目光专注性和耳朵听觉专注性得以有效实现。这不仅仅是坐这个动作是否出现，而是稳定的坐姿是否出现，并为了专注操作和有效而愉快地交流提供了可能。

仰卧位也可以专注地玩耍，比如摆弄婴幼儿玩具架上的玩具，但是由于头直立不好，注视的视角仅仅在玩具扇形的一侧面为主，进入大脑的影像与直立位是有差异的。同时与养育者视角也是有差异的，婴幼儿理解不了自己的躯体与养育者一致的地方，目光也会因为仰卧头部运动的局限而受限。所以评估稳定坐位不仅是解剖生理功能的水平如何，更在于评定稳态下的专注视、听能力和主体主动性。这个能力可分为5个水平：

（1）仰卧位拉起时主动向胸前抬头。

（2）拉双肩头努力抬起并配合上身离开床面60°，拉起的助力减轻，并不出现头后仰。

（3）轻拉成扶坐位或靠坐位时，短时背部离开依托2秒以上，并有腰部直立的动作。

（4）独坐地垫，且左右寻找臀部水平周围的物品，并伸手抓，有侧面支撑帮助身体扭动时稳坐不摔倒。

（5）独坐桌前，且注意桌上物品，并跟随物体移动（可能是养育者操作下的移动）伸手成功抓触，或边注视边抬头听彼者（互动者）说话。

从稳定独坐这个评定躯体功能的身心状态看，不同于评定是否能独坐多长时间或是否能伸手够物，后者是一般意义的PT能力和OT能力的评定，蕾波粗大运动能力的身心状态评定更侧重在某项粗大运动是为实现什么心理意愿而动，比如稳定独坐是为了双手更大范围在身周围、桌前应物，也为了更大范围地注视和听。因此稳定独坐是一个静态，是身心统合的一个状态，动手、看和听是精神活动驱动的动。也就是因为有这个稳定的独坐，促使了更多的主动地动。实现了独立直坐位下与外界交往，即上身的稳定独坐，使头和手可以更主动地动。

（四）主动爬（3级）——速度与激情下的躯体移动和受限

爬是快速移动躯体朝向有兴趣的目标的一个能力，实际上是翻身能力和坐位下移动臀部能力的升级版。只有婴儿统合了躯体，并完全认识到躯体是一个整体的情况下，主动爬行才可以实现，或者说更有效地实现。这里有个精神的成长：能够体会到速度，快速满足主体的兴趣。这个快速的体会是非常重要的，也是后续需要通过一定的限制被再整合。只有被限制才会深刻地体会到规则——允许和禁止，这是来自外界的规则，主要由语音组成。这是精神建构不走向精神病结构的关键。在有速度地爬行中，婴儿不仅体会到前进的速度，同时通过跨越前进中的障碍物或成功钻入障碍物的空当，增强了外界空间的感知，并通过与外界障碍物的互动，也对躯体的整体边界有了清晰的判断。所以，速度在这里是评定的一个重点，躯体整体熟练地配合是关键，具体能力分为3个水平：

（1）仰卧位熟练翻至俯卧位，并移动整体躯体朝向远处物品，可采取连续翻身，腹部为支撑的转动身体，并伸手够远处物品。

（2）仰卧位熟练翻至俯卧位后一手支撑上身离开床面，一手向前伸出，同时下肢向腹部屈曲以便帮助胸腹离开床面，并稳定。

（3）熟练有速度地交叉爬行达2米以上，躯体稳定，可以翻越一定高度的障碍，或钻入障碍物空当，熟练判断空间水平后朝向目标伸手够物。

（五）直立行走（6级）——与成人一致性地带动躯体活动

从爬行到直立行走，我们继续评估躯体移动的速度和空间感，因为从经济学的角度看，爬行的速度不一定比早期行走速度慢，所以仅从快速上说，爬行和早期直立行走会在刚刚开始行走的婴幼儿身上同时出现，这是大脑认知的进步，也是精神对躯体能力的有效判断。

直立行走，在精神建构意义上也是非常重要的，就是婴幼儿借助镜子首次认同自己的躯体与成人有相似的外形、体态；同时，可以有相似的活动性。这种人类物种的认同，也在养育者的欢呼期盼中实现了。因为"会走"是人很关键的能力。所以不是速度下的婴幼儿主体的欲望的实现，而是满足养育者期望的像人一样行走的实现。当然生理组织的发育也让这个能力得以完成。

婴幼儿要像成人一样直立起来行走，并为此看到养育者的满意的称赞，也是人与人的一种交流下的认同。婴幼儿认同了自己要直立行走，逐渐不再趴着以四肢驱动爬行，实际是对规则的接纳，也是允许和禁止的规则被婴幼儿认同——这里允许直立行走，不要再爬行。手和脚是不同的，脚用来走路，手可以操作。所以，直立行走能力的评估，同样要关注婴幼儿努力尝试直立起来是得到养育者赞许的这个反应，在成人的赞许声中，婴幼儿一遍又一遍地重复，甚至忘了移动身体去远方的目的。这些情绪互动的情景与生理功能的同时记录是理解婴幼儿主动直立行走的关键。具体能力分为6个水平：

（1）双手借助高于婴幼儿髋部的物体带动身体向上，双下肢直立，双足跟着地完成扶持下直立位稳定。

（2）直立位下双手同时同侧扶物站立，并侧方移动身体，朝向远处的物品或人。

（3）双手同侧扶物向前迈步，起始和停止均自如。

（4）独站并向前迈步2步以上，后改为稳定的移动姿势继续前行朝向远处的物品或人。

（5）独走2米以上，起始和停止自如，并直立位调整躯体抓物或与人交流。

（6）独走自如，可自主蹲起、转身（此时的直立行走已经完全脱离了父母夸赞下的行为重复，而完全是主体信任统合好的能熟练行走的躯体的行为表现）。

达到"直立行走，独走自如"能力评定后，后续躯体粗大运动的复杂能力就会在一个合适的社会交往中，通过主动模仿、实践和熟练使用而获得。在蕾波康复中，具有"直立行走，独走自如"能力意味着粗大躯体功能有了稳定的身心统合状态，已经完成了康复治疗的总目标。后续的能力获得可以在养育、教育环节中进行。

二、精细运动功能的身心状态评定

精细运动功能即双手功能的身心状态评定，就是评定儿童想去摆弄物品时，可以用双手去实现的能力。评定双手的能力要有个基本前提：首先是主动性，儿童要主动专注地看到物品，这体现着儿童主体的兴趣点；其次是有肩、肘、腕的屈伸配合的准备；最后是有不同体位下统合好的躯体。

手能够摆弄物品的过程处处体现着儿童精神建构的建立：首先"把物品拿来"，这里体现着儿童对"内、外"的概念的慢慢建立，物品是和躯体不同的另外的东西；另外，当儿童靠手把物品拿过来，就是拿到儿童视野最能专注地、清楚看到的，同时双手最能配合一致的空间里。这是个精神主体认可的可控的操作空间。如果仅仅是一侧手单独完成，在排除另一侧手躯体疾病的情况下，是提示双手统合性差的表现。因为双手更好地配合，可以完成对拿到手的物品的变形，即通过组合或拆分来实现的变形，双手一同完成效率最高。因此，在创造新物时指掌关节的自如活动，应多物的分合中双手活动的协调性是评估精细运动的关键。

但是儿童有可信任的稳定的躯体整体体位的存在；有专注的目光注视外界物品的存在；有基本的使用双手的肩、肘、腕的屈伸能力的存在；与要拿来感兴趣物品的创造想法的存在也是精细运动评估要考虑的重要的环节。

不过蕾波精细运动功能身心状态的评估这里暂不考虑生活自理能力中手的使用，比如吃饭、上厕所、穿衣服。只是评定有稳定的躯体姿势的状态下双手摆弄物品，实现对物品再创造的评定。这不仅仅需要手具有精细活动的能力，还加上了精神活动产生对外界物的兴趣，以及在此心理活动的驱使下的持续双手配合对物的再创造的过程。因此，按照发育规律，依据应物的"眼口手统合应物""单/双手应一物""单/双手应多物"来评定应物后的创作。

（一）不同体位有手参加的眼口手应物评估（3级）——首次认识到双手可以被使用

婴幼儿在早期对自身身体是不认识的，或者是以局部感知觉刺激下的活动为主，比如乳头刺激下的吸吮，吞咽运动；此时婴幼儿并不知道自己的嘴巴在那里，甚至误以为他能看到、感知到的乳房也是他/她的。婴幼儿吃手开始也是个无意的动作，随着上肢伸肌、屈肌的肌张力的变化，婴幼儿能够熟练地屈肘，把前臂、手带到胸前，在上臂带动前臂舞动时，手无意间碰到嘴，婴幼儿误以为是可以吸吮的乳房，开始把手塞进嘴里并吸吮。也许是手的感知觉刺激让婴幼儿把手拿出口中，并用眼睛观察这个陌生的，在嘴里吸吮过的，有特殊感知觉的物体。开始了认识眼前的手是可以被自己操控的，并且是通过口来实现区分的。

而这离用手去摆弄外界的物体还有很大一段实践要体验。此阶段的评估是眼看—动手—送入口中的应物过程，我们称为眼口手统合应物。是我们评估主动用手去摆弄物品的起始，这个起始能力的评估可分3个水平：

（1）认识手：这个认识主要发生在仰卧位，在仰卧位下看手吃手，再吃手后看手重复进行，注视手时可以有旋腕动作，以便确认刚刚吃的手是现在旋腕动的手。此时强调的是感知觉的联系，吃手—看手。

（2）主动伸手摸到映入眼帘的物品：仰卧位/抱坐位/俯卧位下主动伸手，用手触摸眼前物品。此时的手是婴儿自身的，可以被用来触摸眼前看到的感兴趣的物品的手。这个从吃手—看手后的伸手动作，初期是无意识偶然实现的，是物体触碰到手，尤其是手背，引发原来握拳为主的手能够伸展四指，随后物体触碰到手掌引发抓握的动作。或者是婴幼儿自发地挥动上臂时，手，尤其是手背触碰到物体引发五指张开，随后手掌有物品刺激引发抓握的。此处评估的关键是婴幼儿看到了这个手的动作，并引起关注。当婴幼儿重复性地使用手去够物品时就意味着手是自身的，去触摸的物品是外部的，手代表的躯体的边界从而被建立。这是儿童精神建构的重要一步，并且躯体手相关的部分被统合。

（3）将手中物品送入口中：仰卧位/俯卧位/抱坐位下用手抓住眼前的物品并送入口中。

（二）主动用手在桌前应一物操作（5级）——首次使用双手摆弄物品

抱坐位/独坐位下婴幼儿能够在桌前专注地用手摆弄物体不仅仅是精细运动能力的表达，还是婴儿主动用躯体（手）实现脑中想象的过程，更是大脑认知能力和精神建构的重要能力。此处的评估关键在专注的同时双手的摆弄，并且有不同的操作方式的新产生。包括倒手，扔投，翻转、应对不同形状、不同质地、不同体积的物体的不同创造。此处评估提供的物品仅限婴幼儿不常得到，比较少地摆弄过的物品为主。从婴幼儿关注到桌前物体开始到摆弄单一物体三个不同动作以上为止，其中很重要的一点是婴幼儿是否有兴趣并专注地注视，此基础起始点是评估的关键。而这个起始点的基础是躯体有一个稳定控头和稳定靠坐位的统合。

评定准备：在稳定头和上身躯体后，在稍低于肘部高度的桌面上开始，桌面尽量单一颜色，白色为好。相对安静少干扰的环境。在有躯体统合状态和操作准备环境下，应一物能力的评定分5个水平：

（1）有兴趣专注地注视：在稳定的桌前操作体位下，婴幼儿马上注视桌前物品并追视至一侧转头60°。其中注视物由易至难分别出示并记录。

①比肩宽的物品：比如长度比婴幼儿肩宽的娃娃，可以将娃娃平躺在桌上，注意婴幼儿的目光和上肢的动作。如此大的物品很容易引起婴幼儿的注意，但是可能有不同的情绪反应。感兴趣就可能伸手或者追视移动的娃娃；或者注视着娃娃，出现负面情绪；或者完全不注视娃娃。一定要注意此时婴幼儿是否与母亲有目光等的交流，在未出现此交流时要询问母亲婴幼儿是否喜欢看妈妈。

②1/2肩宽长度的物品：如拨浪鼓，此物品因为增加声响，因此首次出现在桌面上，要注意不要出现响声，如果不能引起婴幼儿注意，再拿起来晃动拨浪鼓吸引婴幼儿的目光。

③2.5厘米×2.5厘米高、长的物品：比如积木，此处注意积木要单一颜色。可以在桌上翻弄积木吸引婴幼儿的注意。

④0.5厘米×0.5厘米小物体：比如药片、黄豆、小花生米等，此时主要是强调用色彩暗淡，甚至与桌面颜色接近的小物体。因为摆弄者的手远远大于小物品，此时要区分婴幼儿是在注视手还是小物品。

（2）注视后伸手抓住在一侧手旁的近处物品，眼注视后伸手抓的过程为：欲伸手触摸——触摸到——抓住物品并注视手中的物品。强调物品可以在手中握持3秒以上，并用眼睛注视手中的物品。

（3）注视后带动躯体抓住远处的物品：带动上肢伸手抓住远处物品；追着去抓在桌前慢速移动的物品，强调目光始终盯着物品；或者简单引导就能注视移动的物品，甚至带动上身去抓住远处的物品。这里如果没有很好的躯体统合性，是无法通过带动上身帮助双手抓住移动或远处的物品的。

（4）倒手；转过手腕用眼看手中物：将物品在两手间交替抓握，并出现转动手腕后注视抓握在手心的物品；或同时一手一个物品，再注视桌前第三个物品。此时仅仅是体会用单手或双手抓握带来的不同应物体验，并体会到单一和多物被拿到的不同体验。

（5）放下；有目的扔出：此处有了应手中抓住物体的能力，物品可以在手中抓住，也可以主动放到、投向不同的空间。

（三）桌前双手主动配合应多物操作（4级）——变化发生，创造也就发生

应多物的评估，关键在于评估婴幼儿的思维，思维和行动会有时间差。因此，评估环境安静，尽量减少嘈杂和各种要求、帮助、提示的声音，也就是给婴幼儿一个独自思考、创造的精神加工过程。所谓精神加工是指婴幼儿对外界感兴趣的物品摆弄的基础多半是来自精神大脑内部已有的影像展示，所思所为。

当婴幼儿开始操作摆弄桌上多种物品时，不仅仅只是将一物握于手中，然后挥动上臂做上下运动，将物品和桌面对击，而是拿一物，甚至一手拿一物，同时还要关注桌上另一物，开始理解多物之间的关系。此时桌面就被当作一个支撑的平台。

婴幼儿自发地摆弄多物，和观看模仿示范操作可依情况交替进行。示范操作这里仍然强调婴幼儿目光的专注度，不同于之前的手操作，应多物的目光投注是起初感兴趣地看示范操作。而手会打断示范者的操作，力图拿到示范者手中的物品，这不一定是模仿，可能就是兴趣驱使地拿来握住。所以，示范者应试图引导婴幼儿的目光持续注视于整个示范过程，同时阻止婴幼儿抢拿示范者手中的物品。通过调节，在婴幼儿不易拿到示范者手中的物品的地方继续示范摆弄物品，而不是简单地说拒绝，以防话语引开正注视示范操作的婴幼儿。示范操作要慢动作，主要是看婴幼儿是否看着这些操作。每个动作要重复2~3次。

总之，多物的选择应具备通过简单地操作就可以完成各种组合，可以在婴幼儿面前示范操作。其中关键是能引起婴幼儿专注地观看。这些评估关联到婴幼儿的思维，不仅仅是某个动作是否完成，而是如何在思考、理解示范操作后尝试动手模仿，并有新的不同操作产生，由此产生愉悦、兴奋的情绪。评估此功能在4个水平上进行：

（1）对击、撕开：对击是合合分分的体现，因此，无粘连的两物对击和有粘连的两物对击（此时必须需要力量分离两物）与撕开纸张异曲同工。

（2）从容器中拿出（容器口直径大于10厘米）：伸手拿的过程中即使接触到容器的边缘也会继续深入容器中拿到里面的物品，并离开容器，双手摆弄拿到的物品，还会再关注盛物品的容器。当婴幼儿只是对容器感兴趣，尽管也看容器中的物品，但仍只是感兴趣，试图拿容器摆弄时，可以适当固定容器，引导婴幼儿继续从容器中取物。

（3）从小瓶中掏出小物品，将小物品放入，如此重复。

（4）拧开瓶盖，盖上瓶盖。

蕾波的精细运动身心状态评估是OT康复训练的起始，方案有效制订的依托。看似简单的多物品拆分组合，儿童在一种特意选择的安静少干扰的环境中，能够投入到操作中的状态是评估最看重的。观察、模仿、互动的社会行为也是动手能力之外很重要的环节。能做是一方面，想学着做、做不好，有情绪反应更是评估记录的关键。

（四）用笔画（4级）——真正创作出新品

用笔画道道不同于简单的应多物。因为创造出了新品（画）。哪怕是简单的一个点，只要婴幼儿发现这个新品，这就是创作的开始。始于偶发，止于表达。新品画，无论在成人看来是多么地无法理解，但对婴幼儿来说只要专注地画，就是在表达。因此，每一次的画画结束后，评估者可以说一些理解性的询问，切记不是武断的评判，看婴幼儿的反应。最后应和婴幼儿说结束语，并告诉婴幼儿对这个创作的图画纸张有专门的保存地方，让婴幼儿理解到他/她的表达已经有接受的地点。这实际上是一个说（用画说）和听的完整组合。这是评估，也是一次治疗。

当婴幼儿不知道给他/她的是可以画画的笔时，最应淡化的就是教，教婴幼儿如何拿笔，如何画出成人需要的图画。而是引导为主，可以示范性地先画，引起婴幼儿的注意。当婴幼儿开始拿起笔画画时，要等待一会儿，不要急着说话，比如"来画吧"。看婴幼儿如何起笔画出第一笔。随后可以和婴幼儿共同在一张纸上画，图画的交织类似人与人的互动，这无声的交流也是一种专注投入后的互动，话语会打破这个互动。当然画画后期可以有一些解释，解释对画的理解，这就将图形语音化。一次评估也是一次治疗。最后在画纸上记录时间、婴幼儿姓名，和简单的操作记录，存档。

评估记录着重在理解婴幼儿的表达，可分为4个水平记录：

（1）注意笔尖，也就是发现新品"发源地"。婴幼儿起初只是对笔感兴趣，用手去摆弄笔。一旦无意间用笔尖在纸上留下痕迹，并引起婴幼儿注意时，婴幼儿会拿起笔再观察，并发现笔尖。注意到笔尖是笔不同于其他物品的关键，他/她发现了可以画出新东西的"地点"。

（2）模仿画。不是教画画，示范画的过程要体现示范者画了什么，初期示范者只画不说，发现婴幼儿注意示范者画时再边画边说，观察婴幼儿是否关注这个画画的过程。示范如何用笔画，画了什么，两者都需要讲解和示范。此过程中婴幼儿会抢示范者的笔，可以给婴幼儿另一支笔，看婴幼儿是否会开始模仿动作。主要是把笔和纸连接，不一定成功地用笔尖画出东西，但要有把笔竖起来的意识。

（3）自由画。此时可以看到婴幼儿使用笔画出东西的喜悦，并重复画画的不断探索。

（4）注意画出的东西。最初注意画出的东西是婴幼儿忽略笔而专注在画出的东西上，甚至用手去摸、触、指点画的东西。

整个用笔的过程，已经是熟练应物后的操作，用手可以创作的喜悦是不在乎握笔姿势的。因此，专注涂画时更容易引发动手相关的异常姿势，评估时要特别注意。

三、口腔运动功能的身心状态评定

口腔运动主要是两个方面：进食咀嚼吞咽和言语表达。

进食、咀嚼、吞咽功能评估体现在口腔纳入的统合功能上。纳入的食物可以分为液体、半固体和固体食物。纳入固体食物需要张口，食物进入后留存在口腔，此过程已然超越了吸吮乳头、吞咽乳汁等液体食物的能力，需要将固体食物在口腔内存留，通过牙齿和舌头的搅拌咀嚼后再吞咽，这个进食固体食物的能力是口腔纳入功能的终极目标。

口腔运动的另一个功能是言说功能。言说是用语言表达，而且是口头表达。所以在此之前是会使用语音表达，也就是听懂一种语音，并理解此语音所指代的意思，最后用自己理解的语音语义说出来。而口腔运动的言说功能评估主要侧重在言语的口头表达上，以及表达给谁，也就是应人——社会交往能力。

因此，不同于儿童发育学的饮食评估，这里的口腔运动评估，侧重在口部空腔四周的肌肉不同的统合性上，无论在进食还是言说中，以及主动使用语音表达主体的需求和达成与人交流的主动性上。言说功能需要在听和说的关系中实施。具体口腔运动的评估可分两个部分进行：

（一）进食（3级）——口周组织统合性地纳入食物

1.协调地进食液体食物

吃母乳或吸吮奶瓶：饥饿时张口包裹母亲的乳头或奶瓶嘴，有力量地吸吮，并吞咽协调，此期间与母亲有目光的接触，有手触摸乳房或扶持奶瓶。

进食得到满足后出现舌顶奶头、奶嘴，咬奶嘴奶头。

2.协调地用勺子进食非奶类的半固体食物

（1）针对勺中的食物熟悉程度有选择性口闭紧与主动张开，张口后可将送入口中的泥糊状食物咽下，重复至少3勺。

（2）舌顶食勺出口唇，此处首先是评估舌头有顶出食勺出口唇的能力，同时还要看到将食物吐出口外（需要判断并记录是不想进此类食物还是不会用/不习惯从食勺中获取食物，或者对食物的质地变化不接受，此处需要有使用食勺协调进食的经历）。舌头顶出食勺和整个将食物吐出口腔之外也是口腔运动协调性的评估。

（3）食物在口腔停留1~2秒以上。

3.协调进食3种以上固体食物（蔬菜、米面、肉蛋）

（1）对小米粒粗细以上的肉类颗粒不拒食。

（2）伸手抓碗中食物、桌上食物，并放入嘴内咀嚼。

（3）能感知外流口周食物并用舌头舔食或用手处理。

口周组织统合性地纳入食物主要体现在评估进食的协调性上，无论婴幼儿主体对食物是愉快接纳还是拒绝、厌恶，都会表现对送入口腔前庭甚至直接送入固有口腔内的食物的统合性口周组织的行动。这就是用接纳的留存、咀嚼、吞咽及不需要后的停止纳入的动作；或厌恶地用舌头顶出、吐出甚至恶心的行动。评估主要在口周组织对外界食物经过心理判断后的行动上，记录时除了能力之外，更需要对婴幼儿对食物的注视、面部表情及喂食者的操作等加以记录。可以通过观看进食录像，或者直接在评估时进行喂食获得评估资料。

（二）言说（9级）——主动用语音与人交流

第一类，听到语音并主动辨析的能力，最终听懂词义。对他人反复说的语音词敏感，而不是对他人熟悉的语气或语调或情绪有反应，由陌生人发出同样的语音词仍敏感，可分3级：

（1）耳—眼的统合能力：对不同空间位置发出的熟悉的名词语音做定位，比如"吃奶"甚至单独字"吃""奶"及自己的名字或喜欢的、注意过的物品命名的语音有敏感的反应，转头用眼睛找，可以找到语音发出的人，也可找到语音指示的物。

（2）耳—躯体的统合能力：对不同空间位置发出的熟悉的动词语音做定位寻找，或者理解语义并做动作，比如点头、拍手、箍嘴等，理解语义并做动作，主要局限在听语音的躯体动作上。

（3）耳—躯体—物体/人的互动：比如对开门、关门、把××拿来、放下，甚至连续动作指令发出，比如"进家"：开门—开灯—进屋；"出去玩"：关灯—关门—出去；"不能"：收敛动作并抬头看发出指令之人，停止动作。这里评估的都是听懂语音语义，并由此引发的多个行动。可以询问在秩序上的重复情况，母亲提示后可重复3次以上。

第二类，使用词语口头表达，即主动有目的地用语音发请求，可分6级：

（1）使用词语的起始：婴幼儿发现口腔是发音的地点，当家人与婴幼儿面对面交流时，尤其是家人或语音发声示范者发出某些语音时，婴幼儿会盯着看对方嘴的变化，用手触摸说话人的嘴。

（2）模仿发语音：面对交流者，一方面婴幼儿对交流者感兴趣，并给予关注，另一方面模仿自己动嘴，甚至发出声音，最后发出与交流者一致的语音，此时只是模仿，不一定理解语义。

（3）主动当面叫"妈妈""爸爸"：明确某些养育者的称谓，主动当面称呼，并得到对方的呼应。

（4）呼唤不在场的妈妈、爸爸，这是主动用语音表达自己想法的关键，之前理解语音，甚至做动作，或者完成指令等，都是在理解语义层面。呼唤不在场的父母，是主动使用语言达成目的的表现，在婴幼儿的脑中实际上已经编辑了"父母不在眼前，但是可以被呼唤过来"的想法。

（5）用特殊的字词表达自己特指，并且是家人可以理解的请求，这是由于对方能够理解婴幼儿发出的语音语义，而完成了一轮交流。

（6）主动说拒绝的词——不，并配合躯体动作，这是首次面对一些指令，表达自己的想法，甚至是首次与规则交流、碰撞。

言说的身心状态评估，侧重在婴幼儿反复使用语音表达主体意愿的方面。而模仿发音和身体在理解语言后的动作，只是能够理解语音表达的体现，和最终主体用语音表达自己的意愿是有很大不同的。理解而不使用语音表达，是要特别关注的。不仅仅是关注婴幼儿发音的协调性，还有关注婴幼儿对语音的情绪反应。往往能够理解语音并做动作，会被父母们认为晚一些说话都是没关系的。

但评估发现的问题之一恰恰是这个延后表达的状态。这里的延后可能存在着被忽视的过度理解，或者被忽视的理解延迟和错位。这些都可能因为这个亲子的特定关系模式而不提供给婴幼儿足够的主体言说表达的机会导致。当然父母是否能热切希望婴幼儿模仿发音，恰当鼓励并纠正婴幼儿的发音是父母养育欲望的体现，这往往是在无意识中运作，而经常被父母忽略。蕾波评估口腔运动功能的身心状态恰恰强调在此。这也是蕾波评估师、治疗师康复评估和治疗的独特之处。

这些问题通过评估被提出，交流，引起父母的重视，将是言语表达康复治疗的积极促进因素。我们也为这些与父母心理相关的问题的呈现提供了进一步的精神分析框架下的养育心理咨询。这在后续的治疗中会介绍。

四、社会交往功能的身心状态评定

社会交往功能的身心状态评定的是婴幼儿如何与他人主动互动的状态。这里的身心状态首先是指婴幼儿要区别出自己和他人，要有自我边界感。同时还要对他人有兴趣，并在社会环境中，也就是社会规则下与他人有效互动。

对他人的兴趣依赖于最早期的母婴关系，这种关系是在生命基本生理需求被满足中建立的。尤其是通过早期母亲的哺乳/奶瓶喂奶行为让婴幼儿打开了婴幼儿口腔与乳房/奶瓶互动，同时也有婴幼儿目光与母亲目光的相遇和母亲对着婴幼儿说、婴幼儿听的婴幼儿耳朵与声音的互动。

早期哺乳时，母亲的专注看着婴幼儿的目光和温柔细语的声音伴随乳汁的反复进入，对婴幼儿来说饥饿感消失的同时，带来的是最初的看到、听到后的情感记忆。婴幼儿将这个看到的目光和听到的声音与快乐/痛苦的情绪及身体的满足共同编织了独有的母婴关系，也是人与人互动的起点。

哺乳/奶瓶喂奶中，吸引婴幼儿目光的不仅仅是乳房/奶瓶，还有母亲的脸，尤其是目光。母亲的目光中传递的是成人养育的欲望和情绪，可能有喜悦期盼，也有焦虑和担心。目光中流露的养育欲望和情绪被婴幼儿捕捉，进一步进行精神加工。

婴幼儿口腔—母亲乳房/奶瓶间、母婴目光的相遇、母婴说—听的互动是最早的人与人互动的基础，婴幼儿感知的是需求满足过程中的喜怒哀乐。这些情绪情感的互动是后续婴幼儿有兴趣继续进行社会交往的基础。如果这种情绪没有建立，随后婴幼儿可能也没有兴趣去主动与他人交往，也就体会不到通过交往实现自己的愿望的过程。

社会交往能力的评定在于婴幼儿有兴趣关注到其他人，并与他人达成社会性互动。有效的社会性交往是在有确定的母婴关系的基础上展开，当母亲离开时，建立了明确母婴关系的婴幼儿用各种躯体的表达呼唤母亲回来。当母亲并不如其所愿地立刻回来时，婴幼儿逐渐理解母亲和自己是两个各自不同的人。但是与母亲的互动带来的各种情感记忆会影响婴幼儿与其他人的交往模式。因此社会交往评估不仅仅在言说层面的交流状态，也包括用躯体动作的互动和情绪等表达。这里关键的评定不仅仅是会不会说，会不会互动，会不会表达情绪，重要的是儿童能够在交往中体会到社会属性的人与人交流的乐趣，愿意进行人与人的交流，当然更重要的是理解社会规则在交流中的使用。这可以在人与人的一对一交流中评估，或在群体活动中评估，可以从5个方面展开。

（一）怀抱哺乳/奶瓶喂奶中婴幼儿注视、触摸母亲/喂养者（2级）——母婴互动的开始

1.母婴互动中的愉悦/迷惑的婴幼儿

（1）婴幼儿看到乳房/奶瓶有兴奋/安静/烦躁的表情。

（2）吃奶过程中会/不会用手触摸乳房/奶瓶。

（3）会/不会盯着说话/看着婴幼儿的母亲的脸，母亲能够/不能够感到和婴幼儿有目光的交流。

（4）身体靠近/僵硬有距离于/摆脱搂抱的母亲。

（5）其他状态。

2.母亲自述哺乳/喂奶过程中的心理期盼和情感

（1）心理期盼包括：愿意并主动抚养；未仔细想的被动养育；按照要求完成养育工作；不愿意投注关注的被迫养育；各种心理活动均会被婴幼儿捕获。

（2）情感：可依据母亲主体的表述记录。

①情感自然流露：热情地怀抱婴幼儿、充满爱怜地看着自己的孩子、不愿受外界干扰地专心哺乳。

②情感表达受阻或负面：愿意投注情感但不熟练地哺乳，希望按照别人的指导做得更好；熟练地喂奶，但会分心；带着养育中遇到的困难以焦躁、内疚、担忧的心境哺乳，并不关注是否在哺乳中和婴幼儿目光交流的愉悦和用温柔的声音对婴幼儿说话。

评估早期母婴哺乳时互动的状态是儿童社会交往的基础。这不是吃奶的力量和方式的评估，关注的是哺乳中的养育者和吃奶中的婴幼儿两个主体间的各种信息的交流。在母亲看来习以为常的行为通过现场、录像评估，甚至是之后的仔细回顾，评估记录，都是评估社会交往能力的身心统合状态不可缺少的环节，是评估的起点，不论儿童是否在吃奶月龄。

（二）看到其他人（母亲之外的人）（4级）——主动用目光关注他人和积极的情绪注视母亲

1.对他人的目光注视

婴幼儿在仰卧位安静觉醒状态（安静、不哭闹，面部表情松弛的自发状态）出现对来到视野范围的人脸有短时专注注视，并被成人确认婴幼儿的注视。此处不同于早期母乳时和母亲的对视，此时是纯粹的目光主动投注，尤其是关注人脸，这是在找寻是否是母亲或者表现出对人类面部的特有的关注。

2.对熟悉的人脸很容易引出愉快情绪的表达

例如微笑、笑出声、手足协动、躯体转动等。第一熟悉人应该是哺乳者，或愿意积极和婴幼儿互动的熟悉的人脸。

3.对陌生的人脸有特殊的表达

（1）有表达：笑/哭、注视/皱眉、朝向/转头等躯体躲开、头、脸、身体离开/靠近母亲等。

（2）无表达：无表情、无注视、无躯体活动等。

4.用声音呼唤熟悉的人

唤回熟悉的人并看到后表现出愉快的情绪。包括愉快的表情、声音，目光投注和身体的朝向转动等。这个辩证关系（熟悉的人脸可以离开/可以再回来的辩证关系）的理解，是明确地知道熟悉的人脸是外界的，但是和自己有关系。

（三）照镜子认出自己（5级）——首次将局部感知的躯体统合成一个整体形象

起初婴幼儿在早期并没有统一的躯体形象，只是局部身体的感知觉，当首次在镜子中看到自己的形象，并不会马上引起婴幼儿对自我想象的兴趣。但是会注意镜中他人的存在，尤其是看到镜中母亲或熟悉的人的形象时，婴幼儿会格外关注，甚至回头找寻正在怀抱他/她的母亲或熟人，这些自身躯体的动作，让婴幼儿在镜中无意发现镜中自己的像，引起他/她对镜中自己形象的好奇和互动。最终在母亲的指认声音中，婴幼儿结合镜中形象、自身躯体感觉和母亲的命名认出了镜中的儿童像是自己。这种认出的过程通过如下的5个水平进行评定，主要是评估者拿着镜子，母亲和婴幼儿照镜子互动时的记录。

1. 看到镜中人

看到镜中陌生的人脸并盯着看2秒以上不回避。

2. 对镜中像发出愉快表情并身体朝向镜像

此时尚无法区分是对镜中的自己笑还是对怀抱的母亲笑。

3. 触摸镜中像

眼看镜中像并用整个脸接触镜像，或用手触摸镜像，此时是和镜中的像互动，当面部贴到镜面感知与母亲互动的皮肤接触不同时，婴幼儿会向镜子后面找镜像中人。

4. 认出镜中自己

当母亲怀抱着婴幼儿在镜子面前触摸着婴幼儿的头说"看，这是你"， 由于躯体的感知觉和母亲的声音可以让本来注视着镜子里面的镜像的婴幼儿转过头看母亲，随后在母亲的引导下再转回镜像，反复中婴幼儿似乎看懂了镜中母亲怀里的婴幼儿就是他/她自己，此时婴幼儿会在镜像前欢欣雀跃，看着自己的各种动作，体会着躯体的感觉，听着母亲指认"这就是你"的声音，以此，婴幼儿通过镜像认出了自己。

这在儿童的精神建构中将是重要的一步，儿童精神活动会通过镜像编辑一个自身整体的形象。尽管最初只是一个平面的形象。但依靠这个整体的形象，儿童把局部的感知觉、目光带来局部躯体知觉，精神加工成整体的人的形象。这个形象一旦形成是在儿童大脑中存在的，不需要实际镜子也能在脑中被唤起。尤其是这个形象和孩子的名字结合，同时还是被儿童的重要养育人一遍遍讲出时，命名的声音也和这个整体的形象被精神加工在一起。这对于自己作为一个整体去理解他人、互动都是非常重要的。

5.认出自己的五官

当母亲询问婴幼儿的鼻子、嘴巴、耳朵在哪里时，婴幼儿对着镜子，甚至直接面对提问的母亲用手指出自己身体的部位。这些细致部位的辨析，是在婴幼儿有了整体形象和完整的躯体感知觉后才能完成。否则，仅仅是局部的命名，并不确认这是他/她的鼻子、嘴巴和耳朵。

通过镜子这个成像，儿童整合了自己的形象成为一个整体，自身的边界也全面完善。内外不同的概念也因此更清晰起来。

（四）与规则互动（5级）——也是接纳制订规则的特殊人

1.理解熟悉的人发出的禁止令

某些行动进行中，父母面对婴幼儿发出禁止的话语，并协助婴幼儿停止要被禁止的行动，婴幼儿看到父母眼里说"不"的表情，在不断重复禁止的话语后，婴幼儿记住了这个声音的语义，但不能完全停止被禁止的行动。

2.无论是否是熟悉的禁止令都可以遵守

当听到禁止、不允许的话语后，婴幼儿可终止进行的行动。

3.自动遵守禁止令但试图违背

要做某些行动时，可能是意识到此行动是被禁止做的，婴幼儿会主动停止，并回头寻找父母等之前发出禁止指令的人，一旦禁止的话语不出现，婴幼儿还是会尝试继续行动。

4.自动遵守禁止令

当很想做某些被禁止的活动时，会犹豫片刻，最终停止活动。

5.自觉实施禁止令

在某种场合，主动表述某些事情不能做，来制止自己的行动或他人的行动，将父母禁止的话语转成自己的话语表达。

儿童最终自觉接受禁止的命令是在脑中建立了一个约束的声音，并且与所有被禁止的行动加工在一起。这是内化了这个规则，是精神建构的工作。如同被允许一样，都是内化了这些声音规则。从最初的结合禁止令发出成人的表情开始，到约束与破规的交替尝试，最终自觉遵守，并在环境中实施禁止令约束他人。他者的声音最终变成了自己的声音。不仅仅是是否理解语义的问题，是体会社会交往，留在社会的基础。这个制订规则的人之所以特殊，是最终要去形象化，转化成儿童脑中的自己的声音。但是联想后可以追溯出声音最初的制订者形象。因此，对某个规则反复破规和遵守规则的时期如果总是存在，是需要仔细分析的。

（五）同伴群体中，互动方式评定（4级）

1. 同伴间注视或触摸

（1）在同伴群体中，婴幼儿只关注其他成人，对群体中其他婴幼儿并不太在意。

（2）关注到其他婴幼儿，没有主动的交往行为，但是在母亲的带领下，近距离看到同伴婴幼儿，出现短时对视，伸手触摸对方。

2. 同伴间前语言期游戏中争抢

（1）在桌前摆弄物品时，会注意同桌的同伴操作，并伸手拿同伴的物品，当抢夺物品失败后可发出声音呼唤母亲，求助，或者哭闹。

（2）桌前或坐垫上，近距离同伴间各自摆弄物品，当同伴伸手来抢夺婴幼儿的物品时，婴幼儿物品被抢走，哭闹。

（3）语言引导下与同伴可互换物品，但很快又抢回来。

（4）对想抢同伴的物品行为被禁止后，抢的行动可短暂停止。

3. 同伴间声音互动

（1）声音互相感染：一个婴幼儿哭闹，会连带几个婴幼儿同哭，这是体会到别人的存在，但并不太分清彼此的时刻。在母亲的安抚下，停止哭闹，并引导着看到其他刚刚哭过或正在哭闹的婴幼儿。

（2）模仿声音：重复他人的字词，但并不抬头观看声音发出者。

（3）共同性：与同伴一起听带领者指令，共同操作，并发出各种声音。

（4）有序性：与同伴一起听带领者安排，有序进行各种游戏，对禁止的指令能够理解，当自己违规时，经提醒可以遵守规则。

（5）合规性：与同伴一起听带领者安排，有序进行各种游戏，对禁止的指令能够理解，但有意违反规则，同时又主动回到规则范围内，重复在违规/遵守规则间3次以上。

4. 同伴间共同游戏

无论游戏物品的共享，还是言语交流都能有共同一起游戏状态。

第 三 章

蕾波康复治疗——纠正异常

蕾波手法"推、点、拨、拉、动",是蕾波康复治疗技术中独具特点的纠正异常方法,也是蕾波康复"纠—统—训"核心技术中的首要方法,是康复治疗基础。本书出版前曾以"推点运动疗法"命名,并且将"动"法分离,并入功能训练内容。经过反复论证,此"动"法应该是纠正异常的手法之一,这个"动"是指出现异常肌肉、关节的主动、助力和被动训练,主要目的是纠正异常。

第一节　推法

一、基本方法——"三向四顺十八推"

"推"法（Robo push method）又称"推顺"法，是辅用蕾波精油、蕾波啫喱或医用耦合剂，力度达到筋膜、肌肉、神经、淋巴等较深组织和可触及的骨关节面，用手指腹、手掌、全手（图3-1）推压问题部位，如痉挛肌和拮抗肌。拇指平推法是用拇指指腹施力，方便灵活，刺激精准；手掌平推法分为顺推和横推，用手掌施力，受力面积扩大，力度缓和平顺；全手平推是用全手掌握住治疗肢体施压上下挼动，施力柔和，协同刺激。

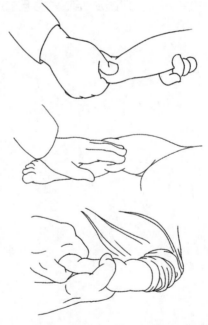

图3-1　拇指、手掌、全手"推"法示意图

"推顺"法的动作要领是：推行中保持平稳力度按压，"按而送之谓之推"；推行速度宜缓慢，保持连续不间断、不停顿。"顺"是指顺着肌肉走行、顺着淋巴静脉回流、顺着筋膜链走向、顺着骨关节表面，着力于靶组织的推动。一般这几个方向大致相同，稍有不同时

根据临床需要加以调整，如肌肉痉挛或力弱时以肌肉走向为主，淋巴回流不畅时主要沿淋巴回流方向。

为了便于掌握操作要点和保障应用效果，我们将推顺手法标准化为每组"三向四顺十八推"。

（一）"三向"

1. 向心推（Push in the Direction of the Blood Returning to the Heart）

顺着肌纤维走向，沿静脉、淋巴回流方向推出瘀血、引来新血、促进淋巴回流，改善肌肉、神经等软组织微循环。对痉挛肌可通过打破肌肉痉挛和微循环障碍之间的恶性循环减轻痉挛，对拮抗肌可通过改善微循环增加肌力、缓解对应痉挛肌的痉挛。对较重脑瘫还要扩大到所在筋膜链及超过相关淋巴结。

2. 双向推（Two Ways Push）

按照向心推的手法双向来回推压，目的是更好地推压牵拉肌纤维，对痉挛肌可通过推压牵拉降低肌张力，对拮抗肌也可通过推压牵拉促进肌力增加。

3. 点压推（Push Point Combination）

在推压痉挛肌时在肌肉—肌腱移行部位肌腱侧的腱器官部位加力点压，引起反牵张反射，降低肌张力（详见下节"点法"）；推压拮抗肌时在肌腹中部神经进入肌肉分支前部位加力点压，刺激肌肉收缩，增强拮抗肌肌力。

（二）"四顺"

顺着静脉、淋巴回流，顺着肌肉走向，顺着筋膜链走行，顺着骨关节表面。

（三）"十八推"

是指每组推顺的次数。先对拮抗肌向心、双向、点压推顺各重复三遍，再对痉挛肌向心、双向、点压推顺各重复三遍，十八推完成一组干预。一般对肢体推顺多应完成十八推，有些部位不适合用深压的方法如颈部，仅用向心、双向十二推即完成一组干预。每次可根据肌张力和姿势异常部位和程度进行几组干预，一般1~2个部位用时约20分钟，推顺法干预每天宜进行3~4个单元。

视频 3-1
肌纤维与毛细血管走向平行

视频 3-2
脑瘫尖足推顺小腿大腿后侧肌肉筋膜链

二、蕾波推法五作用

1.改善微循环促进组织、器官功能恢复

蕾波推顺可通过推出瘀血、引来新血及促进淋巴回流改善肌肉、神经等微循环，从而改善肌肉、神经等功能，阻抑肌肉萎缩、粘连、挛缩。

2.直接推压牵拉肌纤维缓解肌肉痉挛

针对肌肉痉挛既往手法干预，主要是通过活动关节，使肌纤维拉长来缓解痉挛。这种通过活动关节间接牵拉（外拉）肌纤维的方法，明显不如直接推压牵拉（内拉）肌纤维缓解肌肉痉挛，促进正常功能建立和恢复的效果。"内拉"优于"外拉"方法，而且更安全，患者没有痛苦。

3.点压腱器官或其附近的神经肌肉刺激点/穴位缓解肌肉痉挛

蕾波点压痉挛肌腱器官阻抑痉挛的机理是利用了高尔基腱器官对 α 运动神经元负反馈的抑制效果（见第一章第二节）。

4.增强肌力

通过点压肌肉中部神经进入肌肉处的增强肌力刺激点或其附近的穴位增强肌力（见第一章第二节）。

5.提升机体的抵抗力

通过增加血循环中的白细胞数量来实现。临床观察到按摩、捏脊、刮痧均能使外周血中白细胞明显增加，应用蕾波法康复治疗期间，外周血中白细胞增加，抵抗疾病的能力相对强于非治疗期。因此康复治疗期间，如遇发烧等感染性疾病时，推顺不仅不要停，反而要加强。

第二节　点法

一、基本方法

"点"法（Robo Point Method）是用手指或适宜硬器以适宜力度点压神经肌肉刺激点，如痉挛肌上的腱器官是缓解痉挛的刺激点、拮抗肌肌腹中部神经进入肌肉未分支前是增加肌力的刺激点、相关器官的敏感部位是促进相关功能的刺激点等，这些刺激点很多就是传统医学经络的穴位。

　　用手指着力于体表某一点位，逐渐用力下压，亦称点压。"点"强调的是"停留"，就是停留在某一部位施力，如"点穴"。点压（图3-2）基本上是用拇指指端点压治疗部位，与受施部位角度呈45°～90°，其余四指或扶持固定，或握拳支撑。力度逐渐加大，根据患者的反应，控制时间和力度，一般情况下点压3～5秒，可反复。拇指指端可根据患者反应改变方向，但不可滑动和移位。对过于肥胖、粗大的部位，为达到点压效果，可以用拳、肘或者石器等圆滑硬物，加力点压。

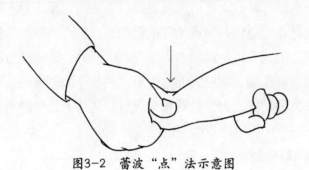

图3-2　蕾波"点"法示意图

二、蕾波点法四作用

（一）解痉挛

　　中枢神经损伤，造成下神经元失去中枢控制，引起肌肉持续性紧张性收缩增强，造成肌肉痉挛和肌张力增高。点压其肌腱—肌肉移行部肌腱侧的腱器官，可有效激发反牵张反射，减轻或消除该肌肉的肌张力增高或肌肉痉挛（见第一章第二节）。

（二）增肌力

　　点压肌腹中部神经进入肌肉未分支前可增加肌力、阻抑肌肉萎缩（见第一章第二节）。

（三）促运动

　　点压某动作主导肌肉肌腹中部的神经进入肌肉处或其附近的穴位，可激发引出该动作主动运动。

（四）改善功能

点压相关的神经刺激点可改善视、听、智能、咀嚼、吞咽、构音等功能。

三、神经肌肉刺激点

神经肌肉刺激点（Neural Muscle Stimulation Point）一词是按神经、肌肉解剖功能寻找到的敏感点，穴位一词是按传统医学经络、穴位定位的。虽然两种方法可以找到同一个点，我们称为重叠穴，但仍然赋予这个点两个名字，其意义是说两种思路、方法均可用，熟悉哪种就用那种。临近穴是指距离该刺激点相邻很近的穴，也有类似的功能，但不如刺激点敏感。附近穴是指刺激点周围没有临近穴，距离稍近的穴称为附近穴。一般就解痉挛、增肌力而言附近穴明显不如刺激点，当然这些穴位还有许多其他功能。另外针对每个患者，这些神经刺激点也有个体差异，在临床应用中可以逐步摸索最佳神经刺激点。

（一）脑神经刺激点

脑神经刺激点（Neural Stimulation Point of the Brain）（图3-3）位于脑户穴下1寸（1寸≈0.03米），即枕骨粗隆下凹陷处，近枕骨大孔，可有效刺激到大脑、小脑、脑干、颅神经、颈部脊神经等。

临近穴有脑户穴、风府穴。脑户穴位于颈部后发际正中直上2.5寸。风府穴位于颈部后发际正中直上1寸（图3-3）。

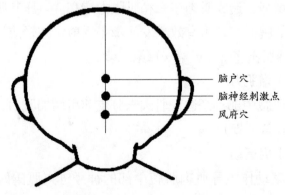

脑户穴
脑神经刺激点
风府穴

图3-3　脑神经刺激点、脑户穴、风府穴示意图

（二）脊神经刺激点

人体脊神经共31对，其中颈神经8对，胸神经12对，腰神经5对，骶神经5对，尾神经1对。每对脊神经连于一个脊髓节段，每对脊神经借前根连于脊髓前外侧沟，借后根连于脊髓后外侧沟。一般前根属运动性的，后根属感觉性的，两者在椎间孔处合成一条脊神经。

第1颈神经干经寰椎与枕骨之间穿出椎管，第2～7颈神经干经同序数颈椎上方的椎间孔穿出，第8颈神经干经第7颈椎下方的椎间孔穿出。12对胸神经干经和5对腰神经干经同序数椎骨下方的椎间孔穿出，第1～4骶神经由同序数的骶前孔、骶后孔穿出，第5骶神经和尾神经则经骶管裂孔穿出。

华佗夹脊穴共有34个穴位，第1胸椎至第5腰椎，各椎体棘突下旁开0.5寸。每穴都有相应椎骨下方发出的脊神经后支。临床总结出，第1胸椎至第3胸椎主治上肢疾患、第1胸椎至第8胸椎主治胸部疾患、第6胸椎至第5腰椎主治腹部疾患、第1腰椎至第5腰椎主治下肢疾患。近年通过临床实践，颈段和骶段夹脊处已被不少医家列入夹脊穴范围，称之为改良夹脊穴。

蕾波脊神经刺激点（Neural Stimulation Point of the Spinal Nerve）是颈、胸、腰椎棘突下两侧凹陷处及骶椎的八髎穴。八髎穴（图3-4）是上、次、中、下髎各一对，分别在第1～4骶后孔处。蕾波推、点脊神经刺激点主要方法是，辅用蕾波精油/啫喱或医用耦合剂自八髎穴向上沿脊柱两侧向枕骨大孔处推，往返推压后，可于背部自枕骨大孔下可触及的颈椎开始，用手指在椎间隙向下、向内点压，一般点压力度较大，在尾骨主要点压八髎穴，反复进行15～20分钟。

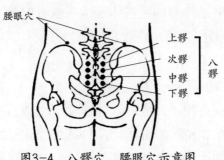

腰眼穴

上髎
次髎　　八
中髎　　髎
下髎

图3-4　八髎穴、腰眼穴示意图

蕾波脊神经刺激点（图3-5）包括颈夹脊穴、胸夹脊穴、腰夹脊穴、八髎穴。

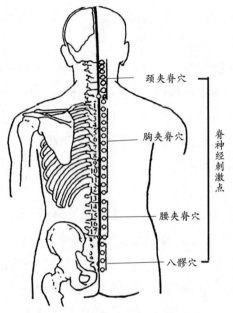

图3-5　脊神经刺激点示意图

腰眼穴（图3-4）亦与脊神经相关，腰眼穴位于腰部第4腰椎棘突左右3~4寸凹陷处，有腰背筋膜、背阔肌、髂肋肌，深层主要布有第4腰神经后支的肌支，浅层主要布有臀上皮神经和第4腰神经后支的皮支。独坐训练中点压有助于调整腰背肌群促进坐稳；独站训练中有助于调整腰背肌群促进站稳。

（三）外周神经刺激点

外周神经刺激点根据外周神经解剖、功能和临床障碍选择。传统医学的穴位、经络是外周神经在体表位置的重要参考，人体外周主要神经干的分布与部分穴位的关系如下。

1.头颈部

（1）三叉神经（图3-6）。

三叉神经为混合神经，是第5对脑神经，也是面部最粗大的神经，含有一般躯体感觉和特殊内脏运动两种纤维。支配脸部、口腔、鼻腔的感觉和咀嚼肌的运动，并将头部的感觉信息传送至大脑。三叉神经由眼支（Ⅰ）、上颌支（Ⅱ）和下颌支（Ⅲ）汇合而成，分别支配眼裂以上、眼裂和口裂之间、口裂以下的感觉和咀嚼肌收缩。

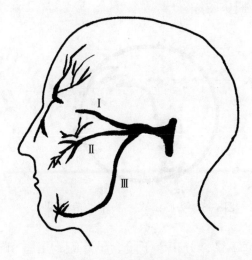

图3-6　三叉神经示意图

①眼支经眶上切迹分布于额部皮肤。相关穴位有鱼腰穴、阳白穴、头临泣穴、头维穴等。

鱼腰穴（图3-7）位于额部瞳孔直上眉中间。

阳白穴（图3-7）位于瞳孔直上眉上1寸，在额肌中。

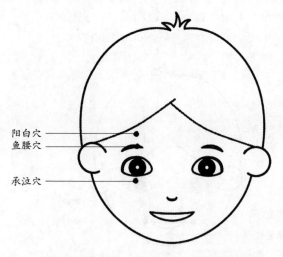

图3-7　鱼腰穴、阳白穴、承泣穴示意图

头临泣穴（图3-8）位于瞳孔直上入前发际0.5寸。

头维穴（图3-8）位于头侧部，额角发际上0.5寸，头正中线旁4.5寸，咬牙时可触及肌肉收缩。

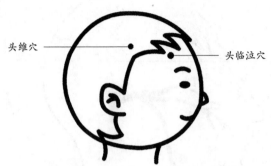

图3-8 头临泣穴、头维穴示意图

②上颌支出眶下缘，分布于下睑、鼻外侧、上唇和颊部皮肤。相关穴位有四白穴、迎香穴等。

四白穴（图3-9）位于眼眶下缘正中直下一横指处，眶下孔凹陷处。

迎香穴（图3-9）位于鼻翼旁开约1厘米凹陷处。

③下颌支出颏孔，分布于颏部、腮部、耳郭外面和颞部。相关穴位有地仓穴、承浆穴、颊车穴、听宫穴、太阳穴等。

地仓穴（图3-9）位于面部口角外侧，上直瞳孔。

承浆穴（图3-9）在面部颏唇沟的正中凹陷处。

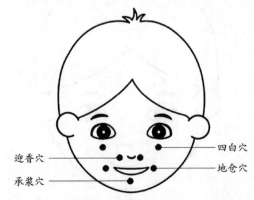

图3-9 四白穴、迎香穴、地仓穴、承浆穴示意图

（2）面神经（图3-10）。

面神经是第7对脑神经。由感觉、运动和副交感神经纤维组成，分别管理舌的味觉，面部表情肌运动及支配舌下腺、下颌下腺和泪腺的分泌。

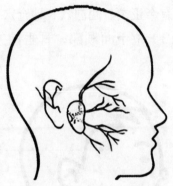

图3-10　面神经示意图

①颞支相关穴位有听宫穴等。

听宫穴（图3-11）位于耳屏前张口时凹陷处。有助于听力下降的恢复等。

②颧支相关穴位有下关穴、颊车穴、太阳穴、承泣穴等。

下关穴（图3-11）位于颧弓下缘咀嚼时隆起处。相关肌肉有上颌咬肌等。有助于咀嚼及语言功能完善。

颊车穴（图3-11）位于下颌角前上方咀嚼时隆起处。布有面神经、耳大神经及咬肌神经。有助于咀嚼及语言功能完善。

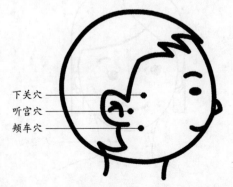

图3-11　听宫穴、下关穴、颊车穴示意图

太阳穴位于眉梢与眼外角之间向后约1寸凹陷中（图3-12）。有助于眼内斜纠正及视力提高等。

承泣穴（图3-7）位于眶下缘上方，眼轮匝肌中，深层眶内有眼球下直肌。

③颊支相关穴位有牵正穴、四白穴、地仓穴等。

牵正穴（图3-12）位于面颊部，耳垂前方0.5寸，与耳中点相平处。

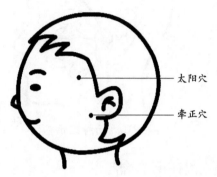

图3-12　太阳穴、牵正穴示意图

④下颌缘支相关穴位有颊车穴、承浆穴等。

⑤颈支相关穴位有人迎穴等。

人迎穴（图3-13）位于颈部喉结外侧大约3厘米处，胸锁乳突肌的前缘。

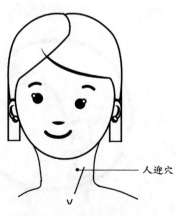

图3-13　人迎穴示意图

（3）枕大神经、枕小神经（图3-14）。

第2颈神经的后支叫枕大神经。此神经穿斜方肌腱至皮下，分布于枕部的皮肤，为混合性神经。枕小神经系颈丛皮支的分支之一，此神经沿胸锁乳突肌后缘上行，至枕部的皮肤。

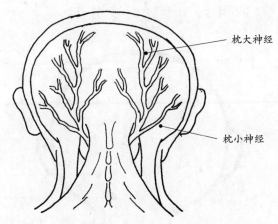

图3-14　枕大神经、枕小神经示意图

相关穴位有百会穴、风池穴、天柱穴、玉枕穴等。

百会穴（图3-15）位于两耳郭尖连线头顶中点，有助于智力提高及全身功能的调节。

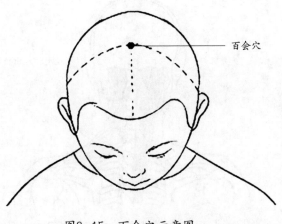

图3-15　百会穴示意图

风池穴（图3-16）位于枕部发际上凹陷处。相关神经是枕小神经分支。有助于颈背张力较高的翻身；有助于视力康复。

天柱穴（图3-16）位于后发际正中旁开1.3寸处，斜方肌外侧凹处。斜方肌上部为枕大神经出口。

玉枕穴（图3-16）位于后发际正中直上2.5寸，旁开1.3寸，约平枕外隆凸上缘的凹陷处，布有枕大神经分支。

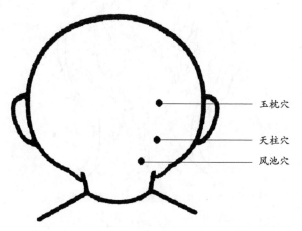

图3-16　风池穴、天柱穴、玉枕穴示意图

斜方肌上部为枕大神经出口（图3-17）。

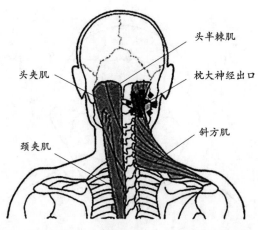

图3-17　斜方肌上部为枕大神经出口示意图

（4）动眼神经。

动眼神经是第3对脑神经，自脚间窝出脑，紧贴小脑幕缘及后床突侧方前行，进入海绵窦侧壁上部，再经眶上裂，立即分为上、下两支。含有躯体运动和内脏运动两种纤维。躯体运动纤维起于中脑动眼神经外侧核，支配上睑提肌，上直肌，内直肌，下斜肌和下直肌。内脏运动纤维起中脑动眼神经副核，通过动眼神经下支中支配下斜肌的分支，止于睫状神经节，其节后纤维经睫状短神经于球后视神经周围穿过巩膜，进入眼球内支配瞳孔括约肌和睫状肌，参与瞳孔对光反射和调节反射。

动眼神经主要穴位有睛明穴等。睛明穴（图3-18）位于眼内角上方凹陷处。深层为动眼神经和眼神经，浅层有滑车上、下神经。有助于皮质盲治疗及眼外斜纠正。

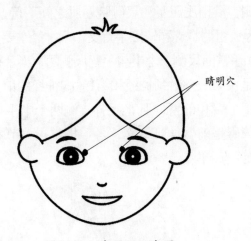

图3-18　睛明穴示意图

2.上肢

上肢主要神经（图3-19）有肌皮神经、腋神经、正中神经、尺神经、桡神经等。

肌皮神经由第5～7颈神经纤维组成。发自臂丛外侧束，向外下方走行斜穿喙肱肌，后于肱二头肌与肱肌之间下行，沿途发支支配以上三肌。在肘关节稍下方，部分纤维从肱二头肌下端外侧穿出深筋膜，主要分布于上臂屈肌和前臂外侧皮肤。

腋神经是臂丛后束的分支，含第5、第6颈神经前支的纤维，自臂丛后束发起后，与旋肱后动脉伴行向后外穿过四边孔，绕肱骨外科颈行于三角肌深面。沿途分支布于三角肌、小圆肌和臂外侧皮肤。

正中神经是在腋部由臂丛外侧束与内侧束共同形成的一脉神经。在臂部沿肱二头肌内行走，降至肘窝后，穿旋前圆肌二头之间行于前臂正中指浅、深屈肌之间达腕管，穿掌腱膜深面至手掌，分成数支指掌侧总神经。每一指掌侧总神经又分为两支指掌侧固有神经沿手指两侧行至指尖。正中神经支配前臂屈侧的大部分肌肉，以及手内桡侧半的大部分肌肉和手掌桡侧皮肤感觉。

尺神经发于臂丛内侧束，含有第7、第8颈神经和第1胸神经的纤维。初与肱动脉伴行，继而离开肱动脉向后下方，至内上髁后方的尺神经沟，在沟中尺神经位置表浅，隔皮肤可触摸到。再向下穿经尺侧腕屈肌到前臂内侧，沿指浅屈肌和尺侧腕屈肌之间下行，在前臂中、下1/3交界处，分为较粗的掌支和较细手背支。尺神经主要分布于前臂、手掌面尺侧肌肉和手掌面尺侧一个半与手背尺侧两个半手指的皮肤。

桡神经是由第5～8对颈神经和第1对胸神经的前支进入后束发出而形成。分布于上臂和前臂伸肌，手背桡侧两个半手指的皮肤。损伤后的主要运动障碍是前臂伸肌瘫痪，各手指掌指关节不能背伸，拇指不能伸，前臂旋后障碍。

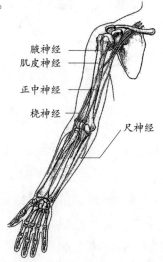

腋神经
肌皮神经

正中神经

桡神经

尺神经

图3-19　上肢主要神经示意图

上肢神经相关部分穴位如下：

（1）肌皮神经：天府穴、尺泽穴等。

天府穴（图3-20）位于臂内侧面，肱二头肌桡侧缘，腋前纹头下3寸处。

尺泽穴（图3-20）位于肘横纹中，肱二头肌腱桡侧凹陷处。

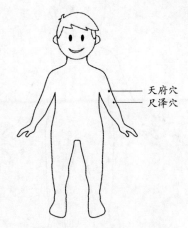

图3-20 天府穴、尺泽穴示意图

（2）腋神经：肩井穴、肩髃穴、肩髎穴等。

肩井穴（图3-21）位于肩高处冈上肌中点，布有腋神经分支，深层上方为桡神经锁骨上神经后支及副神经。主要相关肌肉为冈上肌。有助于纠正肩内收、激发臂控式翻身、促进俯爬前臂向前等。

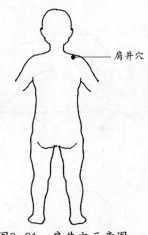

图3-21 肩井穴示意图

肩髃穴（图3-22）位于三角肌上部，上臂外展平举时肩前凹陷处。相关神经为腋神经及锁骨上神经后支。主要相关肌肉是三角肌。有助于纠正肩内收等。

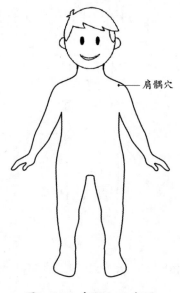

肩髃穴

图3-22　肩髃穴示意图

肩髎穴（图3-23）位于肩部，当臂外展时，于肩峰后下方呈现凹陷处。

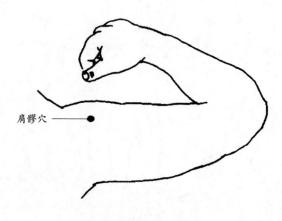

肩髎穴 ——

图3-23　肩髎穴示意图

（3）正中神经：内关穴等。

内关穴（图3-24）位于前臂掌侧，腕横纹上2寸，掌长肌腱与桡侧腕屈肌腱之间。

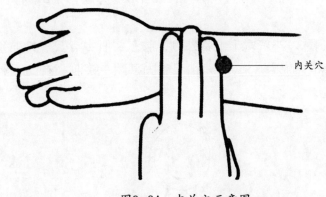

图3-24　内关穴示意图

（4）尺神经：少府穴等。

少府穴（图3-25）位于手掌面第4、第5掌骨之间，握拳时小指尖下凹陷处。

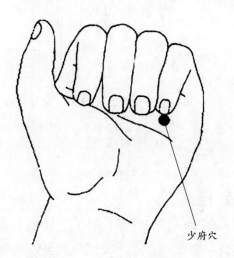

图3-25　少府穴示意图

（5）桡神经：手三里穴、合谷穴、消泺穴等。

手三里穴（图3-26）位于肘横纹中点下2寸。相关神经有桡神经深支及前臂背侧皮神经。相关肌肉有伸指肌等。有助于纠正拇指内收、手握拳发紧等。

合谷穴（图3-26）位于手背第1、第2掌骨间，第2掌骨桡侧的中点处。

消泺穴（图3-26）位于上臂外侧，肱三头肌中点。相关神经有桡神经肌支和臂背侧皮神经。主要相关肌肉是肱三头肌。有助于纠正屈肘等。

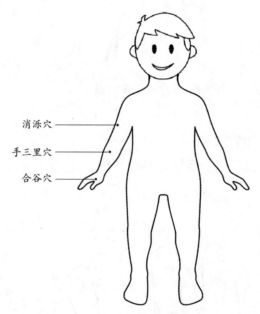

消泺穴
手三里穴
合谷穴

图3-26　手三里穴、合谷穴、消泺穴示意图

3.下肢

下肢主要神经（图3-27）有股神经、闭孔神经、坐骨神经及其分支胫神经和腓总神经等。

股神经来自第2～4腰神经根的神经，腰丛各支中最粗者，在髂凹内行走于腰大肌与髂腰肌之间，发出肌支至该两肌，通过腹股沟韧带到大腿后，立即分为下列各终支并支配其分布区的肌肉，如股四头肌及皮肤。股神经位于股动脉的外侧，立即分成多条肌支和皮支，其中有两条神经一直伴股动脉和股静脉。

闭孔神经起自腰丛，伴闭孔血管出闭膜管后分为前、后两支，分布于大腿内收肌群和内侧面皮肤。

坐骨神经是人体最粗大的神经，起始于腰骶部的脊髓，途经骨盆，并从坐骨大孔穿出，抵达臀部，然后沿大腿后面下行到足。坐骨神经在到腘窝以后，分为胫神经和腓总神经，支配小腿及足的全部肌肉以及除隐神经支配区以外的小腿与足的皮肤感觉。

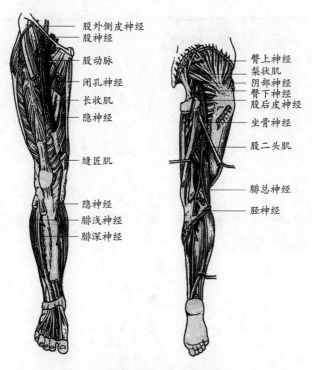

图3-27　下肢主要神经示意图

下肢神经部分相关穴位如下：

（1）股神经：髀关穴、伏兔穴、血海穴、风市穴等。

髀关穴（图3-28）位于大腿前侧上部中点，屈大腿时凹陷处。主要相关神经是股外侧皮神经。主要相关肌肉有股四头肌、缝匠肌等。有助于促进迈步等。

伏兔穴（图3-28）位于髌骨外上缘上6寸，股直肌中。主要相关神经是股前皮神经、股外侧皮神经。主要相关肌肉有股直肌等。有助于纠正屈膝、促进迈步等。

血海穴（图3-28）位于屈膝时大腿内侧，髌底内侧端上2寸，股四头肌内侧头的隆起处。

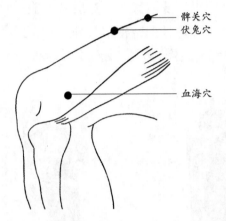

髀关穴
伏兔穴

血海穴

图3-28　髀关穴、伏兔穴、血海穴示意图

风市穴（图3-29）在立位双手下垂时中指所指处。主要相关神经是股外侧皮神经、股神经肌支。相关肌肉有大腿外展相关肌。有助于纠正大腿内收发紧等。

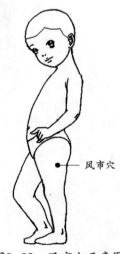

风市穴

图3-29　风市穴示意图

（2）闭孔神经：急脉穴等。

急脉穴（图3-30）位于腹部耻骨结节外侧，前正中线旁开2.5寸。

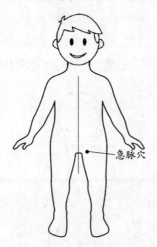

图3-30 急脉穴示意图

（3）坐骨神经及其分支胫神经和腓总神经。

①坐骨神经本干：环跳穴、承扶穴等。

环跳穴（图3-31）位于约臀外上1/4中点。深部为坐骨神经。主要相关肌肉有臀肌等。翻身训练时有助于激发腿控式翻身；俯爬训练时促进屈膝、屈髋、足蹬地的动作；扶持迈步训练时促进大腿前后肌群交替收缩；还有助于纠正屈髋、足内外旋等。

承扶穴（图3-31）位于臀部横纹线中央下方。

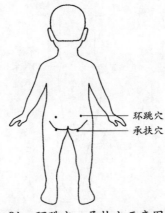

图3-31 环跳穴、承扶穴示意图

②胫神经：委中穴、承山穴、阴陵泉穴、涌泉穴等。

委中穴（图3-32）位置位于腘横纹中点，股二头肌腱与半腱肌肌腱的中间。

承山穴（图3-32）位于小腿后面正中委中与昆仑穴之间，当伸直小腿或足跟上提时，腓肠肌肌腹下出现的尖角凹陷处即是。

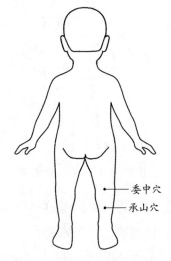

委中穴
承山穴

图3-32　委中穴、承山穴示意图

阴陵泉穴（图3-33）位于小腿内侧，胫骨内侧踝后下方凹陷处，与阳陵泉穴相对。相关神经深层为胫神经，浅层有小腿内侧皮神经。相关肌肉有胫骨后肌、比目鱼肌等。有助于纠正肌性足外翻。

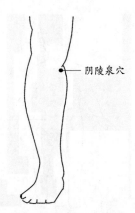

阴陵泉穴

图3-33　阴陵泉穴示意图

涌泉穴（图3-34）位于足底中部前1/3与后2/3交点。相关神经为胫神经的第2趾底神经。俯爬训练中促进足蹬地前进。

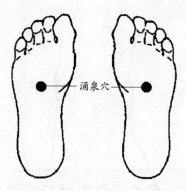

图3-34　涌泉穴示意图

③腓总神经主干：阳陵泉穴等。

阳陵泉穴（图3-35）位于腓骨小头前下方凹陷处。是腓总神经分为腓浅及腓深神经处。相关肌肉有腓骨长、短肌等。有助于纠正肌性足内翻；协助纠正尖足等。

④腓深神经：足三里穴、下巨虚穴、解溪穴等。

足三里穴（图3-35）位于外膝眼下3寸。相关神经有腓深神经等。相关肌肉有胫骨前肌。可通过增强小腿前侧肌力减轻小腿后侧肌肉痉挛，有助于尖足纠正；促进正确行走时的足背屈动作，协助纠正肌性足外翻等。

下巨虚穴（图3-35）位于小腿前外侧，外膝眼下9寸，距胫骨前缘一横指。

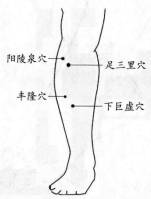

图3-35　阳陵泉穴、足三里穴、下巨虚穴、丰隆穴示意图

　　解溪穴（图3-36）位于足背踝关节横纹中央凹陷处，拇长伸肌腱与趾长伸肌腱之间。

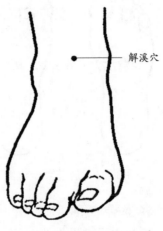

图3-36　解溪穴示意图

　　⑤腓浅神经：丰隆穴、悬钟穴等。

　　丰隆穴（图3-35）位于小腿前外侧，外踝尖上8寸，距胫骨前缘二横指。

　　悬钟穴（图3-37）位于外踝尖上3寸，腓骨前缘，腓骨短肌与趾长伸肌分开处。

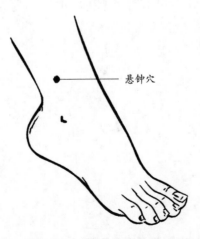

图3-37　悬钟穴示意图

（四）肌肉神经刺激点

1. 促运动刺激点

（1）促翻身刺激点：点压风池穴激发翻身。

（2）促独坐刺激点：点压腰眼穴促进独坐。

（3）促俯爬刺激点：点压肩井穴、涌泉穴激发俯爬。

（4）促独站刺激点：点压环跳穴促进独站。

（5）促迈步刺激点：点压髀关穴、环跳穴激发迈步。

（6）促勾脚刺激点：点压足三里穴/胫前肌收缩刺激点激发足背屈勾脚。

（7）促足外翻刺激点：点压阳陵泉穴/腓骨长、短肌收缩刺激点激发足外翻。

2. 促动作刺激点

（1）肩前屈刺激点（Neural Stimulation Point for Shoulder Flexion）（图3-38）：肩峰前下2寸，三角肌前束中点。三角肌前束起自锁骨外侧端，止于肱骨体外侧的三角肌粗隆，收缩时可使肩关节前屈。

视频 3-3
点穴促进翻坐
爬站走

视频 3-4
点压足背屈刺激
点激发足背屈

视频 3-5
点压足外翻刺激
点激发足外翻

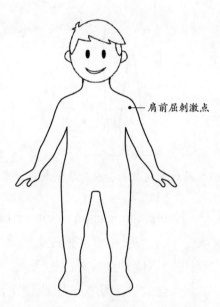

—— 肩前屈刺激点

图3-38　肩前屈刺激点示意图

临近穴有肩髃穴。肩髃穴位于三角肌上，臂外展或向前平伸时，肩峰前下凹陷处。

（2）肩后伸刺激点（Neural Stimulation Point for Shoulder Extension）（图3-39）：肩峰后下2寸，三角肌后束中点。三角肌后束起自肩胛冈，止于肱骨体外侧的三角肌粗隆，收缩时可使肩关节后伸。

附近穴有肩贞穴。肩贞穴位于肩关节后下方，臂内收时腋后文头上1寸。

（3）肩外展刺激点（Neural Stimulation Point for Shoulder Abduction）（图3-39）：肩峰外下3寸，三角肌中束中点。三角肌中束起自肩峰，止于肱骨体外侧的三角肌粗隆，近固定收缩时可使肩关节外展。临近穴有肩髎穴。

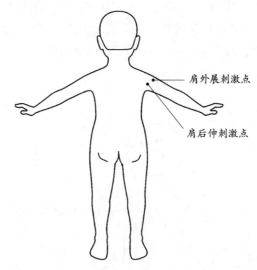

肩外展刺激点

肩后伸刺激点

图3-39　肩后伸刺激点、肩外展刺激点示意图

（4）伸肘刺激点（Neural Stimulation Point for Elbow Extension）（图3-40）：上臂外侧，肱三头肌中点。肱三头肌分3个头，长头起自肩胛骨盂下结节，外侧头起自桡神经沟外上方骨面，内侧头起自桡神经沟内下方的骨面，3个头合成一个肌腹，以肌腱止于尺骨鹰嘴，3个头共同收缩，完成伸肘动作。

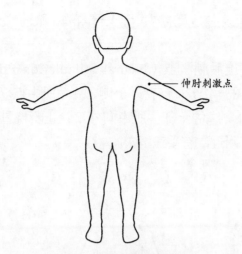

图3-40 伸肘刺激点示意图

重叠穴有消泺穴。消泺穴（图3-26）位于上臂外侧，肱三头肌中点。

（5）屈肘刺激点（Neural Stimulation Point for Elbow Flexion）（图3-41）：上臂内侧，肱二头肌中点。肱二头肌长头起自肩胛骨盂上结节，短头起自肩胛骨喙突，长头穿过肩关节经结节间沟下行，于肱骨中部与短头合并形成纺锤状肌腹，肌腱止于桡骨粗隆和前臂筋膜，收缩时使前臂在肘关节屈和旋外。

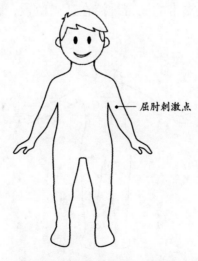

图3-41 屈肘刺激点示意图

附近穴有天泉穴。天泉穴位于上臂内侧，腋前纹头下2寸肱二头肌长、短头之间。

（6）前臂旋后刺激点（Neural Stimulation Point for Forearm Supination）（图3-42）：前臂外上侧，旋后肌中点。旋后肌起自肱骨外上髁和尺骨外侧缘的上部，肌束向外下，止于桡骨上部的前面，收缩时前臂旋后。附近穴有手三里穴。

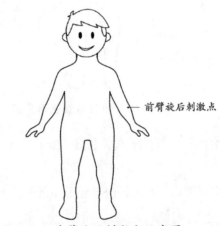

图3-42　前臂旋后刺激点示意图

（7）伸指刺激点（Neural Stimulation Point for Fingers Extended）（图3-43）：前臂外侧中部，伸指肌中部。多条伸指肌起自手指背侧，在腕部由伸肌支带的韧带维持在适当位置，止于肘部，收缩时伸手指。

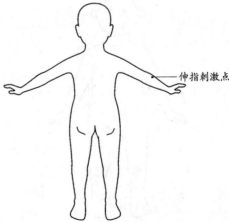

图3-43　伸指刺激点示意图

附近穴有支正穴。支正穴（图3-44）位于前臂背面尺侧，腕背横纹上5寸。

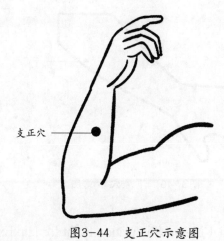

图3-44 支正穴示意图

（8）拇指外展刺激点（Neural Stimulation Point for Abduction of Thumb）（图3-45）：前臂桡侧中部伸拇长展肌中点。拇长展肌起自桡骨、尺骨的背面和前臂骨间膜，走行于桡侧腕伸肌、指伸肌的深面和拇短伸肌的上方，在伸肌支持带深层，拇长展肌与拇短伸肌腱走行于同一个纤维鞘中，随后拇长展肌腱向下止于第1掌骨底，收缩时拇指外展。

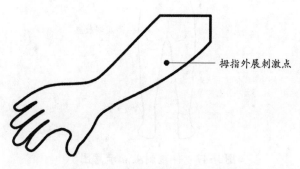

图3-45 拇指外展刺激点示意图

临近穴有下廉穴。下廉穴（图3-46）别名手下廉，位于前臂肘横纹下4寸，桡骨的桡侧。桡侧有桡侧腕短伸肌及桡侧腕长伸肌，深层有旋后肌，分布有前臂背侧皮神经及桡神经深支。

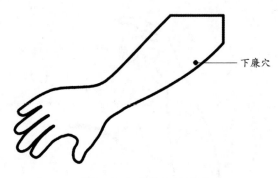

图3-46　下廉穴示意图

（9）伸髋刺激点（Neural Stimulation Point for Hip Extension）（图3-47）：臀部，臀大肌中点。臀大肌位于骨盆后外侧，起自髂骨翼外面及骶、尾骨背面，止于股骨臀肌粗隆和髂胫束。收缩时使髋关节伸和外旋。临近穴有环跳穴。

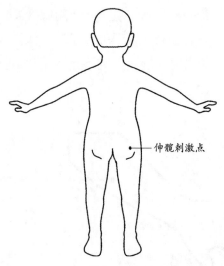

图3-47　伸髋刺激点示意图

（10）髋外展刺激点（Neural Stimulation Point for Hip Abduction）（图3-48）：臀部，臀中肌中点。臀中肌位于髂骨翼外面，起于髂骨翼外面，止于股骨大转子，收缩时使髋关节外展。

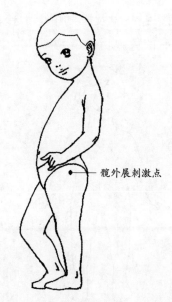

图3-48　髋外展刺激点示意图

临近穴有居髎穴。居髎穴（图3-49）位于髋部，髂前上棘与股骨大转子最凸点连线的中点处。布有股外侧皮神经。

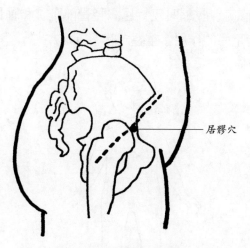

图3-49　居髎穴示意图

（11）伸膝刺激点（Neural Stimulation Point for Knee Extension）（图3-50）：大腿前侧，股四头肌中点。股四头肌起自髂前下棘、股

骨粗线和股骨体的前面，经髌骨及髌韧带止于胫骨粗隆，收缩时伸膝关节及屈大腿。临近穴有伏兔穴。

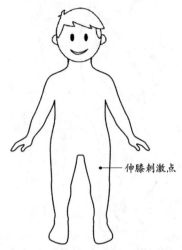

图3-50　伸膝刺激点示意图

（12）足背屈刺激点（Neural Stimulation Point for Dorsalis Pedis Flexion）（图3-51）：小腿前侧，胫骨前肌中点。胫骨前肌起自胫骨外侧面，肌腱向下经距小腿关节前方至足的内侧缘，止于内侧楔骨和第1跖骨底的足底侧，收缩时足背屈。胫骨前肌腱和腓骨长肌腱共同形成腱环，有维持足弓的作用。重叠穴有下巨虚穴。

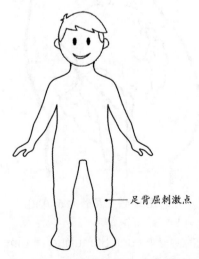

图3-51　足背屈刺激点示意图

（13）足外翻刺激点（Neural Stimulation Point for Eversion of Foot）
（图3-52）：小腿外侧，腓骨长肌中点。腓骨长肌起自腓骨上外侧，肌
腱通过腓骨肌上、下支持带深面，经外踝后方转向前，绕至足底斜行向
足内侧止于内侧楔骨和第1跖骨底的肌肉，收缩时使足外翻。

临近穴有光明穴。光明穴（图3-52）位于小腿外侧，外踝尖上
5寸，腓骨前缘。

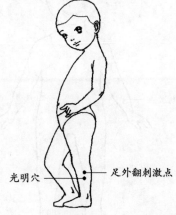

图3-52 足外翻刺激点、光明穴示意图

3. 抗痉挛刺激点

（1）抗屈肘刺激点（Neural Stimulation Point to Counteract the
Elbow Flexion）（图3-53）：上臂内侧肘窝中上2寸，肱二头肌肌腱与
肌肉移行部肌腱侧。临近穴有尺泽穴。

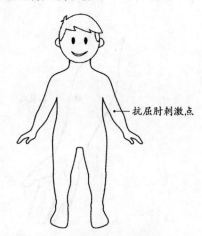

图3-53 抗屈肘刺激点示意图

（2）抗前臂旋前刺激点（Neural Stimulation Point to Counteract the Forearm Pronation）（图3-54）：前臂桡侧中部，旋前圆肌肌腱与肌肉移行部肌腱侧。旋前圆肌起于肱骨内上髁，止于桡骨体中部前外侧，收缩时前臂旋前。

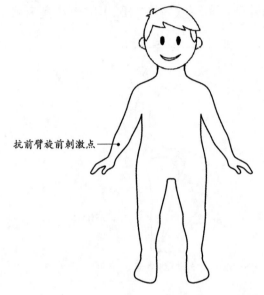

抗前臂旋前刺激点

图3-54　抗前臂旋前刺激点示意图

临近穴有孔最穴。孔最穴（图3-55）位于前臂掌面桡侧，腕横纹上7寸。布有前臂外侧皮神经，桡神经浅支。

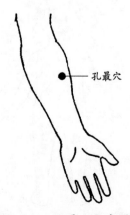

孔最穴

图3-55　孔最穴示意图

（3）抗屈膝内外两刺激点（Two Neural Stimulation Points to Counteract the Knee Flexion）（图3-56）：大腿后两侧腘窝上3寸，内侧半腱半膜肌和外侧股二头肌腱与肌肉移行部肌腱侧两个刺激点。半腱肌和半膜肌亦起于坐骨结节，止于胫骨近端内侧面，股二头肌长头起于坐骨结节，短头起于股骨粗隆线外侧唇下部，二头合腱止于腓骨小头，这三块肌肉收缩时屈膝。

临近穴有曲泉穴和浮郄穴。

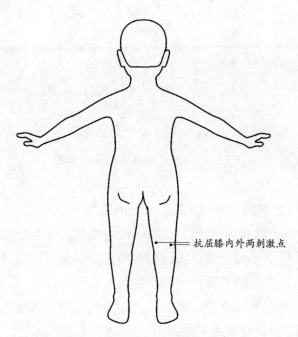

图3-56　抗屈膝内外两刺激点示意图

（4）抗足跖屈刺激点（Neural Stimulation Point to Counteract the Plantar Flexion）（图3-57）：小腿后侧正中下1/3与上2/3交点，小腿三头肌肌腱与肌肉移行部肌腱侧。小腿三头肌由腓肠肌及比目鱼肌构成，腓肠肌的内、外侧头起自股骨内、外侧髁，比目鱼肌起自胫腓骨上端后部和胫骨的比目鱼肌线，肌束向下移形为肌腱，三个头会合在小腿的上部形成膨隆的小腿肚，向下续为跟腱，止于跟骨结节，收缩时屈小腿和上提足跟。临近穴有承山穴。

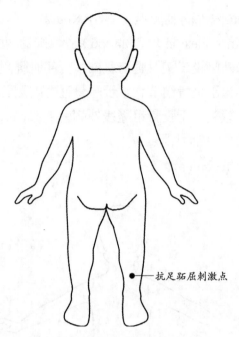

图3-57　抗足跖屈刺激点示意图

（5）抗足内翻刺激点（Neural Stimulation Point to Counteract Pes Varus）（图3-58）：内踝后上1寸，胫骨后肌肌腱与肌肉移行部肌腱侧。胫骨后肌位于拇长屈肌和趾长屈肌之间，起自胫、腓骨和小腿骨间膜的后面，在小腿下段斜向内行经趾长屈肌的深面，再经屈肌支持带深面，向前止于舟骨粗隆及第1~3楔骨的跖面，收缩时跖屈踝关节和使足内翻。临近穴有太溪穴。

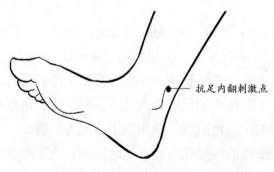

图3-58　抗足内翻刺激点示意图

（6）抗足趾背屈刺激点（Neural Stimulation Point to Counteract Toes Dorsiflexion）（图3-59）：足背腕横纹中部，拇长伸肌、趾长伸肌肌腱与肌肉移行部肌腱侧。拇长伸肌位于胫骨前肌和趾长伸肌之间，起自腓骨内侧面下2/3和骨间膜，止于拇趾远节趾骨底，收缩时伸踝关节、伸拇趾；趾长伸肌肌腱分为4束，分别以趾背腱膜止于第2～5趾的中间和远侧节，收缩时伸第2～5趾，并助足背屈。重叠穴有解溪穴。

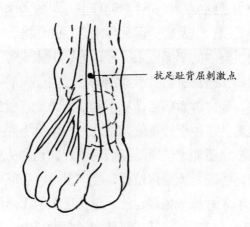

图3-59 抗足趾背屈刺激点示意图

四、肌筋膜链刺激点

人体筋膜是从头到脚包裹体内各种组织器官的结缔组织。主要分为三种：浅筋膜、内脏筋膜、深筋膜。而肌筋膜中包含了很多感受器，能够感受微循环障碍、肌紧张状态、疼痛等各种异常信号。这些异常信号持续刺激肌筋膜链上的刺激点引发不同的疾病情况，如由于某种原因引起骨骼肌内张力带的形成，造成肌内长期的肌力不平衡，而导致一系列的肌筋膜疼痛综合征。造成相应区域内骨骼肌的紧张、痉挛、疲劳和疼痛，其中引发疼痛称为肌筋膜激痛点。西蒙斯（Simons）教授和其他的临床康复专家进行了大量的临床和实验方面的研究，证实了激痛点的存在和病理生理及神经生理学的基础。肌筋膜激痛点是一个受累骨骼肌上能够激惹疼痛的位置，通常可在这个位置上摸到条索样结节。对于脑损伤的患儿，肌筋膜激痛点并不主要引发疼痛，而主要是引发相应链条上肌紧张和痉挛，肌肉两端附着点张力增高，增粗增厚、粘连、钙化，进而发生退行性变化，蕾波法称其为肌筋膜刺激点，本质上与肌筋膜激痛点类似。近十多年来，欧美物理治疗师已逐渐将肌筋膜激痛点技术应用于临床康复、疼痛治疗、运动疲劳恢复、慢性疾病预防等研究领域，并取得了显著性的临床疗效。近几年来，该技术也已经在我国应用于临床，取得了较好的效果。蕾波法将其应用于脑瘫康复，针对脑瘫患儿肌张力增高、肌痉挛、肌无力、关节功能受限，以及姿势运动异常等，强化推、点、拨、拉手法灭活激痛点，使肌肉内的挛缩肌束松开，达到机体或各关节的生物力学处于一个正常平衡状态。肌筋膜激痛点的治疗主要以消除或灭活骨骼肌内的激痛点为主，称之为激痛点是从疾病诊断角度，蕾波称其为刺激点是从康复治疗角度。应用于较重脑瘫患儿，可以见到明显的效果。应用蕾波神经肌肉刺激点不能定位肌筋膜链刺激点，这种肌筋膜链刺激点可以随着不同病情，不同个体变化位置，临床上可以在问题肌筋膜链范围触摸到条索状结节，片状紧张带定位。定位后采取①沿问题肌筋膜链从远端向近端大范围"推顺"；②在肌筋膜链刺激点上，通过"点、拨"松解条索、降张力解痉挛；③通过直接牵拉、体操牵拉、点压牵拉、姿势牵拉等方法，沿肌筋膜链方向"牵拉"整条肌筋膜链。这种蕾波"推、点、拨、拉"手法，可以取得比较满意的干预效果。

五、反射区刺激点

广义的反射区是指所有可以产生反射效应的区域。狭义的反射区是指传统中医中的脚底、手部、耳部等反射区。人的手掌、脚掌，还有耳朵部位，都有人的各个器官的反射区。反射区是遍布全身的神经聚集点，它们与身体各器官相对应，比如手、足、耳等反射区，它们与身体的五脏六腑、头部的大小脑、淋巴、内分泌腺、肌肉、关节紧密相连。其中，每个器官、部位的神经末梢，在手、足、耳等部都有一个固定的位置反射区，它们相互呼应，互补阴阳，五行顺畅。所以，如果哪个器官发生了病变，相对应的反射区就会出现很多"不良现象"，反射区在体表可以"点"定位，称之为反射区刺激点（Reflection Zone Stimulation Point）。蕾波的"推、点"非常适合反射区刺激点的手法干预。

（一）头面部反射区（图3-60）

头面部是人身体非常重要的部分，同时，通过头面部的状况也可以解读出身体的健康。通过头面部反射区可以判断脏腑疾病与健康状况，及时干预。

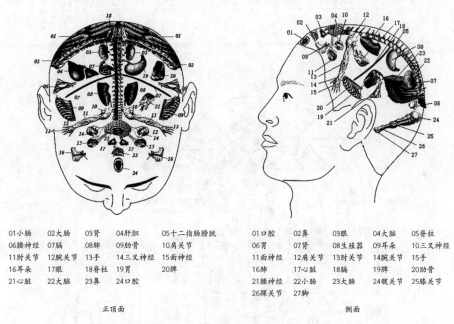

01小肠	02大肠	03肾	04肝胆	05十二指肠膀胱
06腰神经	07膈	08肺	09肋骨	10肩关节
11肘关节	12腕关节	13手	14三叉神经	15面神经
16耳朵	17眼	18脊柱	19胃	20脾
21心脏	22大脑	23鼻	24口腔	

正顶面

01口腔	02鼻	03眼	04大脑	05脊柱
06胃	07肾	08生殖器	09耳朵	10三叉神经
11面神经	12肩关节	13肘关节	14腕关节	15手
16肺	17心脏	18膈	19脾	20肋骨
21腰神经	22小肠	23大肠	24髋关节	25膝关节
26踝关节	27脚			

侧面

图3-60　头面部反射区示意图

（二）耳部反射区（图3-61）

耳郭就像一个头朝下，臀朝上，倒着蜷缩在子宫里的胎儿。耳部反射区与人体的各个器官相对应，人体的五脏六腑、五官七窍，甚至更小部位都在耳郭上有分布，通过按摩、贴压等方法对耳部反射区进行刺激，可以收到很好的治疗效果。耳部反射区主要有头面部、心肺、腹部等，头面部的反射区位于人耳的耳垂处，从下向上依次为咽喉区、眼区、内耳区、下颌区、舌区、枕区、颞区与额区。与外耳道相连的下耳窝处为心肺反射区。上耳窝处从下向上依次胃区、脾区、肝区、胆区、胰区、肾区、小肠区、大肠区、膀胱区。

耳穴压痛点是耳穴诊疗点。耳穴触诊时被检查者自诉或表现出最疼痛的部位。对压痛的程度，常据患者的反应加以判断，皱眉（+），眨眼（++），躲闪（+++）。压痛点的形成与消失和疾病的发生、发展和转归有一定的关系。疾病发生后，痛点即可形成；疾病发展或加重时，压痛点反应灵敏；随着病情的好转，痛点随之减轻以至消失。临床以急性炎症、痛症的压痛最为明显，慢性病耳郭压痛多不明显。触诊时用力要均匀，按压时间要相等，探棒的探头直径以1.5毫米为宜。

头面部、耳部反射区在蕾波头疗（RHT）中有所应用，还需进一步研究总结。

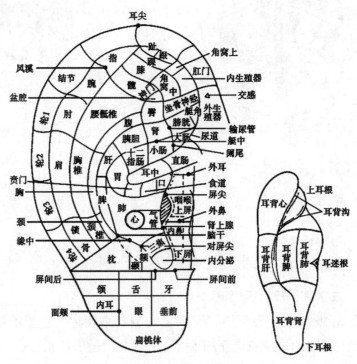

图3-61　耳部反射区示意图

（三）手部反射区（图3-62）

人类与其他动物的最大区别就在于手的应用，人类手部的灵活运用对于大脑的发育、神经、内分泌、循环系统等起到了重要的促进作用。从整体上看，手部反射区是一个倒置的人体缩影，从手掌根部至整个手掌，相当于人体的颈部和躯干，反映了胸、腹腔中各个脏腑、器官的健康状况；拇指、小指则代表上肢；食指、无名指则代表下肢；中指代表了头面、五官。手背则代表人体的背侧面及四肢的关节伸侧。通过对手部不同区域的色泽、质地、凹陷等变化诊察，可以测知及诊断相应的脏腑、器官及机体各系统的疾病。

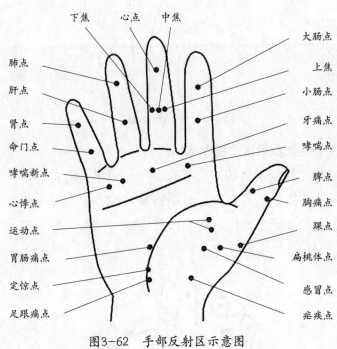

图3-62　手部反射区示意图

（四）背部反射区（图3-63）

背部反射区是以脊椎为中心的整个人体全息缩影，人体的五脏六腑均可在背部找到相应的反射区。如背上部对应肺和心脏，背下部对应脾、胃、肝、胆，腰部对应肾、膀胱、大肠和小肠，背部健康与否，往往直接反映脏腑是否正常运转。后背为五脏六腑的反射区，从颈下2寸开始以手掌大小为一个反射区，向下依次顺序为肺区、心区、肝区、脾区、肾区、排泄区、生殖区，共为7个反射区。

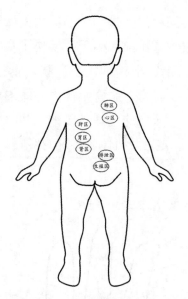

图3-63　背部反射区示意图

（五）足部反射区（图3-64）

脚被称为我们身体的"第二心脏"，可见其对我们身体健康的重要性，脚是身体经脉和穴位都非常密集的地方。足部反射区在脚底分布大大小小六十多个穴位，适当按摩这些穴位对我们身体健康有很大的益处。

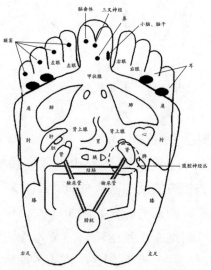

图3-64　足部反射区示意图

虽然手、足和背部反射区的准确定位尚缺乏进一步的核准，而且还有个体差异，但来自实践的初步定位，可作为寻找痛觉敏感点的起始位置。蕾波在应用中证实，许多疾病可在反射区有痛觉敏感点，消除这些敏感点有助于疾病康复。蕾波推、点、拨是消除这些敏感点的有效方法。

第三节　拨法

蕾波"拨"法（Robo Stir Method）是对较轻的粘连、挛缩，以拇指指峰、指侧或指腹为着力点，施力于粘连部或挛缩肌腱反复拨动，从而松解粘连、减轻挛缩，力度、方向和速度视具体情况而定。对较重的粘连、挛缩由专科医师用微创针刀疗法解除。

在肢瘫治疗中，软组织粘连、挛缩倾向、挛缩是重要环节之一。造成此结果的主要因素有微循环障碍，废用，牵拉揉按过度，不恰当的针刺、注射、有创治疗等。

在肢瘫检查中如果肌肉等软组织能扪及异常条、块；肌肉、肌腱较硬；用被动关节活动度检查肌张力时，刚有阻力后再加大10°~20°较为困难，即肢体的5个角检查中，除快角增大外，慢角也增大等，显示有粘连、挛缩倾向或挛缩。在推顺中应增加指拨法。即用拇指对有粘连、挛缩倾向部位的软组织轻而快的拨动。以拨开粘连为度，不宜手法过重激发痉挛加重或造成新的损伤。数次指法未能解除的可考虑应用微创针刀。松解后预防再粘连也是非常重要的。

蕾波拨法主要参考并学习美国一指刀手法研究院院长王啸平博士推出的"一指刀手法"。"一指刀手法"中的拨法是垂直于肌纤维方向施力。拨法有直、斜、平、颤、顶、倒、切、勾、扇等。拨法主要目的是松解粘连又不伤及其他组织，因此部位准确、施力角度及力度适宜非常重要。实施时辅用医用精油/耦合剂，并配合其他一些运动功能训练法。

拨的同时还要进行推顺，推顺可通过改善微循环促进组织修复。微循环研究观察到，各种原因引起的微循环血流缓慢时，即可出现红细胞和血小板的聚集、黏附，使微循环流出受阻、血管内液体漏出。

严重时可有出血或微血栓形成，促成组织粘连、组织坏死后瘢痕形成。微循环的小血管多与肌纤维走向平行，推顺是沿肌纤维方向施力，促进了小动脉供血和小静脉、微淋巴回血，有力地改善了组织微循环。通常的按揉、捏拿用力不当时，可加重微循环障碍。

蕾波矫正立板（见第五章第一节）也是有效治疗软组织挛缩、粘连的有效方法，推、点、拨的同时亦应增加。

第四节　拉法

蕾波"拉"法（Robo Pull Method）是牵拉痉挛肌群。对较轻的痉挛"推、点"后如痉挛明显缓解，即可省去对痉挛肌的牵拉；对较重痉挛"推、点"后牵拉，也不用太费力即可到位，减少了牵拉过度致伤及促成关节松弛的发生。牵拉时主要采用点压牵拉、姿势牵拉和体操牵拉的方法。

一、点压牵拉

点压牵拉（One Hand Point and the other Hand Pull ）是一手牵拉，另一手点压在痉挛肌的腱器官部位或其对应拮抗肌的肌腹中部。如：

视频 3-6
徐动型脑瘫点
压牵拉

（1）肩后伸时，一手向前牵拉上臂，一手点压三角肌前束的中部（肩前屈刺激点）。

（2）肩前屈时，一手向后牵拉上臂，一手点压三角肌后束的中部（肩后伸刺激点）。

（3）肩内收时，一手向外上牵拉上臂，一手点压三角肌中束的中部（肩外展刺激点）。

（4）前臂旋后障碍时，固定肘关节，一手旋转向后牵拉前臂，一手点压旋前圆肌桡侧腱器官（抗前臂旋后刺激点）。

视频 3-7
尖足时点压牵拉

（5）对徐动型脑瘫点压牵拉上肢时，一手牵拉，一手点压在肩关节周围或其他部位的刺激点，刺激点从即刻疗效中确定。

（6）尖足时点压牵拉时，一手向下牵拉根骨，一手点压胫骨前肌中部（足背屈刺激点）。

二、姿势牵拉

姿势牵拉（Postural Pull）是应用辅助器物固定，纠正异常姿势和肌肉痉挛，并保持一定时间的体态姿势。如：

（1）拇指内收的绑带外展牵拉（图3-65）。

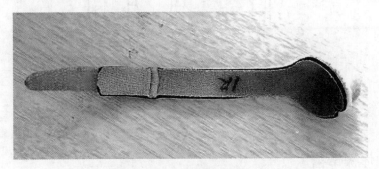

图3-65 拇指外展牵拉带图

（2）颈背张力增高的床单内荡悠牵拉（图3-66）。

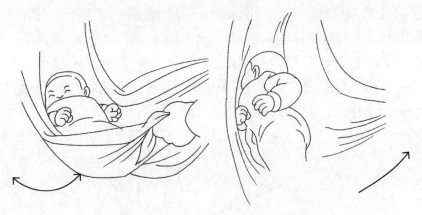

图3-66 床单内荡悠牵拉示意图

（3）尖足、跟腱挛缩、屈膝的立板牵拉：站立板站立后，前脚掌垫适宜楔形板、下肢绑带固定后反复做弯腰90°—立起的腰背肌训练（图3-67），牵拉跟腱、小腿三头肌和腘绳肌。

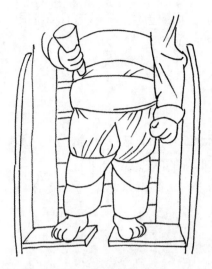

图3-67　绑站训练示意图

（4）根据具体异常设计的姿势牵拉。

三、体操牵拉

（一）主动牵拉操

主动牵拉操（Active Gymnastic Pull）是需要康复者配合的主动运动过程。前提是能够理解运动指令，并能主动完成运动指令。

1.纠正尖足的足背屈—跖屈操（图3-68）

坐位或仰卧位，双足不持重情况下，反复连续做足背屈—跖屈动作，3～5分钟，每天可多次进行。

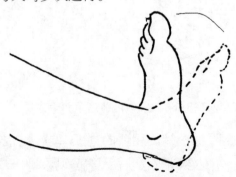

图3-68　足背屈—跖屈操示意图

2.纠正斜视的眼肌操

扶持头正中位不动，用玩具等引导眼球向眼外肌弱的方向转动，如内斜，一定眼球外展。

3.纠正前臂旋后障碍的前臂旋前旋后操

坐位或仰卧位，肘部紧贴胸部固定，反复做前臂旋前一旋后动作，3~5分钟，每天可多次进行。

（二）被动牵拉操

被动牵拉操（Passive Gymnastic Pull）完全由他人操作，康复者被动参与。

1.交叉（俯爬）模式

脑瘫治疗应用的交叉（俯爬）模式，源于美国费城人类脑潜能研究所，由于原下肢动作对脑瘫常见的尖足纠正不利，因此将下肢改成交替屈膝、足背屈的动作后，疗效有所提高。

视频 3-8
交叉模式操

由于交叉模式需4人操持，轻型脑瘫可以不用，但不随意运动型及上肢也有明显障碍的四肢瘫，加用此法可有助纠正异常。

交叉模式是孩子俯卧在模式床上进行的交叉被动运动（见第四章第五节）。

2.压腿操

由3人操作，患者及操持者均坐在垫子上，一操持者分腿紧贴分腿长坐的患者后背，另两位操持者坐在患者两侧，一手压膝，一手压足部前脚掌。三人缓慢、按节拍、相互配合地做弯腰、压膝关节向下、压足背屈的动作。幅度由小到大，每节8~16拍，每节结束时保持弯腰动作10秒，休息5秒后可进行下一节。每康复单元5~6节，约10分钟。每天可进行2~3个康复单元。

视频 3-9
压腿操

适用于脑瘫儿童小腿、大腿后侧肌肉痉挛较重伴有挛缩的孩子。不少坐不稳、坐时屈膝，压膝就倒下的孩子，压腿操后就能膝放下长坐了，坐稳和扶走时姿势改善可维持1~3小时。

3.骑滚肩—骨盆牵拉操（图3-69）

患者和操持者均骑坐在圆滚上，操持者一手扶患者骨盆左侧面，一手扶患者右侧肩侧面，缓慢由小到大重复体轴向左侧的旋转动作3~5

视频 3-10
骑滚肩—骨盆
牵拉操

分钟，更换手扶持部位重复体轴向右侧的旋转动作3～5分钟，每天进行2～3次。适用于不随意运动型脑瘫患者，一次好的骑滚肩—骨盆牵拉操可明显纠正或减轻不随意运动1～3小时，持续多日，疗效即可巩固。

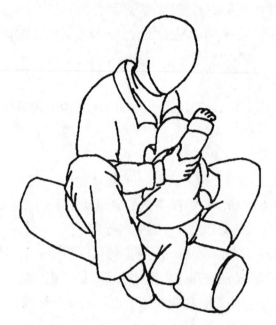

图3-69　骑滚肩—骨盆牵拉操示意图

4. 仰卧被动下肢踏车牵拉操

患者仰卧，操持者握孩子踝部缓慢做踏车动作，幅度由小到大。每次5分钟，每天2～3次。可锻炼下肢肌肉协调动作，促进独走。

第五节　动法

蕾波"动"法（Robo Activity Method）是在用上述方法纠正异常后，根据主要异常进行主动/助力/被动运动训练，加强对异常的纠正，如异常主要是某组肌肉痉挛引起，动的原则是收缩拮抗肌、牵拉痉挛肌的运动。

不同异常的主要运动训练动作见表3-1，许多具体的纠正异常运动训练，在各论章节和各种疾病的康复训练中，均有详细介绍。

表3-1　不同异常的主动/助力/被动运动训练

异常	主动/助力/被动运动训练
肩前屈	双臂后伸、扩胸运动，牵拉三角肌前部、胸大肌锁骨部等，增强背阔肌、大圆肌、三角肌后部等肌力。
肩后伸	双臂抱球、肩前屈运动，牵拉背阔肌、大圆肌等，增强三角肌前部、胸大肌等肌力。
肩外展	双臂胸前交叉模式，牵拉三角肌中部等，增强胸大肌等肌力。
肩内收	双臂外展运动，牵拉胸大肌等，增强三角肌中部、冈上肌等肌力。
肩内旋	双臂旋外运动，牵拉三角肌前部、大圆肌等，增强三角肌后部等肌力。
肩外旋	双臂旋内运动，牵拉三角肌后部等，增强三角肌前部等肌力。
肘屈曲	肘关节伸展运动，牵拉肱二头肌等，增强肱三头肌等肌力。
肘后伸	肘关节屈曲运动，牵拉肱三头肌等，增强肱二头肌等肌力。
前臂旋前	肘关节固定，前臂旋后90°运动，牵拉旋前圆肌、旋前方肌等，增强旋后肌等肌力。
前臂旋后	肘关节固定，前臂旋前运动，牵拉旋后肌、肱二头肌，增强旋前圆肌等肌力。
手握拳发紧	伸5指运动，牵拉手掌及前臂内侧屈指肌群，增强伸指群肌力。
拇指内收	拇指外展运动，牵拉拇指屈肌，增强拇指伸肌肌力。
髋前屈	仰卧搭桥运动，牵拉腰大肌、髂肌等，增强臀大肌等肌力。
髋内收	仰卧或立位分大腿运动，牵拉大收肌等内收肌群，增强臀中肌等肌力。
髋内旋	足髋外旋蹲起运动，牵拉臀中肌、臀小肌前部等，增强臀大肌、臀中肌、臀小肌后部等肌力。
髋外旋	足髋内旋蹲起运动，牵拉臀大肌、臀中肌、臀小肌后部等，增强臀中肌、臀小肌前部等肌力。
屈膝	伸膝及蹲起运动，牵拉股二头肌、半腱肌、半膜肌等，增强股四头肌等肌力。
屈膝时小腿旋内	坐椅屈膝足悬空做小腿旋外运动，牵拉半腱肌、半膜肌等，增强股二头肌等肌力。
屈膝时小腿旋外	坐椅屈膝足悬空做小腿旋内运动，牵拉股二头肌等，增强半腱肌、半膜肌等肌力。
踝跖屈	足背屈勾脚运动，牵拉腓肠肌、比目鱼肌等，增强胫前肌等肌力。
肌性足内翻	坐椅屈膝足悬空做足外翻运动，牵拉胫骨后肌等，增强腓骨长、短肌等肌力。
肌性足外翻	坐椅屈膝足悬空做足内翻运动，牵拉腓骨长、短肌等，增强胫骨后肌等肌力。
颈后伸	做颈前屈低头运动，牵拉双侧胸锁乳突肌、斜方肌等，增强颈前深层肌群等肌力。
紧张性头偏斜	运动，牵拉枕朝向侧胸锁乳突肌、斜方肌等，增强面朝向侧胸锁乳突肌、斜方肌等肌力。

第六节 蕾波促通立板、坐起椅

按照小儿正常发育规律，在矫正异常基础上的立位持重及行走训练，是实现康复目标的重要基础。小儿脑瘫立位促通立板及坐起椅是蕾波推点运动疗法在康复实践中总结研发的康复训练器械。除了可进行体轴核心肌群及下肢肌力训练，还有助于矫正尖足、足内翻、足外翻、足内旋、足外旋、屈膝或膝过伸、膝内弓、屈髋、髋关节发育不良或半脱位等。

一、立位促通立板

（一）基本结构（图3-70）

高100厘米，长55厘米立板。距左右边各14厘米，自底向上65厘米开两个3厘米宽透空槽，此二槽中间再开一个高45厘米同宽透空槽。立板上部包海绵、人造革。底部与其90°加一前后20厘米的托脚板。立板两侧加牵拉固定板。立板与坐起椅背对背相互支撑固定。

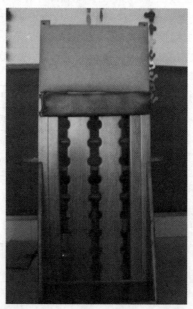

图3-70 立位促通立板基本结构图

（二）辅助用品

宽5厘米，长分别为100厘米1条、55厘米2条、45厘米2条尼龙搭扣带或绑带5条，分别用于固定胸腰部、膝关节、踝关节。配合绑带保护用海绵片；腘部用小垫；适合足底应用不同楔角的楔形板（木芯，外包防滑人造革）；调节弯腰取物高度的小方垫；跨步站小凳；踢物用塑料瓶等。

（三）训练项目

1. 立板绑站（图3-67）

正位靠立于立板上，用绑带通过2个透空槽将胸腰部、膝关节、踝关节固定在正确位置，绑带与肢体间加保护性海绵片。有膝反张的腘窝部加适宜厚度的小垫；有足内/外翻的用小楔形板矫正；有尖足的于前脚掌加适宜楔角的楔形板；有髋关节发育不良或有半脱位倾向的取髋轻外展、内旋位站立。站立中同时进行语言训练及用玩具锻炼手功能。

2. 绑站髋关节屈伸训练（图3-71）

将捆站之胸腰部固定带绑于骨盆中下部，用玩具、语言引导做弯腰90°拾物游戏。根据可弯腰程度，玩具放于适宜高度的小方垫上。弯腰运动时操作者应用手/足协助固定孩子踝、足于正确位置。此项目不仅锻炼腰背肌，改善髋关节屈伸功能，对小腿后侧肌痉挛所致的尖足、腘绳肌痉挛所致的屈膝、髂腰肌等痉挛所致的屈髋也有明显对抗作用。

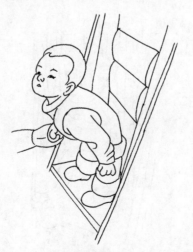

视频3-11
立板髋关节屈
伸训练

图3-71　绑站髋关节屈伸训练示意图

3.绑站跨步站（图3-72）

绑站训练后，松解一侧下肢绑带，引导孩子主动抬腿跨站于小凳上，高度以膝关节屈曲90°为宜，两下肢每5分钟交替一次。跨站时保持正位站，两腿轮流持重。

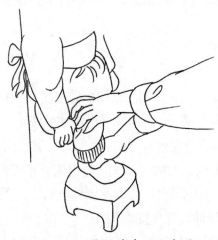

图3-72　绑站跨步站示意图

4.绑站踢物（图3-73）

视频 3-12
绑站踢物

绑站训练后，松解一侧下肢绑带，引导该下肢做踢瓶、踢物游戏，先近后远，先低后高，双足交替。内收肌紧者应做向外前方踢物。

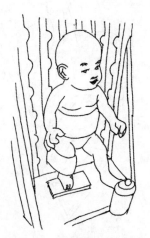

图3-73　绑站踢物示意图

5.绑站牵拉腿（图3-74）

对大腿内侧肌、小腿后侧肌群痉挛或有挛缩倾向的，捆站训练后，松解一侧下肢绑带，操作者将该下肢轻缓向前上方90°及适宜外展方向牵拉，牵拉过程保持足背屈70°～80°。牵拉到位后保持30秒，然后回原位再牵拉，并对肌群、肌腱进行按摩。双下肢交替或侧重一侧。

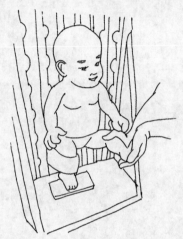

图3-74　绑站牵拉腿示意图

我们观察到，有些脑瘫孩子仰卧在垫子上牵拉按摩后肌张力已下降，内收角已增大，足背屈快慢角差已减小，但站起来扶走又出现尖足、剪刀步；对这些孩子改成上述立位功能训练同时牵拉按摩，再扶走时，多数尖足、剪刀步就明显减轻了，显示处于立位持重状态下的上述治疗，对抗立位持重状态下出现的异常效果更好。

二、坐起椅

（一）基本结构（图3-75）

椅座高48厘米，座面40×40平方厘米。座椅两前腿间加一平板，距两前腿外缘7厘米处各开一3厘米宽透空槽，自座面至距底边10厘米处。此二槽间再开一同高、宽透空槽。扶手、椅背高度适宜，座面、椅背包海绵及人造革。

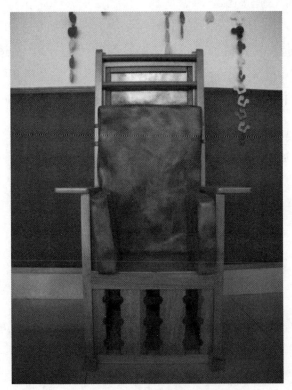

图3-75　坐起椅基本结构图

（二）辅助用品

适宜高度踏脚凳，数块调节高度用小木板，足底用小楔形板，踝部及小腿绑带，膝间垫，海绵片等。

（三）坐起训练

视频 3-13
坐起训练

患儿正坐于椅上，足下垫适宜高度踏脚凳，可加小木板至膝关节屈曲90°或膝关节略高于臀部。通过透空槽将踝关节及小腿固定，用楔形板矫正足内/外翻、尖足。内收肌群较紧或扶迈步有剪刀步及坐起时膝向内弓的，两膝间用适宜膝间垫阻挡到起立时两膝与两足同宽，膝间垫可加小带固定于两膝。用玩具、语言引导孩子做起立、坐下运动。孩子可借助扶手，上肢亦用力协助。初起训练操持者可轻拉双手相助。坐起运动中操持者可用手扶持矫正足、踝、膝于正确位置。

三、立板、坐起椅可助力纠正的异常

（一）尖足、屈膝、屈髋、髋内收等

立板站立训练时，有尖足的要用适宜楔形板垫于前脚掌；有足内翻的用适宜楔形板垫于足底外侧；有足外翻的用适宜楔形板垫于足底内侧；屈膝的用绑带紧贴板绑住膝关节；屈髋的用绑带紧贴板绑住髋关节；髋内收的大腿间加适宜垫阻止髋内收。

（二）膝过伸

脑瘫站立时出现膝过伸（膝反张、膝后弓），多数是由于未能按发育规律在纠正异常基础上进行站、走训练，膝关节周围肌肉力弱，特别是腘绳肌和小腿三头肌力弱或尖足时肌肉痉挛未有效纠正用踝足矫形器让足跟着地出现肌筋膜链的代偿。已出现膝过伸时，除下肢肌力训练，立板膝后垫适宜的中等硬度垫站立也有助于膝过伸纠正。

（三）髋关节异常

既往康复方法脑瘫儿合并髋关节异常的比例很高，如有学者统计，3～12个月、13～24个月、25～36个月三组脑瘫儿合并髋臼发育不良、髋关节半脱位等异常的分别占40%、53%、46%。而统计25年来尽早应用蕾波法康复的脑瘫儿发生髋关节异常的比例很小，包括立板站立训练的适时足立位训练起到重要的作用。

已发现髋关节发育不良或髋关节半脱位的孩子，8～9个月就应进行立板矫正站立，足间距肩宽，髋轻外展、外旋位站于立板，让股骨头对准髋臼，用绑带固定下肢站立。多日后增加弯腰90°拾取玩具后立起的髋关节屈伸及腰背等核心肌群训练和松解一侧下肢绑带的踢物、跨步站训练。

已发生髋关节脱位的，应手法或手术复位后固定治疗。复位后固定期间对髋周裸露软组织做推顺按摩，可阻抑髋周肌肉废用性萎缩、促进髋关节发育。复位恢复期过后可加立板训练。

（四）下肢、躯干肌筋膜链异常

我们在脑瘫诊治中观察到，1岁前的脑瘫姿势等异常，主要是由某组肌肉痉挛引起的，在蕾波推顺按摩和点穴纠正异常基础上，按

发育规律进行功能训练，就可获得满意的效果；1～2岁后脑瘫姿势等异常，几乎均伴有相关肌筋膜链的异常，此异常可以是肌肉、肌腱痉挛、挛缩等引起所在肌筋膜链的代偿性改变，也常有肌肉和筋膜链粘连、挛缩等异常，此时干预除了要加强拨和点穴牵拉，还要增加立板训练的牵拉。

临床上对一个肌筋膜链的干预，常用的方法之一就是固定它的一端，向正常位置用牵拉等手法促进其正常。此法徒手操作常常顾及不到整个肌筋膜链，利用蕾波立位促通立板等就能较好地调整脑瘫最易受到影响的肌筋膜后表链和前表链。蕾波立位促通立板可有效地促通肌筋膜前后表链。

机体肌筋膜后表链是由足底屈肌与足底筋膜—小腿三头肌—腘绳肌—骶结节韧带—骶骨背面筋膜—竖脊肌及其周围筋膜—枕下肌—帽状腱膜等组成；前表链是由足背前的肌肉与筋膜—趾长伸肌与拇长伸肌—胫骨前肌与胫骨前筋膜—膝关节前部筋膜—股四头肌—胸骨前筋膜—胸锁乳突肌等组成。

肌筋膜前后表链维持人体在矢状面上的正常姿势和运动方面非常重要，一个部分异常，就可能导致全链以至全身的代偿性异常或紊乱。

小腿三头肌是脑瘫时最易受累的肌肉，小腿三头肌牵张反射亢进/痉挛时临床出现尖足等，如果没有及时、有效地干预或干预方法欠佳又有新的损伤，就会出现小腿三头肌痉挛持续，肌肉微循环障碍、粘连、跟腱挛缩，甚至足底筋膜损伤、粘连等，此时如果扶持站立就会观察到主要为肌筋膜链代偿出现的膝过伸，如果不加强对始动环节和在立位对整个肌筋膜链干预和肌力训练，不仅膝过伸不易纠正，进而还会导致与肌筋膜链相关的更多异常，如骨盆前倾、胸廓后倾、头前倾等。

蕾波立位促通立板是在矫正站立的体位固定一部分，用引导主动动作或被动用一些手法，通过牵拉、运动另一部分的方法，纠正肌筋膜前后表链中肌肉、肌腱、筋膜的异常和增强肌力。如立板站立后用小楔形板、软垫、绑带等矫正足、踝、膝在正确位置后，用髋关节屈伸训练的动作有效牵拉、运动到小腿三角肌、腘绳肌、髂腰肌、竖脊肌及肌筋膜前后表链中的筋膜、肌肉等，是卧位干预中达不到的。

（五）足内/外翻、O/X形腿

立板站立时有足内翻的用适宜楔形板垫于足底外侧；有足外翻的用适宜楔形板垫于足底内侧；O形腿的双小腿用绑带捆在一起；X形腿的两膝间加一适宜垫双腿用绑带捆在一起。

（六）脑瘫不随意运动

脑瘫不随意运动型立板站立时除固定下肢、躯干，要双手于胸前握一适宜的体操棒，家长可协助让双手抓住。

四、立板、坐起椅训练注意事项

（一）适宜的时机

正常小儿6个月扶成直立位时，两下肢能支持体重；7个月时还能高兴地蹦跳；9个月已能扶物站立。因此按正常发育规律，脑瘫儿7~8个月即应开始循序渐进的立位训练，扶站不能以正确姿势支持体重的辅用立板绑站，矫正为正确姿势后，进行下肢持重及髋关节屈伸等训练。

（二）适宜的量

立板、坐起椅辅助的立位训练一般宜每天2~4次，每次20~30分钟。1岁左右的孩子使用时，还要同时训练独站、独走等。能独走姿势无明显异常，可停用器械辅助。

（三）适宜的环境

应将相关训练融入情景游戏，引导孩子主动参与。避免枯燥，尽可能多的变换游戏类型，调动孩子的兴趣和使其注意力集中。

第七节　辅用介质、器具及药浴

蕾波康复中的纠正异常方法"推、点、拨、拉、动"，均是以康复治疗师的双手来完成的。由于蕾波手法中，对"推""点"的技术要求非常高，标准是将"推""点"的力量完全作用于肌肉、骨膜层，才能达到"解痉挛、增肌力"的效果，因此需要相应的辅用物料来提高"推""点"力度、效率，保证"推""点"质量。

一、"推""点"辅用介质

（一）蕾波精油/啫喱

蕾波精油含有效量的川芎精油、当归精油、黄芪精油等，按微循环及微循环障碍理论科学调配而成。蕾波啫喱是以啫喱为基质加入有效量川芎、当归、黄芪挥发油组成。啫喱和医用耦合剂类似，也属大分子凝胶，可使推顺、点压力度达到肌肉、微循环、外周神经等较深的部位，并能沿着一定方向不间断地推压前进。大量临床及实验研究证实中药川芎、当归、黄芪按一定比例配制后，具有明显活血化瘀、改善微循环、阻抑微循环障碍等作用。

人类皮肤是疏水亲脂的，蕾波精油不仅是脂类，相对分子质量还非常小，极易被皮肤毛囊、皮脂腺吸收进体内，加强改善微循环的效果。川芎精油相对分子质量是204.35106，当归精油相对分子质量是132.16，相对分子质量远比多肽类小得多。

（二）医用耦合剂

耦合剂是新一代水性高分子凝胶（Coupling Gel），主要成分是卡波姆树脂（Carbomer，聚丙烯酸类化合物）。这种高分子亲水凝胶物理性状介于固体和液体之间，与固体相比分子结构相对更松散，分子间引力相对小，无表面张力，浸润性良好。首先，作为媒介物因为亲水性不与患者皮肤和治疗者皮肤相互吸附，使平行力作用时产生的摩擦力在耦合剂之间，类似滚动摩擦，相对滑动摩擦，摩擦力减小。在施者施加相同的力度下，耦合剂与油类介质相比，有利于力度达到更深部位。在推肌肉较厚部位应辅加医用耦合剂。医用耦合剂可用温热水槽、温奶器等加温略高于皮肤的温度应用，可提升作用效果。如果再滴少量蕾波精油于皮肤表面，不仅不影响力度的深达，而且还会通过活血促进和改善微循环状态，提高推点效果。

推法力度能达到的部位主要有二，一是施者施加的力度，二是辅用硬器，油性介质和高分子凝胶类有一点影响。推法要力度达到需要部位后不间断地推压前进。原来认为的油性介质过于油滑，不利于作用力下压。经过大量临床应用证实，油性介质和高分子凝胶类相差不大，由于油性介质中含有活血化瘀的功能挥发油成分，反而效果会更好一些。

二、"推""点"辅用器具

（一）石器

蕾波推点对婴幼儿主要是用手辅用蕾波精油/啫喱/耦合剂实施，对某些大肌群或较大孩子/成人可加适宜石器（图3-76）。用手推、点虽疗效很好，但对较大、较重的病例，容易造成治疗师手部受伤。不仅治疗师受到伤痛，受伤的手因力度不够，患者的疗效也会有下降。应用圆石等辅用蕾波精油/啫喱/医用耦合剂的推、点，施者手不伤、受者效果更好，是施、受双获益的好方法。

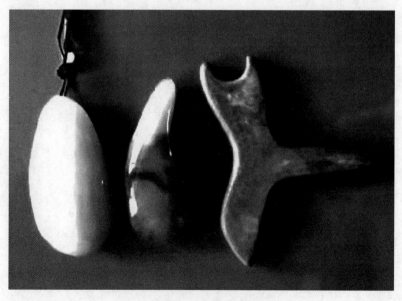

图3-76　蕾波推点石器图

视频 3-14
辅用圆石推顺
大腿后侧肌群

视频 3-15
推压小腿后侧
肌腱肌肉 3 分
钟踝阵挛消

视频 3-16
圆石点压解溪
穴两分半巴氏
征消

推、点辅用的石器材料可选砭石、能量石或其他对机体无害的石料；石器应表面光滑、大小适合手持握，如手把件大小；形状最好有一圆形面便于推压及有一棒状圆头面便于点压。

石器宜用水浴槽等加热到适宜温度应用，不但受者、施者都更舒适，还可增强改善微循环的效果。水浴加热石器优点是易调至适宜温度，缺点是温度保持时间较短。

（二）硬质暖手宝

目前市售适宜形状的硬质充电暖手宝可应用于蕾波的"推""点"，作用同石器。优点是可控恒温，时间保持较长。需要提醒的是，购买品质较好，主要是温控效果好的暖手宝。

（三）圆滚

适宜形状的光滑石质、金属、硬木、塑料圆滚，有轴承及手柄亦可应用。多用于异常较轻的成人。我国民间用擀面杖治疗落枕等就是一种推顺方法，可有效推出瘀血，直接推压牵拉痉挛肌。

（四）按摩巾

按摩巾材质应细、光、坚。中医推拿施用推法时一般辅用按摩巾。

应用硬器推、点注意事项如下：

（1）注意保护较近的骨、关节不被硬器碰伤。如推压胫前肌时要另一手压在胫骨前嵴保护胫骨、背部推压不要触碰脊柱棘突等。

（2）不要用硬器推、点颈部动静脉等危险区。

（3）经常检查硬器有无损伤的不光滑面，不合格硬器要及时废弃。

三、活血化瘀药浴

应用蕾波活血浴粉泡浴是改善肌肤及肢体微循环的另一方法，因为水作为介质也可进行推顺，在浴中增加推顺、捋压可增加疗效。

温热药浴除温热有助于微循环改善外，活血化瘀药物的透皮进入，也是改善全身微循环障碍的无创、无副作用的有效方法。不仅应用于脑瘫，其他有肌肉痉挛或萎缩的疾病中应用效果很好，在抗衰、养生、护肤领域应用也达到了满意的效果。

蕾波活血浴粉是选用优质川芎、当归、黄芪，低温、密闭研磨成超微细粉，立即分装成20克的密封小袋，泡浴时调好水温开袋加入适量混匀。低温、密闭研磨可保障挥发油等有效成分不丢失，煎熬常丢失许多有效成分。

蕾波活血浴粉在脑瘫儿童中应用已20多年，具有明显的缓解肌肉痉挛、促进康复等有益作用，仅极个别有轻度皮肤过敏，停用后正常。多数帮助孩子药浴的爷爷奶奶、外公外婆的手、臂上的老年斑减轻或消退。

第四章

蕾波康复治疗——身心统合

身心统合是蕾波法，包括康复评定、治疗训练、疗程单元管理等全系统内的核心理念，也是现代医学、现代康复治疗学发展的新理念。蕾波法经过25年的临床实践，总结研发出一系列效果明显，独具体系的身心统合康复治疗技术，包括了运动统合、感觉统合、行为统合和身心统合。为了区别其他康复训练方法，蕾波将其大多命名为"身心统合操"。

康复训练往往是一项长期、持久、反复的治疗过程，患者要在这漫长而单调的训练中，不断地适应、调整身心状态变化，平衡机体感觉、运动进步与心理情绪反应、精神行为发育等身心适应状态。能够比较好地稳定身心状态，康复治疗进步就快，效果就好，疗程就短。针对患者在康复训练中出现不兴奋、不应答、不适应、不稳定、不进步、易哭闹等"五不一闹"倾向，应当引起重视。

"不兴奋、不应答"是指患者表情淡漠，对各种训练方法及康复治疗师的各种引导、刺激反应过于平淡，注意力的集中和转移用时过长。

"不适应、不稳定、易哭闹"是指患者对于康复治疗方案、训练方法、单元密度、康复治疗师的持续或阶段抵触、拒绝；敏感易哭闹而影响运动表达或者过于安静情绪反应低弱；训练效果时好时坏。

"不进步"是指按设计单元密度、康复治疗方案训练一段时间后，没能达到预期目标或没有进步变化。

"五不一闹"现象在大多儿童康复机构或多或少地普遍存在，及时调整康复治疗方案，调整统合训练项目和力度，会改善不利的康复训练环境和情绪，提高康复治疗效率。

康复治疗中应用身心统合操，前提是在经过蕾波40项康复评定，特别是在"蕾波身心状态评定"的基础上，对应选择配套的身心统合操，科学设计康复单元的内容。

第一节　头面部统合操

头面部统合操亦称蕾波推点头部疗法（Robo Head Massage Therapy，RHT），简称头疗，是蕾波康复法中极具特色的组成部分，它以"推""点""揉"的手法，作用于头颈部的经络穴位和神经触激点，达到激发促进核心肌群稳定、视听功能及"视、听、手、说"运动协调；促进智力发育和社会交往培养。基础头疗手法简单，患者和家属可以学习后自行以"操"的形式操作实施。

一、头疗干预效果的临床研究

头部是中枢神经信息和外部环境信息重要的输出、输入部位。头部分布着12对脑神经（图4-1），属于周围神经系统，分别是：Ⅰ嗅神经、Ⅱ视神经、Ⅲ动眼神经、Ⅳ滑车神经、Ⅴ三叉神经、Ⅵ外展神经、Ⅶ面神经、Ⅷ位听神经、Ⅸ舌咽神经、Ⅹ迷走神经、Ⅺ副神经、Ⅻ舌下神经。它们主要分布于头面部，其中迷走神经还分布到胸腹腔内脏器官。在这12对脑神经中，第Ⅰ、Ⅱ、Ⅷ对是感觉神经；第Ⅲ、Ⅳ、Ⅵ、Ⅺ、Ⅻ对是运动神经；第Ⅴ、Ⅶ、Ⅸ、Ⅹ对是混合神经。

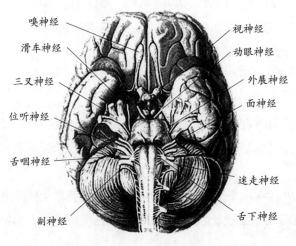

图4-1　12对脑神经示意图

　　传统医学通过实践总结的规律是"五脏之血，六腑之气，皆上注于头"。人体的经络中有7条阳经全部交汇头部，穴位多达100多个，头部是人体穴位最密集的部位。中医在治疗各种瘫痪的针灸中头针就占很多。我们祖先在实践中发现，机体的许多部位都有一个全息的信息接收、处理及反映机体状况的区，通过这个区我们可以对整个机体进行调节，如头皮、耳、面、鼻、手、指骨、前臂、足等（图3-60）。头面部穴位图见图4-2所示。

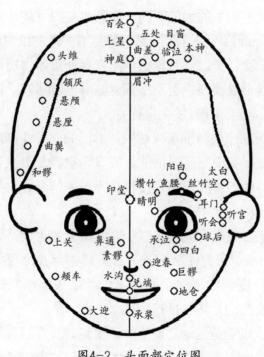

图4-2　头面部穴位图

　　脑机接口（Brain Machine Interface）的研究支持头部是脑信息输出、接受的重要部位。脑机接口是研究如何用神经信号与外部机械直接交互的技术，通过这种通道人可以直接通过脑来表达想法或操纵设备。2019年卡内基梅隆大学与明尼苏达大学的研究人员利用无创的脑机接口技术，成功开发出第一款由大脑控制的机器人手臂，具有连续跟踪计算机光标的能力。这种由大脑主动参与的康复训练有助于神经回路的重组，从而加速受损运动功能的恢复。

脑淋巴回流障碍是脑功能障碍的重要环节。淋巴循环是全身循环系统的重要组成部分，是血管系统的重要补充。微循环血管内的血液靠静脉回流，血管外的液体和非组织结构的有形成分就要靠淋巴回流带走，淋巴和静脉共同完成带走废物、排除毒素的任务。近年研究发现大脑淋巴系统，特别是脑膜淋巴管（Meningeal Lymphatic Vessels），负责将中枢神经系统脑积液和脑组织间液中的大分子，引流到颈部淋巴结，有效清除大脑垃圾。研究还发现这一系统受阻，可使认知功能下降、引发与衰老相关的大脑疾病，如阿尔兹海默症等。詹妮弗·芝森（Jennifer Munson）发现与阿尔兹海默症有关联的蛋白质、细胞碎片会通过淋巴管排除，所以一旦流出受阻就会加重蛋白质的积聚。在患有阿尔兹海默症小鼠模型中也观察到有脑淋巴管堵塞。还有研究证实这一系统受阻，与自闭症等发生也有关。

蕾波推点头部疗法特别重视对颈部淋巴的向心性推顺，促进脑部淋巴、静脉回流。头皮下肌层很薄，或仅为腱膜，很快到达骨膜、颅骨。因此位于其间的神经很容易接收到指压的信息，尤其以颅骨为底衬，点压、推顺效果非常好。

2021年华盛顿大学医学院病理学和免疫学系马可·科隆纳（Marco Colonna）研究团队报告，在脑膜中存在大量如B细胞等免疫细胞，这些免疫细胞来源于颅骨。也就是头部点穴按摩还可以刺激颅骨产生免疫细胞，增加抵抗力。

视听说功能康复是运动功能康复的重点，头疗可有效提高物理治疗（PT）、作业治疗（OT）和言语治疗（ST）的康复治疗效果。头疗可促进眼耳口手的协调运动和身心统合的康复进程。

二、头部疗法操作

（一）基础头疗"八揉两点五指梳"

"八揉两点五指梳"是头疗的基础手法，简单易学，可以家庭操作。

1. "八揉"

双手指轻轻按揉大脑头皮的半球映射区域，额、顶、枕、颞两侧共八个区域。患者表现不同，重点按揉区域也不同。智力落后、自闭倾向重点按揉额叶映射区域；运动落后、障碍重点按揉顶叶映射区域；视觉障碍重点按揉枕叶映射区域；听觉障碍重点按揉颞叶映射区域；偏瘫重点按揉对侧顶叶映射区域。

2. "两点"

拇指点压百会穴和脑户穴下1寸。百会穴位于人体头顶正中，两耳角直上连线中点，属于督脉，意为百脉之会；脑户穴位于枕骨粗隆下凹陷处，再往下1寸（枕骨大孔处）。

3. "五指梳"

用五指以中等力度梳理按揉，按照督脉、膀胱经、胆经等经络走向，从前额到后颈。

"八揉两点五指梳"是蕾波头部推点疗法的基础性手法，有效性干预必须增加相应的头部经络和穴位，施以推点等手法。例如，睡眠差增加安眠穴点压；眼内斜增加太阳穴点压；视力障碍增加睛明穴点压；听力障碍增加听宫穴点压等。

"八揉两点五指梳"作为家庭康复治疗的手法选择，可以辅助肢体推点干预的效果，提高康复效率。亦可作为康复治疗的起始过渡方案，主要目的是通过同患者情感交流，建立信任，使其尽快适应康复治疗方案。即使应用于正常儿童也会促进其生理和智力发育，是家庭早期干预的优先选择方法。"八揉两点五指梳"每天进行2～4次，每次大约15分钟。核心重点是操作者要有同患者目光对视，语言交流（看一点一说同步）。按揉从轻到重，保持患者的享受过程。

（二）看一点一说同步

"看一点一说同步"是指母亲或其他亲人与孩子眼睛对视，扶持孩子头部，一指点在相关的神经触激点或穴位上并做适宜点压，和孩子说话三者同步进行。常用的头部点压部位是蕾波脑触激点及百会穴，两穴可交替应用。孩子头颈部及操持者手部均应保持清洁，要亲切目光对视、温柔语言交流、轻缓触摸。三结合的开始，可在孩子舒适的体位，

视频 4-1
蕾波头疗点压
百会穴

如抱位下进行。点压神经触激点或穴位可辅用蕾波精油/啫喱。

在儿童康复训练中，应尽早开始"看—点—说同步"的方法。实践证明，这种方法可以提高孩子注视能力、培养注意力集中和转移、促进智力发育、阻抑自闭倾向、增进母婴亲子关系等，是简便易操作，效果范围广的可家庭应用的方法。

（三）不同作用的相关推点部位

提高智力：重点推顺额叶对应区，点压蕾波脑触激点、百会穴。

促进运动：重点推顺顶叶运动对应区，偏瘫侧重对侧。

改善情绪、调节睡眠、阻抑自闭倾向、阻抑癫痫：重点双颈部向心性推顺，促进脑的淋巴回流；点压蕾波脑触激点。

提高视觉：推顺枕叶视中枢对应区，点压睛明等眼周穴位。

纠正眼内斜：点压太阳穴，固定头部引导眼向侧外方看。

纠正听觉障碍：推顺颞叶听中枢对应区，点压听宫等穴。

改善咀嚼，阻抑流涎：推顺咀嚼相关肌群，点压下关穴、颊车穴等。

改善吞咽、构音：推顺吞咽、构音、喉相关肌群，点压廉泉穴、人迎穴等。

纠正头颈偏斜、改善头控：推顺胸锁乳突肌和斜方肌等。

促进颈部淋巴回流的推顺，由颈部两侧缓慢沿颈淋巴走向由上向下向心性推顺，在颈淋巴结处轻缓点压。对头、面、颈部小肌肉的推顺，要从肌肉一个起止点向另一个起止点推压，尽量向心性推压，并点压肌肉中部。对小肌肉推顺，蕾波精油效果好于其他介质。辅用蕾波精油在头、颈、面部"推、点"后过几小时再清洗，其中的活血化瘀的中药挥发油还可继续透皮进入，增加改善微循环的效果。蕾波头疗一般每天2～3次，每次20分钟左右。每项操作重复次数视具体情况而定。

视频 4-2
蕾波头疗抱坐位推压斜方肌、胸锁乳突肌

第二节　眼—口—手专注操

眼—口—手专注操是蕾波身心统合训练的一项促进眼与手协调应物的训练项目。主要是针对婴幼儿早期与母亲或第一重要养育人目光对视差；有目光注视但是长时间应物在口，也就是注意一个物体，可以用手拿来，很快放入口中的特征；互动专注差，也就是经常听到家长说孩子不注意家长在做什么，或看一眼就离开，不好引导。

主要分为被动眼操、被动手操、晃动专注操三种。

一、被动眼操

被动眼操是针对婴幼儿早期不注视，或集中注视力差而进行的训练。尤其是对那些眼底及大脑相关检查视觉系统没有严重问题的婴幼儿，要及早开始进行此训练。我们从婴儿2个月开始设置了一系列课程，通过专业训练师的恰当引导，使眼睛活跃起来，实际上是引起了视觉的注意，也就是用眼睛注意到某个物体或人。眼睛这个心灵之窗也就打开了。这就是被动眼操的主要目的。

"注意到"是一种能力，是想注意时的一种能力，从"想注意"到"能注意"再到"注意到"是一个心理活动过程。这个能力在生命的早期需要特殊的方式被启动。通过调动眼睛注意外界物体的能力称为视注意力。当外界各种适宜注视的光刺激眼睛的时候，物体在视网膜成像并通过神经传导，将这些成像信息传输给大脑视觉中枢，经过复杂的视网膜成像和视神经中枢对成像信息的分析接受，最终这些信息存储记忆，并在各种心理活动中被提取使用。而最初能够完成视网膜成像并顺利传输到大脑视觉中枢，不仅需要解剖生理的完整功能，还需要心理能量的投注，以使外界的物体能够被看到。这个能力的启动最重要的就是早期母婴之间的互动完成的，一个愿意看着自己孩子的母亲，目光中带着能量，是她深情地注视开启了婴儿眼睛注意力的窗口。一个新生儿，出生就可以睁开眼睛，甚至能转动眼睛四处张望。这只是一种本能，注视不一定集中。鲍秀兰教授的新生儿行为神经测定（NBNA）检测中可以看到，用特殊的红球或者面带笑容的人脸对怀抱适宜的新生儿可以引发集中注视甚至追视，这依然是一种被动的注意力的展示。当刺激消除后，新生儿不会主动寻找刚才的红球和人脸。经过母亲的养育，大约在两三个月时，婴儿就会主动注视母亲的脸甚至发出微笑，并且在一定情况下用声音呼唤母亲的到来。这时眼睛心灵之窗也就打开了。有意地想集中注意的能力就出现，并被婴儿辨识和使用。因为这个视注意带来了心理的某些需要的满足。

早期因为特殊的出生历史和发育的特殊性，以及母亲的特殊困难，使得一些婴儿没有很好地发展这个视注意，甚至不注视可能是回避一些特殊情况的防御策略。这持续下去影响了精细运动能力的发展，影响婴儿整体认知智力的发展，甚至是心理结构的建构。必须及早干预，尽可能早地打开这个视注意能力。被动眼操就是针对此类视注意差或缺口的婴幼儿一对一训练课程，不同于常规母婴互动课程。着重去发现婴幼儿由被动到主动注视的转换点，在有节奏的重复训练中逐渐引导出并稳定主动视注意到动手，同时注意与婴幼儿的积极情感相结合。

被动眼操的实际操作如下：

（1）用品准备：红布包裹两节一号电池的手电筒的灯头、基础三原色色彩的图形、黑白卡、面部五官清晰有笑容的娃娃、可局部晃动的头饰等，白色桌面的餐桌椅或检查桌。

（2）环境：安静，室内亮度稍偏暗，房间易在15平方米之内，室内墙上张贴单一娃娃笑脸的图片，放立体玩具。

（3）操作手法：30分钟内完成，选婴儿精神状态安静稳定时进行。正面面对婴儿脸出示物品，发现婴儿短时集中注视后缓慢平行移动物品，同时辅助者轻轻辅助婴儿头部不动，当眼球移动注视物品超过60°后缓慢上下移动物品。如此重复3次。同一物品——此操作中必须重复被看到至少2～3次，并达到上下左右不同方位均有眼球转动地注视为佳——此训练至少注视3种不同物品，其中不包括训练师的人脸。注视不连续时可调整物品引出注视后再移动。

桌前注视在正面连续转动眼球后进行。婴儿要在躯体稳定的姿势下对60°视野的物品集中注视。

每一次训练前，训练师都要想尽办法主动注视婴儿的脸，可以说话吸引，所以，此时训练师是充当了一个想看到婴儿的成人的角色，以弥补母亲有限的能力。这个注视是训练师主动注视，只要发现和婴儿有目光相遇即可，不需要刻意训练婴儿注视治疗师后移动眼球。

物品每次要重复和更新交替，70%重复为佳。注视和转动眼球追视中注意安静，情绪稳定，不哭闹。

二、被动手操

被动手操主要是针对上肢、肩、颈经过推顺肌张力正常后仍肌力弱、前臂及手触觉敏感、双手指分离运动不足、握持物体时间短等精细运动相关的问题。从婴儿出生开始就可逐步开始训练。尤其是有上肢肌张力问题的婴幼儿，主动双手摆弄物品的机会由于肌张力的问题而减少。出现口应物持续存在的现象。用口接触各种想要接触的物品是一种认知，口腔黏膜可以辨识质地、口感甚至味道。但是这只是在感知觉水平对物品的一个辨识，无法实现可视下的创造。当婴幼儿视觉正常的情况下，不用双手去摆弄感兴趣的物品，就不能达到复杂的认知。所有要尽快将注视下的双手接触物品的能力引导出来。

由于各种原因，婴幼儿的肩、颈肌肉肌力不足使得上举能力不足，这影响伸手够高于头顶的有趣的物品。另外，前臂旋前旋后转动的机会也会因为肌张力的问题而受到抑制，使得婴幼儿抓握物品后手掌朝桌面，前臂旋前状，以前臂带动肘关节上下运动为主，这不利于双手共同操作的实现，也是需要通过被动手操进行训练。双手掌背、掌心及五指均有丰富的感觉神经及运动神经支配，只有当双手不同指尖的感知觉被分开辨识时，双手操作的复杂性才可以实现。这都是被动手操训练可以提升的主要方面。

被动手操的实际操作如下：

（1）用品准备：小沙袋、指套、布偶、彩笔、沙子、布袋、水杯等。

（2）操作方法。

①上臂上举拉伸操。

注意手尽量高于头顶，抓拉握持后，训练师保持婴幼儿适当放松以便婴幼儿双上肢吃力支撑，3秒左右，重复3次。以双手紧紧抓握为固定点，上肢力量支撑身体除了可以提高肌力外，主要是看身体的统合姿势及婴幼儿的情绪。

在双脚距离地面15厘米左右，可以允许婴幼儿松手掉落在有松软垫子或海洋球池中，此操作要提前和父母沟通，注意避免因父母惊叫声而产生负面的治疗作用。训练师要一手抱持婴幼儿，另一手触摸婴幼儿拉紧的大臂，同时感知整个躯体的姿态变化和婴幼儿的情绪。初始时，整个掉落过程可在训练师扶持下完成。可请父母帮助。

当抓握熟练，身体稳定后，可以前后晃动身体，幅度逐渐增大。注意躯体核心躯干与头的水平角度。

可双足扶持或自主站立地面，双上肢上举并在帮助下持续抓握物体不松，在引导帮助下一脚抬起踢倒脚下竖立的瓶子，或踢走小球。操作中注意躯体持重线的变化和双手上臂的变化。

②沙袋负重前臂操。

旋前旋后按照节拍进行，二八拍为1组，共3组。左右交替、双前臂共同进行，配合屈伸腕关节。训练师需要喊出节奏。注意保持上臂自然下垂，在胸廓两侧曲肘。

③手按摩操。

手背按摩自拇指掌指关节处起，以拇指指肚全面接触皮肤，适度加压逆时针或顺时针旋转按摩，同样加压按摩手掌心。同时和婴幼儿交流"推推手背，推推手心"，按摩20圈后，训练师分别以拇指、食指捏住每一个手指的掌指关节处，加压旋转向指尖进行，至指尖末端止，同时说"这是大拇指、食指、中指、无名指、小指"。

④手指相遇游戏。

训练师给婴幼儿的五指分别带上指套，并用训练师自己的同类手指触碰婴幼儿有手套的手指，并拟人话语"你好！食指，我们交个朋友吧"。此时可把持婴幼儿的手腕，并引导戴手套的手指去与训练师的手指相遇。注意保持躯体稳定、肩肘不动的姿势。

⑤在布袋里寻宝。

把持住婴幼儿的一手或双手进入装有小球、小积木或沙子等的布袋中，小幅度翻找。拿出一个抓住的物品。此时注意可身体前倾，伸肘。

⑥水杯中抓球。

扶持一手整体进入有1/3水量的水杯中，翻找小球。注意用婴幼儿的单指搅动水中的小球，帮助屈伸指间关节。

三、晃动专注操

1. 用品准备

陀螺盆、横吊起的滚柱、龙球、花生球、书、图片。

2. 操作方法

在不同的晃动的物体上扶持坐稳，并缓慢晃动物体。在头颈躯干稳定后，用玩具在婴幼儿眼前逗引，一旦婴幼儿注意后并有意识要活动上肢朝向玩具时，扶持婴幼儿的上肢伸手触碰眼前的玩具。整个晃动中的伸手触碰玩具循环完成3轮以上，同时注意每一轮要连续注视3秒以上，并有至少一次主动活动上肢去够物。看书、看图片时需要减慢晃动，更换图片的间隔应大于视觉暂留时间，也要在无意识集中注视时间范围内。在0.2~2秒为宜，以保证在不稳定的坐物上连续注视即可。

第三节　耳—体—口专注操

耳—体—口专注操主要针对婴幼儿对声音过度敏感、对语音不敏感，对语言的理解和表达缓慢的问题。

外界的声音可以分为自然音、乐音、语音，都是不同节奏的振动波，经过听觉系统形成听觉，是一系列复杂的生物物理转化和神经传导，最后在大脑分类、存储和记忆。听觉是由耳、听神经和听觉中枢的共同活动来完成的。耳是听觉的外周感受器官，由外耳、中耳和内耳耳蜗组成；外耳和中耳是传音系统，内耳是感音系统。

这个过程是从外界声波进入外耳道，引起鼓膜振动开始。鼓膜的振动频率（频率即音高）与声波频率一致，声波强度决定了振幅（声音大小）。当鼓膜以不同频率和振幅作内外方向振动时，通过连接骨膜和前庭的三块听小骨的物理传递，使抵在前庭窗上的镫骨底板振动，引起内耳前庭阶外淋巴液振动。使前庭膜、蜗管内淋巴、基底膜、鼓阶外淋巴，以及圆窗膜相继发生振动。基底膜的振动使螺旋器的毛细胞与盖膜相对位置不断变化，引起毛细胞发出神经冲动，使耳蜗神经纤维产生动作电位。传至延髓，再经中脑下丘到内侧膝状体，最后到大脑皮质的颞叶，形成听觉。人耳适宜的刺激是16~20000次/秒的声波振动频率。图4-3为人与一些动物的发声及听觉频率范围图。

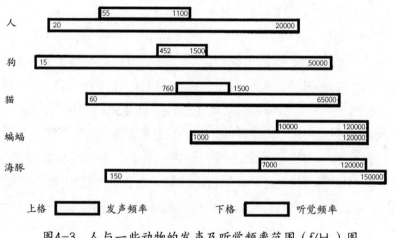

图4-3　人与一些动物的发声及听觉频率范围（f/H₂）图

人耳可以听到的声波强度范围随声音频率不同而变化。一般情况下，普通人对0~20分贝声音大小几乎感觉不到，很静；在20~40分贝为安静，犹如轻声细语；40~60分贝为一般，如普通室内谈话；60~70分贝为吵闹，有损神经；70~90分贝为很吵，神经细胞受到破坏；90~100分贝为吵闹加剧，听力受损；100~120分贝为难以忍受，待一分钟即暂时致聋。

研究表明，初生的婴儿已具有感觉外界声波的能力，但由于耳朵的鼓室内没有空气，听力会比较低下。2~3天后新生儿听觉就会变得相当敏锐，如果此时有人在其耳边呼喊或发出其他响动，则会引起婴儿睁眼、闭眼、惊吓、呼吸加快或减慢等一系列应激反应。根据鲍秀兰教授的NBNA测查结果看，在出生2天的新生儿安静入睡后，耳边突然被给予测查盒的"格格"声，可以引起上述的一系列反应，但是间隔3~5秒后重复刺激，正常新生儿绝大部分在2~3次同样声音刺激后反应消失，继续睡眠，表现出适应性习惯反应。这是新生儿脑发育正常、心理反应适度的标志之一。提示的是声音在睡眠时产生了听觉，经过几次听觉刺激后本能的加工判断出此声音不威胁生命，即产生对此声音不给予反馈的表达，继续睡眠。这也是新生儿的保护性行为。清醒状态时新生儿的听力与成人也是不同的，新生儿听力甚微，成人的平均听阈在26分贝以内，而新生儿的听阈在60～70分贝。若在有背景声的房间对新生儿听力测试，新生儿对声音的听性反射阈值在90分贝左右。新生儿大部分时间处于睡眠状态，不被较多的环境声干扰，而听性反射阈值实际是一种保护性生理机制。随着新生儿的发育，听阈值逐渐降低，听敏度增加，至2岁时接近成人听力水平。

从这些科学的研究可以看出：声音是否能够听到与如何反应是不同的。蕾波的耳—体—口专注操是在排除了听觉系统的障碍后，对主动专注地辨析声音的能力进行训练的系列课程，目的是提高主动辨析声音，寻找声源；同时在声源确认下，面对人发出声音的动作的注视和模仿。配合被动地节奏声音和躯体部位的动作，愉悦地接受语音。包括声音寻源课、语音发音感知课、节奏健脑操等。

一、声音寻源课

1.用品准备

经过测音频，声音振幅后，选择三种发声物品，包括30～40分贝、60～70分贝、90～100分贝；母亲对孩子轻声细语地说话并录音（30秒至1分钟）；家中其他人对孩子正常的说话声音（三句之内）。

2.操作方法

安静的游戏环境（要用软件测量声音达到安静状态）下，婴幼儿被抱持或独坐玩感兴趣的玩具。其间分别给婴幼儿耳边播放母亲的轻语录音、低分贝的发声教具，以婴幼儿转头找到声源并伸手或嘴巴发出声响为终止。

间隔3～5分钟，继续在婴幼儿安静专注玩的同时在耳旁20厘米以外的区域给予家中其他人的语音录音或中等分贝的教具。

间隔3~5分钟，继续在婴幼儿安静专注玩的同时在耳旁20厘米以外的区域给予高分贝的教具。

最后，训练师直接在婴幼儿注意不到的地方呼唤婴幼儿的名字（家中经常叫的名字），两侧耳旁30厘米之外均无反应，换婴幼儿熟悉的声音呼唤其名字。

二、语音发音感知课

1. 用品准备

类似沙盘的操作箱、各种发声的小动物玩具、镜子、小贴片、布偶（嘴巴可开合的）。

2. 操作方法

在桌前操作箱的各个角落，训练师帮助婴幼儿找出藏起来的玩具，找到后首先让玩具发声，再对着婴幼儿的脸命名玩具，此时应将玩具和命名者的嘴接近，让婴幼儿同时看到发声的玩具和训练师的嘴，同时听到训练师的命名，最后再帮助婴幼儿用手安抚小动物，配合简单的语句。

照镜子：在可以看到全身的镜子面前，训练师对坐位的婴幼儿的鼻子、嘴进行指认命名，只要婴幼儿注意镜子中自己的鼻子、嘴，就可以将贴片贴于鼻子或嘴旁，反复在婴幼儿耳旁轻声命名。对扶持站立位的婴幼儿，训练师帮助活动四肢并命名，只要婴幼儿注意镜中的肢体，就可以即刻改变活动姿势。

布偶放于治疗师的脸旁，张合布偶的嘴，同时说有节奏的儿歌或者和婴幼儿打招呼的话语，只要婴幼儿注意布偶的嘴并伸手触摸，就可以将婴幼儿的另一只手放于说话的治疗师的嘴旁，感知后吸引婴幼儿的目光转移。

三、节奏健脑操

操作方法：仰卧、抱坐位均可。训练师面对婴幼儿用快速高音调声音边说边用手拍压婴幼儿的肢体。要求肩—髋配对；肘—膝配对；腕—踝配对；上臂—大腿配对；前臂—小腿配对；手—脚配对，同时左右上下均交替。即：左肩—右髋；右肩—左髋等。节奏为一个部位1～2秒钟。也可以直接报数，但是手是左右上下交替拍压。比如说1拍压左肩，说2拍压右髋。拍压要配合声音出节奏，不等婴幼儿反应即刻改变的拍压手法，可以更好地帮助婴幼儿统合身体，同时对局部的命名也可以刺激听觉系统语音的辨识。

第四节　抚触统合操

抚触统合操（Touch Coordination Exercises）主要针对早产儿、高危儿的早期干预。婴儿在宫内为适应子宫形状是屈肌张力较高的屈曲状，出生后为适应克服地球引力，屈肌张力将逐渐下降，伸肌张力逐渐升高。婴儿抚触按摩更重要的一点就是促进和协调新生儿的屈曲—伸展平衡转换。同时可以促进婴儿触觉和感知发育，增强免疫能力，改善消化，促进睡眠和体重增长，安抚情绪，通过母婴交流促进母婴依恋关系的建立，不仅利于婴儿也有助于母亲产后恢复，边抚触边有目光及语言交流，还可更好地提高孩子视听及智力等。

目前社会上流行的婴儿抚触按摩操（包括婴儿健身操等），较好地适应上述婴儿及家长的需求。但是，在这些婴儿操中大多含有关节牵拉和扭动的操作，存在人为造成婴儿关节或韧带松弛、损伤的风险。

蕾波抚触统合操是辅用婴儿按摩油/乳，沿肌肉和静脉、淋巴回流走向全身推、抚的方法。

实际操作如下：

（1）四肢采用推法，先由远端沿肌肉走行向近端推顺按摩2～3次，也就是沿静脉回流方法推出陈血，引来新血，促进淋巴回流。对生理性肌张力相对高的屈肌开始力度应轻缓，逐渐加力达肌肉层；对相对力弱的伸肌一开始就可力达肌肉。接着为刺激神经、穴位向心或离心推压数次。

（2）在背部采用推、点手法，沿脊柱两侧由下向上推顺2～3次，并在脊柱两侧椎间隙点压1~2次，可通过点压督脉、足太阳膀胱经、华佗夹脊穴、脊神经等对颈背和内脏进行调节。

（3）面部采用抚触点压手法，增加点压百会、睛明、听宫、下关、颊车穴，可有效促进智力提升、视、听及口腔运动。如点压睛明后沿眉骨捋压到听宫点压；由下颌中部做笑脸向两侧捋压到颊车点压，再到下关点压，最后点压百会，每个穴位点压1~2次，每次1~2秒即可。百会穴位于两耳郭尖连线头顶中点；下关穴位于颧弓下缘咀嚼时隆起处；颊车穴位于下颌角前上方咀嚼时隆起处。

（4）胸部采用推法，沿胸大肌自胸骨柄向肩部推压。

（5）腹部采用按摩抚触手法，沿结肠走向自右下向上—向左—向下按摩抚触。

视频 4-3
抚触统合操

一般婴儿抚触统合操在两餐间，孩子情绪好时进行，每天进行1~2次，每次15~25分钟。环境温暖，实施者应清洁双手，剪短指甲，预热手温。在和婴儿进行亲切的目光、表情、语言交流中进行推、点、抚触按摩。应用此种统合抚触的方法，对正常儿可促进发育，对早产儿可加速追赶，对有肌张力异常、肌力不足、某些肌肉等软组织发育缺陷的可纠正异常，对脐疝、腹股沟疝也有促进愈合的作用。

抚触统合操，一般婴儿都能欣喜地接受，在此基础上，很容易就能按照发育规律用语言、玩具引导出正确的主动运动。做其他婴儿被动操时如孩子反抗，不要强行，更不应旋转、牵拉关节，婴儿关节周韧带发育尚未完善，极易造成损伤。在孩子生病发烧的时候不必停止，抚触统合操也有助于调动免疫系统，对抗疾病。

第五节　交叉模式操

交叉模式操原称交叉（俯爬）模式（Crisscross Mode，Crawl Mode）源于美国费城人类脑潜能开发研究所，原模式中的下肢动作对脑瘫常见的尖足纠正不利，蕾波将下肢改成交替屈膝、足背屈的动作后，适应了脑瘫治疗，效果提升明显。改良后交叉（俯爬）模式，称为交叉模式操。适用于不随意运动型脑瘫、上肢障碍明显的四肢瘫、协调功能障碍/共济失调（Dystaxia）患者的运动统合训练。

交叉模式操（图4-4）是孩子俯卧在模式床上进行的交叉被动运动，由4人操持，一人扶头，另两人各操持一侧上肢及扶持臀部及大腿上部，第4人操持双下肢。有节律地转动头颈，并配合类似自由泳样活动上肢，下肢类似踏步体操动作，屈膝时足背屈，伸膝时反之。双手辅用食用淀粉压摩，自床边不抬起地压摩到臀部，抬起后施者仍应握住孩子的手呈伸展状。上、下肢呈交叉状，即左上肢伸时右下肢屈，头转向上肢伸侧。

每天2~4次，每次100~200节，每50节用1~2分钟。动作偏慢才能有效伸展、压摩手掌指及其他动作到位。在孩子两餐间，情绪好时进行，哭闹时不要强迫，中途反抗时稍停片刻，宜伴有说唱、音乐。

模式床高度、长宽以适宜操作为准，床面垫高密度海绵，其上用光滑人造革，海绵及人造革在床边均应向下包20厘米，有助于孩子握拳的手在床边压摩打开。

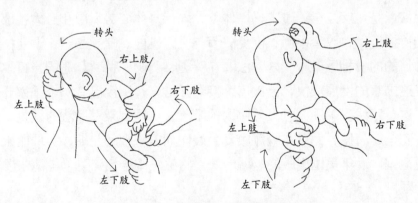

图4-4 交叉模式操示意图

交叉模式操在婴儿4~12个月应用效果最佳。4个月前手抓握反射尚未消失，适应宫内屈曲状的屈肌张力高仍显，仅适合推点手法纠正；1岁后，异常姿势运动已持续数月，统合效果难度增加。会正确姿势俯爬或纠正异常后可停止，正确姿势俯爬是主动的交叉模式，能正确姿势俯爬的孩子异常也都基本纠正。

第六节　球上运动操

　　球上运动操（Exercise on the Ball）是利用充气大球协助的球上游戏，主要适用于感觉统合功能障碍或减弱、协调/平衡功能障碍或减弱的训练及核心稳定性训练。

　　感觉统合（Feel the same）是指大脑和身体相互协调的学习过程，是指机体在环境内有效利用自己的感官，以不同的感觉通路（视觉、听觉、味觉、嗅觉、触觉、前庭觉和本体觉等）从环境中获得信息输入大脑，大脑再对其信息进行加工处理，并做出适应性反应的能力，简称"感统"。感统分为：视觉、听觉、味觉、嗅觉、触觉、前庭觉、本体觉统合等。感觉统合训练多与游戏相结合，不仅正常孩子愿意接受，更是需要长期训练脑瘫孩子的理想途径。令人欣喜的游戏可以激发孩子主动参加反复进行的训练。孩子在放松情况下增高的肌张力下降、异常姿势减轻，有利于正常功能的建立。如乘马疗法是治疗脑性瘫痪有效的方法，（乘马疗法是以神经生理学为基础的马背运动疗法，是残疾儿童通过乘马，体验、维持身体姿势反应和身体各部位的协调运动，改善平衡、恢复关节与肌肉机能、疏导心理、调节情绪为目的的一种运动和娱乐方法。在英国、美国、荷兰、德国、日本等发达国家的发展较快，已被广为接受并推广，迄今已有23个国家开展了这一疗法。）用充气大球协助的游戏，可达到乘马疗法的效果，并且安全、简便，尤其在脑瘫康复的最佳期——婴幼儿期，大球比乘马更适宜。近年美国出版的脑瘫专著已将感觉统合治疗列为脑瘫主要治疗项目之一。

　　学龄前后儿童感觉统合训练虽然也能使脑的感觉统合功能增强，但要让孩子有较高的感觉统合功能，各种感觉信息的输入在1岁内最重要。在科学育婴中，目前我国对视、听、触及本体觉的信息刺激已比较重视，前庭觉信息的输入还不够，因此在育婴中应加强前庭信息的输入。简便、适合婴儿的前庭训练项目有：①摇篮床、悬吊床单内荡悠、悬吊床单内侧翻等可输入卧位头部左右转动的信息。②弹簧板、举高高、蹦蹦跳等可输入立位头部上下移动的信息。③抱坐转椅旋转等可输入立位、卧位头部旋转的信息。④适合婴儿的颠弹、晃动的玩具车等可输入立位头部上下、左右晃动的信息。⑤充气大球协助的各种运动，可输入包括头下位等各种体位及运动的前庭信息，同时也输入触觉、本体觉、视觉、听觉等信息，是提高婴儿前庭功能、感觉统合能力和运动功能的理想方法。在婴幼儿期，其他感统项目都不能安全输入头下位的前庭信息，这使大球运动更加珍贵。

球上运动操共分为6套。

1. 第一套（2~3个月）（图4-5）

孩子俯卧球上，操持者扶压双大腿，亦可有助手协助扶持双臂。颠弹大球同时和孩子亲切交流，待孩子放松后，上下、左右、顺时针、逆时针滚动大球3~5分钟，再翻成仰卧同法进行。俯卧/仰卧球上的颠、滚，不仅可向前庭系统输入水平头正位各方向转动的信息，也促进头部控制及躯干抗重力伸展。

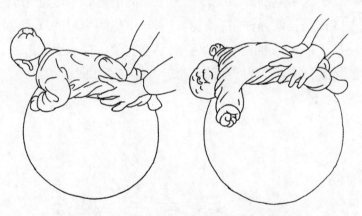

视频 4-4
俯卧球上颠滚

视频 4-5
仰卧球上颠滚

图4-5 俯卧/仰卧球上的颠、滚示意图

2. 第二套（4~5个月）（图4-6）

在第一套基础上增加侧卧扶大腿及肩部上下滚、俯卧及仰卧旋转。侧卧球上，扶大腿及肩部上下滚，左右交替。侧卧球上的滚动，不仅可向前庭系统输入水平头侧位滚动的信息，也促进躯干的侧弯功能。

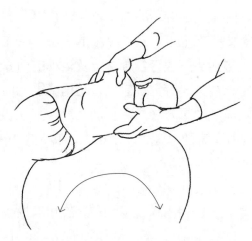

图4-6　球上侧卧上下滚示意图

3.第三套（6~7个月）（图4-7~图4-9）

在前面基础上增加俯卧前后滚时，用玩具、语言引导双手交替向前够物，不仅可向前庭系统输入头下位的信息，也促进保护性降落伞反射形成；扶坐颠弹并左右倾倒，引导坐位倾倒时的双手保护性支撑；扶持孩子蹲于球面或扶持双腋部呈直立位，在球面蹦蹦跳，训练下肢持重及膝、髋关节屈伸运动，为走、跳打下基础。

视频 4-6
俯卧球上滚动双
手向前下够物

视频 4-7
扶分腿长坐颠弹

视频 4-8
扶坐颠弹并左
右倾倒

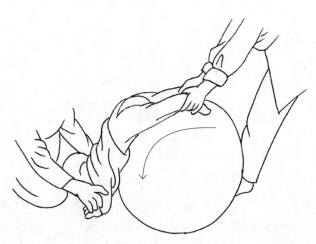

图4-7　俯卧球上滚动双手向前下够物示意图

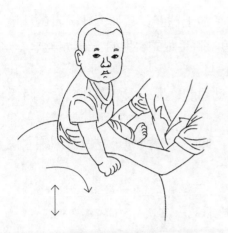

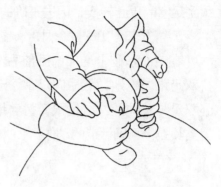

视频 4-9
扶蹲或扶站球
面蹦蹦跳

图4-8　扶坐颠弹并左右倾倒示意图　　　　图4-9　蹲球颠弹示意图

4. 第四套（8~9个月）

在前面基础上增加俯卧前后滚动幅度，引导孩子双手掌扶地并从地面取物，不仅向前庭系统输入头下位的信息，也锻炼手眼协调及手的抓握功能。

侧卧球上颠弹肩—骨盆牵拉（图4-10）：侧卧颠弹大球时，一手扶骨盆，一手扶肩，交替做肩、骨盆向相反方向的牵拉，左右侧卧交替，锻炼体轴回转。

视频 4-10
侧卧球上颠弹
肩—骨盆牵拉

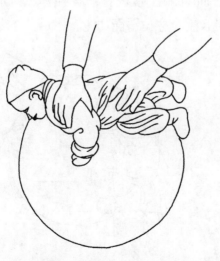

图4-10　侧卧球上颠弹肩—骨盆牵拉示意图

视频 4-11
俯卧前后滚动
双足跟先着地

视频 4-12
仰卧前后滚动
双足跟先着地

视频 4-13
仰卧球转换为
足立位

视频 4-14
背靠球站缓慢
撤球独站

视频 4-15
面朝球扶球站
缓慢撤球独站

视频 4-16
俯卧球上滚动
双手从地面拾物

足跟—足掌重心转换：扶持孩子蹲于球面，颠弹大球同时做从足跟到足掌的重心转换，促进正确的迈步时足跟先着地的正确动作。

5. 第五套（10~11个月）（图4-11）

在前面基础上增加俯卧前后滚动幅度，另一人握双踝向后滚时保持双足跟先着地，然后向足掌滚动离开地面，左右足跟交替着地；仰卧双足跟着地及左右足跟交替着地；仰卧球转换为足立位。训练立位持重及强化正确行走的动作。

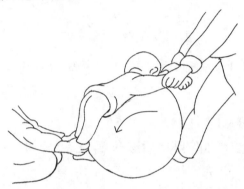

图4-11　足跟着地训练示意图

6. 第六套（12个月及以后）（图4-12）

在前面基础上增加背靠球枕颈贴球站立，缓慢撤动球并用语言引导头前倾立直；面朝球站立/扶立，双手扶球，向前慢慢滚球引导手前伸扶球的保护性反射及立位平衡功能。

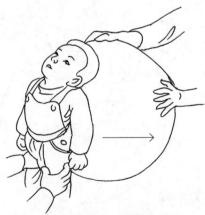

图4-12　背靠球平衡训练示意图

以上训练每天1~2次，每次时间视孩子情绪而定，以欣喜进行，不过度疲劳为宜。操持过程应伴有儿歌，不仅可使孩子保持较好的情绪，运动中的语言输入及交流是提高孩子智力的极好时机。上述提及的适应月龄是正常生理月龄，障碍儿童应当根据实际功能状况调整训练套术。

第七节　小组互促操

小组互保操亦称集体课，集体课活动能把个训课习得的技能在集体环境中得到泛化和练习，最重要的是孩子的竞争意识，基本的交流技巧，自我保护意识，课堂中的等待、跟随、关注等意识，都是只能在集体课中完成的训练任务，这些任务的完成，就是同伴关系的建立和成长过程。

同伴关系在儿童社会化进程中有着极其重要且不可替代的作用。在同伴关系与儿童社会化相关的研究中，研究者以观察、实验的方式证明同伴关系是儿童发展过程中一种不可替代的重要关系，对儿童的社会化进程、人格的形成、道德的培养、社交技能的学习、情绪的控制等都有重要作用。同伴关系帮助儿童发现自我，赋予社会知觉功能并提供情感支持的功能。

小组互促操，应该按照发育水平分成相近功能组。一般情况下，1岁以内按3个月龄递增分组，1岁以上可以按半年至一年分组。分组不必过于拘泥于月龄或年龄，因为小组互促操的目的是同伴关系的建立。每组3~5个家庭为宜。集体课时长30~50分钟，4~5次课为一轮。

3~6个月龄组：每次母亲和婴儿一起在3~4个游戏项目中完成训练，其中2个规定项目（包括一项球上运动），2个自由交往项目。每轮的最后一次规定项目为母亲带着孩子一起总结，发现新变化、新问题，当堂调整下一轮的训练目标。

6~9个月龄组：每次母亲和婴儿一起在3~4个游戏项目中完成训练，其中2个规定项目（包括一项跨越障碍后的相遇），2个自由交往项目。每轮的最后一次规定项目为母亲带着孩子一起总结，发现新变化、新问题，当堂调整下一轮的训练目标。

9~12个月龄组：每次母亲和婴儿一起在3~4个游戏项目中完成训练，其中2个规定项目（主要是桌前操作项目），2个自由交往项目。每轮的最后一次规定项目为母亲带着孩子一起总结，发现新变化、新问题，当堂调整下一轮的训练目标。

1~2岁组：每次母亲和幼儿一起在3~4个游戏项目中完成训练，其中2个规定项目，2个自由交往项目。主要在理解规则和约束行为上进行参照对比，每轮的最后一次规定项目为母亲带着孩子一起总结，发现新变化、新问题。当堂调整下一轮的训练目标。

2~4岁组：每次母亲和幼儿一起在3~4个游戏项目中完成训练，其中2个规定项目，2个自由交往项目。主要在共同进行合作和序列排队项目中体会冲突争执和合作。每轮的最后一次规定项目为母亲带着孩子一起总结，发现新变化、新问题，当堂调整下一轮的训练目标。

第五章

蕾波康复治疗——功能训练

现代康复医学主要治疗技术包括物理治疗学（Physical Therapy，PT），作业治疗学（Occupational Therapist，OT），语言治疗学（Speech Therapist，ST）。蕾波康复运动功能训练主要依据这三项康复治疗技术，在应用蕾波推点充分纠正异常的基础上，同步进行粗大运动功能训练、精细运动功能训练和言语功能训练，实现的康复目标是："直立行走""使用工具"和"语言交流"的建立与恢复。

运动分为主动运动和被动运动两种形式。蕾波运动功能训练立足于主动运动训练为主，被动运动训练作为先行过渡方法。

主动运动是指肌肉主动收缩所产生的运动。根据运动时有无外力的参与又分为随意运动、助力运动和抗阻力运动。

随意运动（Voluntary Movement）：运动时没有任何外力（包括手力或器械力）的参与，动作完全由肌肉的主动收缩来完成。

助力运动（Assisted Movement）：动作的一部分是由肌肉的主动收缩来完成，一部分是借助外界的力量来完成，外力可以是器械、悬吊，也可以是健侧肢体带动患侧肢体或在治疗师的帮助下完成。

抗阻力运动（Resisted Movement）：运动时必须克服外部的阻力才能完成，又称为负重运动。阻力可以来自器械或手力，多用于肌肉的力量训练和耐力训练。

蕾波的康复训练目标中强调"心想做+躯体配合趋势"为训练起始点，设定新目标，逐渐达到新能力的恢复和重建。从起点开始到新的能力的"想做""能做""主动做"，最后"熟练做"，这是关注康复者意愿到最终的"身心统合"的全过程。以此再产生新的"有信心地做想做的事"，是康复结束的一个标志。

"心想做+躯体配合趋势"就是蕾波康复围绕主动运动功能训练的起点和落脚点。

蕾波推点手法中通过促运动神经触激点的点压（见第三章第二节），激发主动运动行为（翻、爬、坐、站、走等），是非常好的极具特点的主动运动训练方法（助力的因素除点压激发神经运动触激点外，没有任何外力相助）。

被动运动（Passive Movement）运动时肌肉不收缩，肢体完全不用力，动作的整个过程由外力来完成。外力可以是由康复治疗师或经过训练的家属实施，如关节可动范围内的运动和关节松动技术；关节牵引、体操牵拉、姿势牵拉、持续性被动活动等。就蕾波康复法而言，其中的"推、点、拨、拉"纠正异常的方法可以理解为"被动运动"训练，其中的"动"不仅包含着"助力运动"训练成分，也存在许多主动运动的训练内容。

所以蕾波康复"纠—统—训"单元模式，首先是通过"纠正异常"的被动运动训练，改善运动基础和环境，紧接着进行"统合训练""功能训练"的"助力"与"主动"运动训练，从而提高运动功能训练的效果和质量。"纠训同步""身心统合"就是"被动"与"主动"运动训练的过程。

第一节　粗大运动功能训练

粗大运动，又称大运动，是指牵动到大肌肉和大部分身体的运动，是躯干及四肢的整体运动。粗大运动的发育与其他能力的发育有密切的关系。

婴幼儿粗大运动的发育速度虽有种族、地区及个体差异，但发育规律基本一致。自上而下，从头、颈、腰部，到上肢、下肢；从泛化牵连、多余运动到牵连肌群的抑制，如刚开始行走时，双手要抬高，身体前倾，腰腹部肌肉紧张，熟练行走后，双手可自如活动，身体保持中正，腰腹部肌肉放松；从分离运动到多组肌肉的协调运动，如从行走时双手自然下垂，再发展为快跑时双臂协调摆动；先"取"后"舍"，即先能拉着床栏站起来，然后才能从站立位坐下，先能抓取物体然后才能放下。

婴幼儿粗大运动发育的顺序大致如下：3个月可保持头部立直，竖头稳定。4个月竖头时头部可自由转动。4~6个月会翻身。6个月可双手前撑坐。7个月可放手独坐。8个月可从俯卧位向坐位转换。9个月可完成腹爬，能扶物站立。10个月可手膝位四爬，可扶床栏行走。12个月可独自站立。14个月可独自行走，能不扶物弯腰拾物。15个月可退后行走。18个月牵单手可上楼梯。24个月可跑步，会踢球，可自己扶栏杆上楼梯。30个月会独自上楼梯，会用脚尖行走。

蕾波康复疗法身心状态评定中针对粗大运动发育评定分为"五项22级"，可确定粗大运动训练的基础起始和目标制订，相应的周、月、季康复疗程、方案、预期目标设计，也就可以明确并标准化，从而便于康复的实施和管理。

一、头部控制功能训练

正常婴儿2个月龄俯卧位，头部能够抬离床面维持30秒以上，面部与床面可呈45°，并可左右转向45°；3个月龄肘支撑抬头90°。头部控制是运动功能发育之首，控头能力的好坏将决定着后期整体运动发育水平。若3个月龄婴儿（早产按纠正月龄计算）不能达到该水平应进行头部控制功能训练。

（一）头部控制的必要因素

抑制延迟的原始反射，如非对称紧张性颈反射、紧张性迷路反射、莫罗（Moro）反射等延迟；激发颈部矫正反应和迷路性矫正反应，使头部在抗重力和运动过程中能维持在中线位。

颈部肌肉力量的均衡是确保头保持中线、左右转向、前屈后伸的基础。

头、颈运动与肩胛带、上肢和躯干的动作分离，才能保证头颈的自主活动。

（二）头部控制的训练方法

1. 俯卧位训练

小儿自满月后宜每天多次少量的俯趴。在小儿觉醒时，喂养半小时后，在小儿情绪良好的状态下训练为佳。

床趴（图5-1）：在觉醒时，可让其俯趴在婴儿枕或毛巾卷上，双上肢肘撑置于枕前。婴儿枕和毛巾卷的高度根据小儿月龄调整，1~2个月龄，高度以让小儿能稍抬离床面即可；2~3个月龄能够使小儿达到肘支撑的高度；4个月龄以上能够使婴儿达到手支撑的高度为宜。不宜过高或过低。

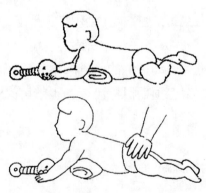

图5-1　头控床趴示意图

胸口趴：训练者半仰卧靠床头或靠被褥上，让小儿上肢伸展向前趴在胸前。训练者双手扶持小儿肩或上臂以稳定小儿身体，用言语、扮鬼脸等方式逗引小儿抬头。

大腿趴（图5-2）：训练者坐床上或地垫上，双腿并拢伸直，让小儿趴在训练者大腿上，小儿上肢置于大腿外侧，手掌触地。训练者用手指从尾椎向颈椎方向轻划小儿脊柱两侧，刺激小儿抬头。也可轻压小儿臀部，引发小儿脊柱伸展性抬头。

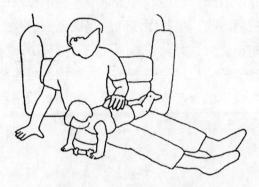

图5-2 头控大腿趴示意图

球趴（图5-3）：将小儿俯卧置于充气大球上，肘支撑或手支撑，训练者从小儿后方一手扶持其肩，一手扶持其髋，轻缓颠弹，前后方向滚动球，诱发小儿主动性抬头。

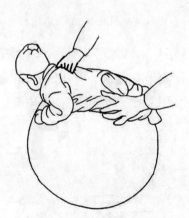

图5-3 头控球趴示意图

注意事项：小儿俯卧位抬头，面部与平面的角度不宜超过90°；手肘位置须超过腋下，避免手肘压于胸下，或肩胛内收上肢呈飞机手样。

2.仰卧位训练

拉坐（图5-4）：2个月龄以上小儿仰卧在床，训练者拇指穿过小儿手心，与小儿拇指腹相对，其余四指轻抓小儿腕部，让其肘屈90°～150°，缓慢拉至坐位。待小儿与地面成90°直坐，手扶持小儿肩部让头保持中立位时维持数秒。直坐时小儿头前屈或后伸时，手扶肩并向内挤压促进肩内收，将其缓慢向后倾倒至头与躯干呈直线时停留数秒，然后再拉至坐位，如此反复两三次，再将小儿缓慢放在床上。如小儿肩、肘关节较为松动，或毫无抬头意识，则不能拉手腕起坐，改为直接扶肩拉坐，训练者双手扶持小儿肩部，拇指点压刺激胸大肌促进肩内收，诱发主动颈屈抬头。

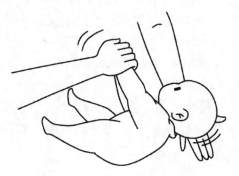

图5-4　拉坐训练示意图

骑马式靠坐（图5-5）：训练者半仰卧床头或靠垫，屈膝并拢脚踩床面上，让小儿腿叉开骑坐在腹部，小儿头及背部依靠在训练者大腿上。训练者通过移动小腿来调节小儿背靠的角度，以此增强小儿头颈在中线位的控制感知。

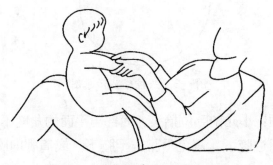

图5-5　骑马式靠坐训练示意图

手足抱球（图5-6）：小儿仰卧位，让小儿下肢屈髋屈膝，两脚心相对，将小儿手抓握脚面，呈狮子抱球样。训练者紧抓住小儿手脚，缓慢向左向右摇摆小儿身体，让其头部跟随躯干左右转动。在小儿身体转至侧卧位时，缓慢向对侧拉起至坐位，以臀部为中心做不倒翁式旋转。

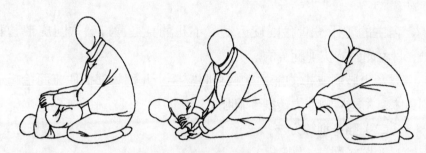

图5-6　手足抱球训练示意图

球上抱球：小儿仰卧于充气大球上，双手交叉于胸，肩内收，屈髋屈膝脚掌踩在训练者胸口，呈抱球状。训练者双手扶持小儿两肩，食指中指轻托小儿后脑勺，训练者轻颠弹大球，促进头前屈。

3.坐位训练

5个月龄以上小儿，长坐位下肢外展外旋，训练者坐于小儿身后，盘腿轻压小儿膝上方，固定限制小儿下肢屈膝内收活动。抓握小儿手心，将小儿双手外展伸直上举过头，掌心相对。训练者用前臂抵住小儿肘部，使其上肢伸直紧贴耳两侧，促进头部中线位竖直。

4.头控训练中的"身心统合"训练

俯卧位、仰卧位、坐位（"三位控头"）训练中，始终保持与婴儿的"目光对视"和"语言交流"，或应用玩具、引逗，激发婴儿保持头部中线位竖直和左右转头"寻找目标"。这种"目光对视"和"寻找目标"应当作为康复治疗师观察的重点和判定训练效果的重要依据。

二、翻身功能训练

翻身是小儿3~4个月龄开始出现的第一种移动运动，第一次全身性的运动。俯卧与仰卧之间的自由切换，让小儿获得空间感知能力，头、躯干、四肢协调能力，神经、肌肉、关节自主控制能力。

（一）翻身的必要因素

良好的头颈活动能力。头能够抬离床面，并自如地左右转向、回旋。

自主的躯干—骨盆回旋运动。小儿翻身是通过头颈回旋带动躯干、骨盆的回旋实现翻身的。

具备上肢肘支撑的能力。翻身时需要小儿用肘部抵住床面抬起一侧身体，才能从侧卧位转换到俯卧位。

（二）翻身训练方法

1.头控式翻身（图5-7）

仰卧位至俯卧位：训练者将左手放于小儿头枕部，上抬头、前屈颈部15°～20°，将头转向左侧，右手用掌根轻抬小儿右肩，手指抓握小儿上臂使上肢屈曲内收，推至侧卧；左手抽出改为扶持小儿右上臂，并使右上臂上举过肩，右手扶持小儿左上臂近肩部向左侧轻轻推动至俯卧位，然后左右两手将小儿固定成肘支撑姿势，维持10秒。依此步骤，左右手替换，将小儿向右侧翻至俯卧位。

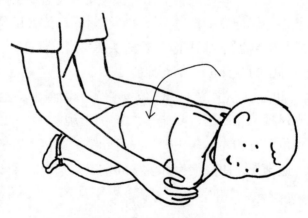

图5-7　头控式翻身示意图

俯卧位至仰卧位：小儿俯卧位肘支撑，训练者坐于小儿头上方，左手扶持小儿右侧肩及上臂，并给予垂直肘方向的下切力。然后，训练者右手轻托小儿下颌使头后伸并向左侧回旋，向小儿头枕部方向缓慢持续给予一个躯干向右回旋的推力，使小儿向右翻至仰卧位。

2. 臂控式翻身（图5-8）

仰卧位至俯卧位：小儿仰面躺床上，训练者坐于小儿头上方，将小儿上臂旋后上举过头紧贴两耳，小儿左右手在头顶上方左右交叉夹紧头部。训练者左手抓握小儿左手向头部斜上方向缓慢用力，带动小儿身体向右侧回旋，使之翻至俯卧位，然后，扶持小儿上臂摆成肘支撑姿势，维持10秒。依此步骤，练习向左侧翻身。

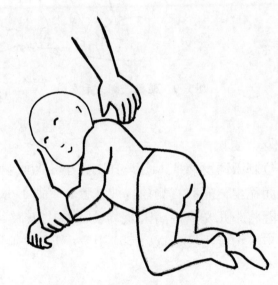

图5-8　臂控式翻身示意图

俯卧位至仰卧位：小儿俯趴床上，训练者坐于小儿头上方，将小儿两上肢上举过头紧贴两耳，两手缓慢用力带动小儿身体向左或向右回旋，以帮助小儿向左右两侧翻身。

3. 腿控式翻身（图5-9）

小儿仰面躺床上，训练者坐于小儿腿下方，先往右侧翻。训练者将小儿右上肢上举超过肩水平线，然后将小儿膝关节和髋关节屈曲90°，并向右侧回旋至右腿上方，点压左腿跟腱部，下拉左腿使其伸直，从而使小儿身体回旋至俯卧位，然后，扶持小儿上臂摆成肘支撑姿势，维持10秒。依此步骤，练习向左侧翻身。

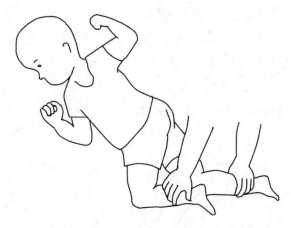

图5-9　腿控式翻身示意图

4. 点穴促动翻身

上肢穴位刺激诱发翻身（图5-10）：小儿仰面躺床上，训练者与小儿面对面跪坐，先向右侧翻。训练者右手置于小儿左肩下方，用右手小鱼际将小儿左肩抬离床面，然后用中指持续断点式点压小儿肩井穴，点压力度由轻至重，刺激引发小儿向右侧翻身。左侧翻身同理。

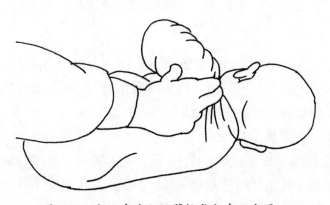

图5-10　点压肩井穴促臂控式翻身示意图

下肢穴位刺激诱发翻身（图5-11）：小儿侧躺床上，训练者坐于小儿腿下方。训练者单手置于小儿身体上方侧骨盆处，点压环跳穴刺激小儿身体向俯卧位方向回旋。

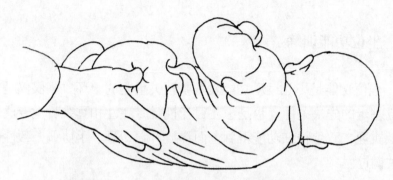

图5-11 点压环跳穴促腿控式翻身示意图

5. 球上翻身

将小儿俯卧置于充气大球正中，训练者紧贴球面位于小儿两腿之间，扶持小儿两侧肩，将小儿躯干扭转成侧卧位，小儿通过下肢剪切力自主回旋躯干至俯卧位，以实现小儿侧卧至俯卧翻身。

6. 床单荡悠练翻身（图3-66）

将小儿放在1平方米的床单中间，两人分别抓住床单两头，头侧略高，脚底略低，先小幅度地左右晃动，待小儿适应后，晃荡中可加大幅度，一侧高一侧低，让小儿在床单内翻至俯卧位。

7. 快速翻滚训练

有些小儿翻身意识较弱，可通过熟练翻身技巧来强加翻身意识。将小儿仰卧位，通过臂控或腿控式翻身方式使小儿短时间内快速连续翻滚，要求一定数量，第一周每天左右侧各快速翻身100个为1组，第二周每天150个，第三周每天200个，第四周每天300个。快速翻身数量以小儿情绪配合为前提，不可单纯为追求数量而练。

8.翻身训练中的"身心统合"训练

上述的七项翻身训练方法，有效组合后就是很好的"身心统合"训练。在组合训练中，增加"翻身兴趣""翻身意识"的培养训练，方法可以参阅第二章第四节粗大运动功能的身心状态评定（评定方法许多都是身心训练的方法）。训练目标是"想翻身+能翻身"。

三、坐位功能训练

坐位功能是小儿运动功能发育中至关重要的一环，不仅仅是实现独立站走的先决条件，也是小儿目光视觉专注性和耳朵听觉专注性的有效实现，双手精细功能得到全面释放，眼、耳、手协调一致性建立的关键过程。

（一）坐位的必要因素

成熟的控头能力；颈背、腰腹足够的力量支撑；脊柱得到完全伸展，髋关节充分屈曲。

（二）坐位训练方法

1.撑手盘腿坐训练

手撑地坐（图5-12）：适用于5、6个月龄或下肢伸展困难/髋关节屈曲不足的小儿。小儿两腿分开伸直腿前倾坐，双手外旋、五指张开，支撑于两腿之间或两腿外侧。如小儿上肢支撑力较弱，屈肘不能

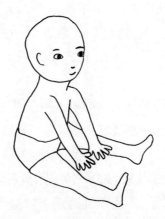

图5-12　手撑地坐训练示意图

伸直，训练者可扶持小儿肘关节给予支撑，避免屈肘或肘过伸。如小儿可手支撑，训练者扶持小儿左右肩部，沿着小儿上肢方向给予适当的向下压力，使小儿上肢有负重支撑感觉。如小儿头前屈，弓背坐，可沿脊柱两侧，自下往上点压竖脊肌促其直背。

撑膝骑坐：小儿背靠骑坐在训练者大腿上，训练者取坐位屈膝60°，让小儿手掌支撑在训练者膝盖上。训练者足跟着地，有节律性地背屈跖屈，引起膝盖的高低变化从而激发小儿的支撑反应和脊柱的伸展。训练者也可抓握小儿手腕，一侧下肢屈曲，一侧下肢伸展，同时带动小儿上肢向较高一侧回旋躯干。左右腿交替屈伸，增强小儿躯干稳定。

盘腿扶膝坐：适用于腰背力量可短暂维持直腰坐的小儿。小儿取盘腿、双手扶膝盖，训练者先向左、右轻推小儿，使其左右晃动失去平衡，再前、后轻推胸、背，诱发小儿翻正反应。

2.分腿长坐位训练

坐位感知训练（图5-13）：适用于小月龄早期坐位训练。小儿两腿分开伸直取长坐位，训练者坐于小儿对面，两腿分开压在小儿大腿上方，阻抑屈膝内收。如小儿有肌无力或膝过伸情况，可在其膝关节腘窝下方垫一块小毛巾卷避免膝过伸。根据小儿腰腹力量强弱，两手虎口打开扶持腰部。如腰背力量较弱，两手可上移至胸部，以维持躯干直立。在扶持的同时，需给予垂直向下的压力，增强脊柱受力感和臀部的稳定性。

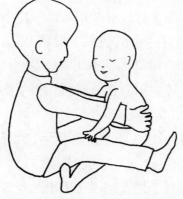

图5-13　坐位感知训练示意图

　　长坐位直腰训练（图5-14）：适用于弓背坐姿势纠正训练。小儿两腿分开伸直取长坐位，训练者坐于小儿身后，两腿屈膝盘于小儿大腿上方，阻抑屈膝内收。训练者握持小儿手腕，将小儿上肢外旋外展高举过头，如肘屈曲，可用前臂抵住鹰突使上肢伸直。训练者两手可稍用力抓握小儿手腕向上提，使脊柱伸展，维持5秒以上，如此反复多次。

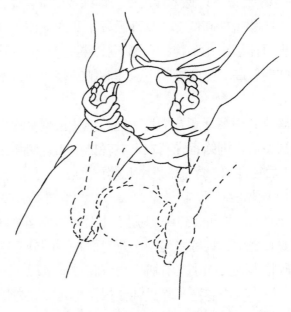

图5-14　长坐位直腰训练示意图

　　长坐位腰背肌训练：适用于腰背力量弱的小儿。小儿长坐位，两腿间置一直径10～20厘米橡胶球或皮球，握持小儿手向前方推滚至俯腰界点，然后训练者点压刺激小儿棘突两侧，激发小儿起身直腰。

　　长坐位穴位刺激直腰训练：小儿取长坐位，待小儿身体前倾或弓背时点压双腰眼穴。该穴可兴奋背阔肌和相关核心肌群。独坐训练，有助于调整腰背肌群，促进坐稳。

　　长坐位平衡训练（图5-15）：适用于小儿已能直腰独坐，但未有坐位平衡反应或较弱情况的。小儿取长坐位，训练者坐于小儿身后，缓慢用力从左、右、前、后方向手指戳小儿身体，使其晃动，引发小儿矫正反应。

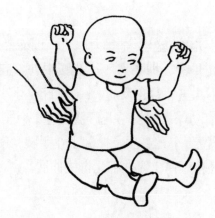

图5-15　长坐位平衡训练示意图

3. 屈髋腰背肌力训练

抱位屈髋（图5-16）：适用于5～8个月龄小儿。小儿背靠训练者，训练者一手环抱住小儿大腿近腰部，一手穿过小儿腋下掌心扶持小儿胸口。缓慢使小儿向前弯腰30°～90°（根据小儿腰背力量强弱，弯腰低角度逐渐扩大到高角度），再通过用玩具、语言引导小儿直立腰背，或扶持胸口，用拇食指点按刺激胸大肌，以增强腰背力量。

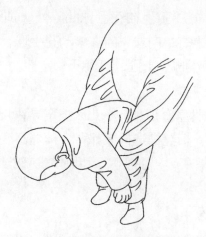

图5-16　抱位屈髋训练示意图

立位屈髋：适用于9个月龄以上小儿。小儿足着地背靠训练者站立，训练者坐于小儿后方，其他手部动作同抱位。

4. 球上坐位训练

充气大圆球：小儿伸腿坐于充气大球上，训练者（1）跪坐于小儿身后，两手扶持小儿骨盆，拇指点压小儿腰眼处，向前、后、左、右缓慢滚动球，诱发小儿坐位翻正反应。（2）跪坐于小儿前方，扶持小儿大腿，前后左右滚动球，诱发小儿腰腹力量，使其躯干保持中立位（图5-17）。（3）位于小儿身后，抓握小儿手腕，使其外旋外展高举过头，或坐于球上轻轻颠弹，促进小儿脊柱伸展。

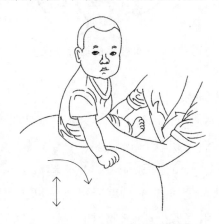

图5-17　球上坐位示意图

花生球：小儿分腿骑坐在花生球凹陷处，训练者骑坐于小儿身后，扶持小儿膝盖上方，向左、向右滚动花生球，使小儿一侧足全脚掌着地，躯干向对侧回旋，增强小儿躯干稳定性。

5. 椅子坐位训练

适用于下肢屈肌痉挛小儿。小儿因痉挛导致长坐位、盘腿坐不稳时，可采取坐椅凳。椅凳需选择无靠背，椅凳高度与小儿小腿高度等高。小儿髋、膝、踝关节均屈曲90°，可以使痉挛小儿脊柱充分伸展。

四、爬行功能训练

四爬是小儿第一次重心、身体大部分脱离地面的移动运动，为小儿自主探索世界提供了便捷。从实践中发现，多数小儿在出现爬行运动后认知能力有较大幅度的提升。同时，也促进了小儿全身的动作协调。

（一）爬行的必要因素

四肢的支撑能力和平衡能力；上下肢的交互运动。

（二）爬行功能训练方法

1.腹爬

交叉模式：适用于无爬行意识的小儿。小儿俯卧在床上或充气大球上，一人在头侧，抓握小儿手腕，一人在脚侧，抓握小儿脚踝，拇指抵住小儿脚底。两人相互配合，做上下肢的同侧屈伸运动，模仿腹爬姿势。有助于培养小儿腹爬意识，增强上下的协调性。

上肢点穴交互模式：适用于小儿上肢肘支撑能力较好，上肢自主性较高的小儿。小儿取俯卧位，训练者跪立在小儿腰腹两侧，点按一侧肩三角肌前部肩髃穴，使该侧上肢前伸，然后点压该侧肩胛下角，使小儿身体重心移向对侧，交替刺激。抑或者，将小儿一侧上肢前伸，点压该侧曲池穴和消泺穴，使小儿身体前移，左右交替刺激。

下肢点穴交互模式：适用于下肢屈伸不受限小儿。小儿俯卧位，缓慢屈曲一侧下肢，将对侧上肢摆放成伸展姿势。在屈曲下肢的同时，点压该侧足底涌泉穴或足跟，促其重心向对侧移动，交替往复。

上下肢点穴交互模式（图5-18）：适用于有腹爬意识，上下肢交互差小儿。小儿取肘支撑位，一侧上肢前伸，固定该手同时点压该侧肩井穴，引发上肢用力；同时或稍后屈对侧下肢，扶脚掌同时点压该侧足底涌泉穴，左右交替，刺激腹爬。

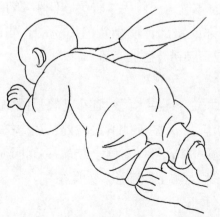

图5-18 点压肩井穴、涌泉穴刺激腹爬示意图

2.四点支撑位训练（图5-19）

四点支撑启式：　让小儿跪趴在训练者一侧大腿内或滚筒上，髋关节和膝关节屈曲90°，双肢在大腿外侧外旋位支撑在地，保持两肩平行，训练者可在小儿肩部或骨盆位置向前、后轻推，使小儿身体前后晃动。

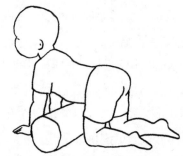

图5-19　四点支撑位训练示意图

四点支撑承式：寻一个高10～15厘米的木箱或硬实纸箱，让小儿双上肢支撑在木箱上，下肢膝跪在地上，使小儿身体重心落在木箱上方。将小儿一侧下肢拉直，激发小儿下肢屈髋屈膝。下肢左右交替。

四点支撑转式：让小儿双上肢支撑在楔形垫向上坡面，小儿重心落在臀部。玩具逗引小儿一侧上肢，使其抬手去抓握玩具。左右手交替进行，使小儿获得单手的支撑能力。

四点支撑合式：小儿在获得良好的上下肢支撑能力和稳定性后，将小儿摆放成四点支撑体位，一侧手掌较另一侧手掌在前，同侧下肢亦如是。推揉小儿肩部或臀部，使小儿前后晃动。如该动作较难完成，可单独训练上肢或下肢错开摆放姿势。

3.点穴促爬

小儿取四点支撑体位，训练者跪立在小儿臀后两侧，扶持骨盆，手四指位于臀部，拇指位于大腿前侧髀关穴处。用拇指点按一侧髀关穴，激发该侧下肢屈髋前移，带动对侧上肢前移。再点按另一侧髀关穴，激发该侧下肢前移和对侧上肢前移。如此往复。

4.交互四爬训练（图5-20）

小儿取四点支撑体位，训练者跪位，左手扶持小儿胸部，右手抓握其脚踝。训练者用左手前臂带动小儿左上臂前移，然后右手带动小儿右下肢前移至腹下，小儿身体重心从而跟随前移。通过重心的位移引发小儿未协助一侧上肢自主前移。

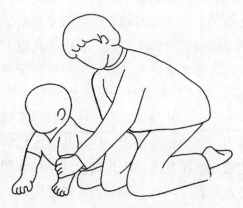

图5-20　交互四爬训练示意图

需要指出的是，爬行功能不是人类移动形式，所以爬行训练仅针对运动发育体位转换过程中的过渡训练方式，以体验重心移动，骨盆稳定性训练为目标，不应安排过长的训练时间，应尽快转入立位移动训练。对于诊治偏晚，病情严重，2~3岁仍不能站、走的，应重点进行足立位训练，如用扶持矫正蹲起，立位促通板，坐起椅等进行训练。四点爬行训练不是必需的训练程序。

五、立位训练

独站是小儿行走的先决条件，站立位姿势的获得，改变了人的肢体行动的活动方式，是神经、肌肉、关节有机配合抵抗地心引力跨层次的进步。

（一）立位的必要因素

髋、膝、踝关节和躯干良好的控制能力；重心的调节能力；足底和平衡反应和抗重心的支持能力。

（二）站立位训练方法

1. 立位静态平衡训练

高位坐姿训练：适用于站立位初学小儿，该法有助小儿脊柱伸展，下肢足底获得承重感知，让小儿初尝半站立位感受。将直径10厘米滚筒一头架在椅子上，一头着地。训练者坐在椅子上，小儿骑坐在滚筒高位，背朝训练者，全脚掌着地。根据小儿躯干稳定情况，逐渐提高小儿臀部落座点的高度，高度越高，越接近于直立位，小儿下肢支撑承重效果越佳，躯干、各关节控制要求越高。

靠物站立训练：让小儿靠墙站立，使其脚后跟紧贴踢脚线，减少背部靠墙的支撑力。能力稍好些，可让小儿靠木箱站立，木箱的高度不宜超过小儿膝盖。木箱越低，小儿直立靠站的难度越高。从靠墙站过渡到靠木箱站，是通过降低小儿后侧支撑强度，让其重力线从背部转移到膝踝，使其逐渐达到独站能力。

抓物/扶物站训练（图5-21）：靠物站小儿身体重点偏向背部，会强化小儿站立时身体后倾。抓物/扶物站有助于小儿将身体重心转移到胸前，使小儿身体前倾，两者配合训练可以达到调和抑制作用。

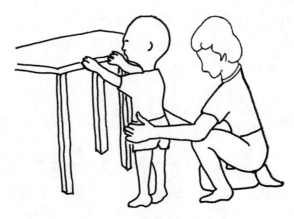

图5-21　扶物站立示意图

点穴促站训练：将小儿摆成直立位，训练者扶持小儿骨盆两侧，拇指指压于臀部环跳穴，感知小儿重心稳定后撒手离开几秒，刺激独站。如小儿向前、后倾倒，应迅速扶持小儿骨盆使其维持平衡，待稳定后再依前步骤反复多次刺激。

前后脚跨步站：小儿取前后脚站立位，两脚之间步长不宜超过小儿脚掌的长度，步宽宜控制在3～5厘米内，前腿微屈膝成弓步，两脚全脚掌着地。前后脚跨步站如能获得良好的稳定性，则意味着小儿随时能迈出人生的第一步。

2.动态站立平衡训练

平衡板训练（图5-22）：小儿静态站立能维持30秒以上，可增加动态站立。将小儿置于平衡板上，训练者坐于身后，脚踩平衡板两端，控制平衡板左右晃动的速度和幅度，来增强小儿动态平衡。

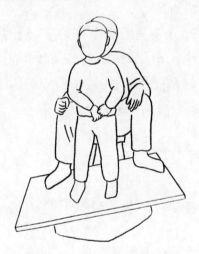

图5-22　平衡板训练示意图

重心控制训练：小儿取直立位，训练者跪坐其身后，从前、后、左、右四个方向轻推小儿躯干，使其在晃动中寻找平衡，激发矫正反应。也可各方向轻推髋、膝关节，增强关节的控制能力。

激发站立训练：小儿坐于木箱上，木箱的高度应与小儿屈膝90°小腿高度等高。小儿全脚掌着地，注意小儿应保证直腰坐，两肩同水平线。训练者脚抵住小儿脚踝关节，刺激大腿股四头神经肌肉节点，激发小儿自主起身站立。若小儿起立后站立不稳可扶髋协助其稳定。这样可以增强下肢支撑力量和让小儿感知重心高低变化，有助于小儿获得重心的调节能力。

3. 跪立位转换训练

小儿取双膝立位，注意避免骨盆前倾或后倾，训练者坐于其身后，扶持小儿两侧骨盆，使小儿身体重心移向一侧下肢。小儿下肢欲向前迈时，可点压髀关穴，并使骨盆向对侧回旋。另外，训练者在小儿负重侧下肢再给予向下的压力，待小儿自主完成单膝跪位后，扶持稳定该侧下肢。然后点拨刺激腘绳肌肌腱移行部，引发小儿直立。左右交替。让小儿掌握跪立位转换，一是提高躯干的控制能力，二是让小儿从坐爬自主衔接到站立体位。需要强调的是，跪位不是人类的主要运动姿势，不可过多进行跪位的训练。

4. 足底平衡反应训练

小儿在摆放好站立姿势后能维持30秒以上的站立时间后，可强化练习足底平衡反应。小儿取直立位，训练者坐于小儿身后，抓握其小腿，向前、后轻微晃动，使小儿足底支撑面在前脚掌和足跟之间往返交替，从而获得平衡反应。

六、直立行走训练

直立行走是粗大运动训练的终极目标，是训练者和康复治疗师的共同期待。

（一）立位行走的必要因素

独站是小儿行走的先决条件，站立位姿势的获得，改变了人的肢体行动的活动方式，是神经、肌肉、关节有机配合抵抗地心引力跨层次的进步；身体移动时重心可在两下肢之间自由移动；良好躯干和下肢的平衡协调能力。

（二）独走功能训练方法

1. 侧走训练

扶物侧方行走：小儿双手扶持茶几、床沿等，鼓励小儿向一侧横向移动。如小儿不能自主完成，训练者可予以协助。抓握小儿一侧上肢向该侧方向挪动，使小儿身体重心向该侧倾斜，激发跨步矫正反应，诱导小儿该侧下肢向该侧横向挪步以保持身体稳定。向左侧和向右侧扶走交替进行，使两侧外展肌肉力量保持均衡。

扶墙侧方行走：小儿双手扶墙侧方行走。较扶物侧方行走难度增加。

跨空间侧方行走：布置间隔空间，让小儿从一物侧方扶走转移到另一物扶走。如，在沙发和茶几之间预留小儿展臂的长度空间，让小儿在沙发和茶几往返行走。

2. 直走训练

牵手或平行杆直走训练（图5-23）：训练者在小儿前方面对面，手心朝上扶持小儿双手，使小儿上肢水平面方向一前一后，与对侧下肢交互前行。亦可让小儿在平行杆内双手扶持左右两侧，训练者在小儿后方，可协助其挪动一侧上肢向前移动，静待对侧下肢跟随活动；再挪移另一侧上肢，让对侧下肢跟随前移。平行杆高度不宜超过小儿腋下。

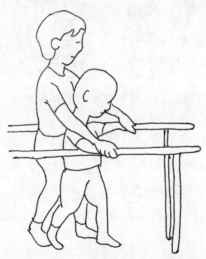

图5-23　平行杆直走训练示意图

推椅子或助行器行走：小儿抓握背椅肋木，训练者在其前方慢慢拉动椅子，让小儿跟随椅子向前移动。或小儿扶持助行器向前迈步。

3. 平衡协调训练

原地踏步：训练者伸腿坐，小儿站立在训练者两腿间。训练者抓握小儿小腿，缓慢抬起一侧下肢，再缓慢落下。再抬起另一侧下肢，再缓慢落下，交替进行，协助小儿原地踏步。抬起下肢时注意小儿上半身不要倾斜，抬起高度越高，要求小儿单腿支撑稳定性越高。

跨步站重心前移（图5-24）：小儿取前后站姿，双足全脚掌着地。训练者扶持小儿髋两侧，向前推小儿躯干使小儿身体重心前移到与前足垂直的冠状面上，小儿前足伸展全脚掌支撑，后足脚尖点地。然后，后脚变前脚，同样操作，交替进行。

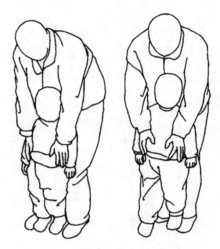

图5-24　跨步站重心前移示意图

扶踝行走：小儿取直立位，训练者坐于其身后，扶持小儿脚踝，带动一侧下肢向前迈步，然后再带动另一侧下肢交替前行。

鼓励迈步：训练者与家长配合，面对面坐立，一人扶持小儿站立，待小儿站稳后撒手，并鼓励小儿向对面一人迈步，增强小儿迈步信心。

第二节　精细运动功能训练

一、精细运动展开中需要关注的精神动力干预

"眼—手—创作"的三部曲实现，是蕾波治疗师进行OT（作业疗法）训练的核心。

　　"眼—手—创作"三部曲的过程如下：首先有目光的专注投入→整个身体进入精细运动操作的工作空间→聚精会神的愉悦情绪→追视展示的"我想要"的欲望判断→在想要，得不到的互动中才开始观察手的参与。这些项目不能跨越，否则无法准确进入有主体精神驱动的躯体—手的活动——所谓身心统合状态下的操作。

　　目光专注：为什么说是目光专注的投入而不是注视能力呢？其中专注投注是关键。对于正常发育中的婴幼儿这很容易观察到，但是对于有中枢神经系统损伤的婴幼儿，或者有其他非视觉功能器质性疾病的专注力差的婴幼儿可能就是一瞬间的表现，或者很微弱的专注投注，可能只有专业人员才可以发现，而这些微弱的信号表达被发现，对接下来的干预是非常重要的起点。因为这是婴幼儿能够动手应物的起点。当然有视觉器官损伤的婴幼儿，目光投注会被其他的信息接收所替代，比如谈动手应物的起点可能就是手的触压觉等，这里暂且不详谈。

　　目光专注的投注这一项被治疗师捕获的关键是要会"等待"，也就是确定儿童有没有"想看"。专注投注的目光就是强调专注，或者眼中有东西地看。成年人都会明白，我们看到的都是想看的。而常规的检查和训练往往一开始就加入外界引导，或者声光等强刺激，引发儿童注视，并通过连续追视判断注意力持久性。这是站在客体科学的角度来判断一个能力。站在儿童主体的角度，训练目光专注是需要发现儿童在看什么，然后才可以顺着儿童的目光一同加入儿童的注视中。不能发现儿童在看什么就匆匆地引导注视，就把儿童主体驱动力的表达忽略了。这就是所谓训练、评估中强调的等待。每次的目光专注投注的训练都不要先用语音引导。

　　工作空间：精细运动的展开需要设定一个小范围干扰少的环境，最好的就是桌前操作环境。儿童独坐或由熟悉的人抱坐安静后，再发现儿童在看什么。这时儿童对整个躯体的支配已经下降，调整为整个躯体维持一个稳定的头竖立和自由转动的状态，眼睛才会专注地投注注视。所以，桌上可以有可用手操作的物品，可以静态摆放，也可以被治疗师摆弄，但是治疗师也需要保持身体的静态稳定状态。让儿童的目光就聚焦在桌平面左右60°的视广角内。

聚精会神中的情绪：目光专注投注是儿童躯体与外界交往的眼睛这个部位打开的标志，打开的意思是强调儿童想要通过眼睛窗口获取外部世界的信息。尽管早期儿童还没有准确地区分外界和自身的界限，但是眼睛看到的外界变化的人或物很可能是有时存在，有时消失的。当看到时，引起愉悦/厌恶等的情绪，已然是添加了儿童自身的判读，也可能是正在渴望的人出现，或者是如此迷人地吸引了儿童的目光（为什么迷人，成年人不一定理解）。这些当然是精神活动的加工了，是仅次于注视熟悉信任的养育人母亲之后的精神活动。只要儿童目光专注地投给母亲还能投给想要的物品，那自闭症早期倾向将大大缩小。当然完全去除要看是否引起社会性互动。

想要的欲望展露后联动支配手去得到那个想要的物品：目光专注地投注是"开门性"的工作，由此打开了儿童精神世界探索外部世界的窗口。在桌前安静聚焦的空间下专注注视想看的物体，甚至追着物体移动并引发手的联动，才能进行接下来由注视引发的手的活动。手的活动是在心想得到的判读下触发的，哪怕是仅仅表现为相关的部分肌肉的活动，并未达成真正的抓住。这些都是精细运动训练中训练师需要记录的内容，如此，训练方案才是适宜此儿童的方案，才能在保护儿童心中仅存的心思下，帮助儿童实现心中的念想。这是精细运动训练中对手应物功能训练的重中之重。因为儿童在训练中感受到存在、被理解、被帮助。

此种精细运动的训练是将医学OT操作的简单手眼协调分解开，不以最终结果为导向，从注意儿童主体欲望开始的训练。

这些边观察、边评价、边操作的干预方案，主要关注孩子通过精细运动操作背后的主体性问题，加入了精神发展水平的判断。有目光投注，是精神发生学意义的"洞开"，眼睛是和世界交流的一个洞，空洞的眼睛尽管神经解剖学检测没有问题，但是不会用眼睛和世界搭建一个关系是精神发育的问题。问题是"为什么孩子的眼睛不看"？"看"又看得是什么？解决了这个问题，孩子的目光才可能在训练师的引导下，聚焦到很多必须用手摆弄才能实现的活动中。这也是人化的关键，也是康复者最终回归主流社会的群体中的社会化基础。这里的OT操作已经摆脱了日常生活能力训练的概念。不是被训练，而是学会使用手。蕾波在关注学会使用手之前，更关注目光投注后的精神躯体加入问题。简言之：有心用手。

二、蕾波精细运动功能训练的主要特点

从目光投注精神能量起步，关注的是整体的精神活动而不是局部的能力的完成与否。这个过程如果不慢下来，很容易走到训练完成某个功能的模式中，这个从局部看是一个能力的实现，甚至是智能量表分数的通过。但是不代表是孩子发展需要的。孩子很可能是被迫的服从和机械式的重复。

谁希望儿童完成这些局部的功能？在临床中很显然是父母希望，甚至是治疗师希望。这都没有绝对的错误，但是如果儿童不想做，实现起来就会有阻力，甚至阻碍儿童打开主动探索世界的大门。

父母希望儿童完成这些功能，尤其是在机构中训练出来这些功能的原因很可能是父母由于孩子出生后的问题而焦虑、自责，想通过孩子训练的快速进步来化解焦虑，但孩子是不理解这些的。这些功能需要通过其他的工作达成连接，而不是把孩子带过来快速而猛烈的机械训练。临床中听到过一些母亲对患儿康复一段时间后的体会——父母当然希望儿童能够有主体性的能力的获得，而不是条件反射的行为。

有单独操作和互动提升难度的摆弄。所谓应一物、两物关系和应三物的创造。

接下来会展开具体训练的相关内容及解释。

三、精细运动功能训练的基本内容

1.准备

（1）教具包：强调教具是不同于家庭的玩具，是训练用具。

（2）环境设置：安静，少装饰，白色面，易胸部靠近桌面的适易桌椅。

（3）训练师引导语言规范：OT训练不是随便玩玩，是在专业视

角下有目的的训练。强调重点是要留出时间，不是训练师主导的教育模式。

2. 入组

依据有无神经肌肉问题，尤其是最初几次训练中发现的手操作激发下的神经肌肉问题，分为：

（1）神经肌肉问题，需要训练师进行蕾波推点纠正异常。

（2）没有神经肌肉问题，但是目光投注障碍、自闭倾向者。

（3）手、上肢身心统合问题，主要是指手的基本动作问题。包括：非抓握动作与抓握动作问题两大类，非抓握动作包括悬浮、约束、推、压、触、钩状抓握等；抓握动作又分为力性抓握与精细抓握，前者包括球形抓握、柱状抓握及拉，精细抓握包括指尖捏、指腹捏、侧捏及三指捏。这些手的基本动作在应物能力上体现为单手应物和双手摆弄的能力。

3. 方案制订

（1）制订目标方案，见表5-1。

表5-1　精细运动长程训练简易周记录表

		1	2	3	4	5	6	7
目光注视	有/无应物？							
身体进入	有/无							
愉悦	有/无							
我想要的欲望展示	有/无 眼神求助 言语求助							
动手	按照儿心量表评估							
创造物的保存								

（2）蕾波的手操作阶梯递进训练内容：指向的就是这些手的基本动作下的单手、双手应物阶梯式递进的训练。

单手稳定实现"触、抓、捏、投、搭"五级的递进操作，实现的是一种应物的稳定关系和创造性。从"触"——触摸物品，逐级推进为"抓"——单手稳定抓握住各种形状的物品；"捏"——单手指配合捏起、捏弄变形；"投"——单手投物品进容器和从容器中拿出物品；"搭"——单手稳定将两物叠搭增高。

双手稳定实现"抱、插、拆、画、塑"五级的递进操作，实现的是摆弄多物关系并创造新品的过程。从双手协调配合的起始动作"抱"——双手掌相对稳定抱住物品离开操作台面，逐渐递进到"插、拆"——比简单投入更需要的双手操作，匹配、对型、插成新形状不脱离；双手配合拆分，体现的是组合和结构的辩证思维；"画"——在白纸上稳定用笔图画的能力，不仅需要操作手的复杂握笔功能，同时还需要注意笔尖能画出的理解能力，再去触摸纸上画出的图形，并确认是自己的创作而欣喜。随后双手折叠作品收纳的过程也是收官的必选动作，这里暗含着社会规则的传递。最后"塑"——双手的塑形不同于单手的拿捏，是有意而为之的操作，是创造后的命名或者模仿操作。

这个单手、双手的精细运动递进训练过程中的每一项都需要具备专注的能力，同时为每一个动作的实现而表达的欣喜情绪也是训练中的重要环节。

四、精细动作训练特点

（一）依据发育规律设定

1. 手操作发育规律

0～6个月：抓握、抓取眼前的东西——主动够物训练。

7～12个月：敲打、取物、抓握、松开——训练手部的操作能力、促进小肌肉的活动能力和手眼协调能力的发展。

1～2岁：玩复杂玩具、做组合玩具、拼图、画画等——手指协调和控制能力。

2. 手操作由简到繁的发育特征

手抓握及抓握形态（图5-25）：握持反射—无意识抓握—手掌尺侧抓握—全掌抓握—桡侧抓握（三指捏、拇食指捏、指尖捏），手运动形态随物品大小、形状、位置的改变而改变。

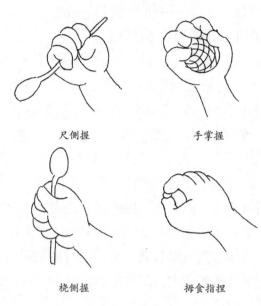

尺侧握　　　　　　　　手掌握

桡侧握　　　　　　　　拇食指捏

图5-25　尺侧握、手掌握、桡侧握、拇食指捏示意图

配合手操作的肌群：从泛化到分离：全掌抓握—手指活动；从近端到远端：头、躯干—肩—肘—腕—手指；直立活动模式出现先于旋转模式。

利手操作选择：儿童先学习使用身体的双侧之后才开始使用一侧，然后逐渐确定利手。

体位配合：可选择仰卧位、侧卧位、抱坐位、独立坐位、四点跪位等孩子可以较为轻松参与的最佳体位。

专注力：当给儿童提供一个玩具或者食物时，首先能够注意到玩具（食物），眼睛能够注视着玩具（食物），然后观察儿童有哪些表现，是否有主动意识去够取，是否有欲望以及怎样表达欲望（肢体或语言），也就是眼口手协调。在儿童表达过程中我们怎样引导促进，才能让儿童的能力最大限度地发挥出来，则是训练的重要目标。

（二）配合手操作的上肢运动功能训练

1.上肢关节挛缩的牵拉训练

痉挛型的儿童由于肌张力过强，主动运动受到限制，而且是痉挛越强，主动运动越少，所以，这些儿童极易出现关节挛缩、变形等问题。常见的上肢挛缩主要以肩关节为主，其次是肘关节和手。因此，必须注意防止出现上述问题。

（1）徒手牵拉训练。

①肩关节内收位挛缩的牵拉训练：儿童取坐位，治疗师用一只手握住儿童手掌，然后将儿童上肢牵拉至肩关节外展90°位，治疗师再用另一只手辅助儿童同侧上肢的肘关节，使其充分伸展，随即治疗师握儿童手掌的手再将儿童前臂旋后，并保持这个姿势数秒，反复训练。也可以应用点压牵拉的方法，一手牵拉上肢肩关节外展，一手点压肩外展刺激点。

② 肩关节内旋位挛缩的牵拉训练：儿童取仰卧位，治疗师首先将儿童肩关节外展90°，然后一只手握住儿童上肢的前臂，另一只手固定其上臂，并以肘关节为轴进行肩关节外旋动作，并在动作终止时保持数秒，反复训练。

③ 肘关节屈曲位挛缩的牵拉训练：儿童取坐位，治疗师首先用一只手握住儿童手掌，将其肩关节牵拉至前屈90°位，然后治疗师另一只手辅助其肘关节使之充分伸展，随即握儿童手掌的那只手将儿童腕关节背屈90°，同时提示儿童向前推，并在这个姿势下保持数秒钟，反复训练。也可以应用点压牵拉的方法，一手牵拉上肢肩关节前屈，肘关节伸展，另一手点压伸肘刺激点。

④手屈曲挛缩的牵拉训练：治疗师首先对儿童手背部由尺侧向桡侧轻轻敲击，待手部张力稍缓解后，治疗师用一只手握住儿童拇指向外牵拉，另一只手握住其余四指，使其伸展。

（2）负重训练。

①对肩关节内收、肘关节屈曲位挛缩的负重训练：儿童取坐位，治疗师位于儿童体侧，用一只手握住儿童掌心，将上肢牵拉至外展45°位，用另一只手辅助儿童肘关节使其充分伸展；然后，用辅助肘关节的那只手，握住儿童同侧手的大拇指，使拇指伸展并外展；其余四指伸展平放在儿童体侧的台子上，最后将对侧上肢抬起，使重心移向支撑侧的上肢。

② 对手屈曲、内收位挛缩的负重训练：治疗师辅助儿童取手膝跪位，使其大拇指外展，其余四指外展并伸展，肘关节充分伸展支撑在治疗垫上，若拇指内收较强，可在拇指、食指之间加一个大号木钉，在这个姿势下保持数分钟，对手部屈肌张力过强者，治疗师可考虑使用手指分指板辅助训练。

2. 上肢支撑能力训练

（1）俯卧位姿势下的支撑训练：儿童取俯卧位，用双上肢支撑身体，治疗师将其双下肢托起，待保持平衡后，儿童用双上肢交替前行。

（2）坐位姿势下的支撑训练：儿童取坐位，在其小腿前放小凳子，指导儿童用双上肢支撑着站起来。

（三）手功能的训练方法

手部动作的发育是由握到伸，从笨拙到灵巧。因此，手部动作的训练，应该按发育的顺序去进行。手部训练的基本原则，是以功能较好的手为中心进行，不可勉强患儿一定要使用右手，以免增加训练的难度。

1. 拿起东西的训练

许多患儿总是拇指内收，其余四指屈曲，手呈"握拳"状。由于手指不能伸展，所以很难抓住东西，这时治疗师可做以下训练：

（1）将其拇指桡侧外展，其余四指就容易伸展了。

（2）用一只手握住患儿手掌，然后将腕关节背屈并施加一定压力，保持数秒钟。待患儿的手伸展后，治疗师可以把小玩具放在他的手中，并稍用力握他的手，这样可促进患儿拿住玩具。当患儿学会握住东西后，治疗师可选择较轻、易抓握的东西放在手上，鼓励患儿主动去拿。

2. 放下东西的训练

许多患儿一旦抓住东西，就越抓越紧，很难放下，治疗师可先让患儿抓住东西，然后做以下训练：

（1）轻轻敲击其手臂指总伸肌腱，再由腕部向手指方向轻擦，同时配合"手打开，手打开"的语音提示。

（2）将患儿的手抬高至头以上，并使肘关节伸展，腕关节掌屈，利用腱效应也可促进手的伸展。当患儿学会放开手后，治疗师要常常用语音提示他练习张开。例如，让他将手中的东西放到治疗师手上。

3. 拿起并放下东西的训练

在前面训练的基础上，治疗师可安排一些拿起并放下东西的连续动作让患儿练习。例如，套圈游戏、投掷沙包等。

4. 手指动作训练

（1）指腹捏物训练：训练最好的方法是用彩色黏土，将患儿五个指头插入黏土中，当其手抽出来时自然就会出现手指捏的动作。或者指示患儿将准备好的小豆子捏进盘子中，甚至可在盘子中放几颗葡萄干，让他捏起来放到嘴里。必要时，治疗师可考虑用弹性绷带将患儿拇指、食指除外的其余三指约束起来，只用拇指和食指去捏取小东西，反复训练。

（2）指尖捏物训练：训练的最好方法，是让患儿将大头钉捏起按顺序放到事先准备好的带有图案的塑料泡沫板上，或用彩色小塑料块进行拼图游戏。

5. 投掷与打击动作的训练

让患儿投掷小垒球、小沙包等都是练习投掷的好游戏。用小木槌去敲击儿童木琴、敲击蹦跳玩具等，都是患儿喜欢的游戏，通过做类似的游戏达到训练目的。

6. 双手协调性训练

（1）双手粗大协调性训练：治疗师要选择体积较大，需要患儿双手配合完成的玩具或游戏。可让患儿将带有尼龙搭扣的大萝卜粘贴起来，更可充分发挥患儿的想象力，让他用大块塑料拼插出喜欢的东西。年龄较大的患儿还可以配合编织、铜板工艺进行训练。

（2）双手精细协调性训练：治疗师可选择体积小巧，需要患儿双手配合完成的玩具、游戏、作业活动等。可让患儿拆装小型变形金刚玩具，拧训练用塑料小螺丝，也可配合蛋壳、马赛克工艺进行训练。

7. 手眼协调性训练

在进行这项训练时，必须以头部在空间保持直立为基础，治疗师要选择需要用眼和动手的玩具或游戏，可让患儿进行穿珠子、走迷宫、传递球类的游戏活动，或者指导患儿把混合在一起的红豆和绿豆分开，对年龄较大的患儿可以进行钉纽扣的训练。

8.各种综合性手部动作训练

手部动作训练的最终目的，是可以做综合性、连续性具有能动性的动作，达到用手做事的目的。使用拼插的组合性玩具、折纸、弹琴等各种丰富多彩的游戏，可促进手部连贯动作的训练。

（四）各种类型的脑瘫患儿的干预重点

偏瘫患儿：患侧的感觉输入；两侧性和对称性的体验，在日常生活中尽量使用双手；重心左右移动，由两侧负荷体重；年龄较大的患儿可以采用强制性使用运动疗法，辅助器具的使用。

痉挛性四肢瘫：促进自发的主动运动，帮助患儿找到最佳体位，促进姿势反应。

痉挛性双瘫：抑制上肢的代偿，尽量做协调动作；体验各种坐的姿势，提高坐位平衡能力；促进在空间的姿势变换，使下肢体验重心转移的感觉。

不稳定手足徐动型：帮助获得稳定的姿势前提下，完成一个手操作或者是一个欲望的表达；促进手眼协调。

智力发育迟缓患儿：激发患儿对物、对人的兴趣，增加手对物的操作及复杂性；目标分解，反复练习，不断巩固。

第三节　口腔运动功能训练

口腔运动功能包括以下几个方面：

（1）认知学习：最开始认知的发展，是婴儿通过舔、吸吮、品尝、嗅觉和咀嚼来了解周围的环境，所以我们经常见到孩子喜欢把任何东西都往嘴里面放，这就需要口腔的运动能够正常化，如果口腔运动功能有障碍，会影响他对环境的认识，对认知的学习也有很大影响。

（2）咀嚼和吞咽：婴儿出生后，立即会以原始反射吸吮的形式来寻求营养，但是随着婴儿的发展、成熟，可以吃到各种类型的食物，并且开始学着使用各种餐具，如勺子、杯子、叉子等。而这些运动过程是从嘴的前面、中心（吸吮）进入嘴巴的两侧和背面（咀嚼），进而从嘴的后端（吞咽）排出口腔，所有这些动作都是通过嘴唇、脸颊、下颚和舌头的移动配合完成的。

（3）分泌物和表情控制：通过嘴唇、脸颊、下颚和舌头的移动，人们可以吞咽分泌物（黏液和唾液），并且可以通过咳嗽来清理分泌物，而且不需要考虑、准备，即使是睡着了这些动作也会产生的。而产生唾液的腺体位于脸颊、舌头、下颚，所以这些结构如果出现问题，或者口腔结构运动的肌肉控制差都会导致出现分泌不良的现象，如流口水、脱水，口腔卫生差或者感染。当然也会存在面部无表情的现象，会影响到社交发展。

（4）语言：我们的语言肯定需要口腔运动功能配合，在孩子早期的时候，所涉及的语音会比较少，最常见的就是用于咳嗽或者是"啊啊"的音，但随着功能的完善、肌肉技能的提高，它会慢慢地出现一些音，从开始的牙牙学语阶段，到后来进入口语期出现语音，这时候声音的组合就会比较复杂，对口腔动作的要求越来越多，所以，如果婴幼儿出现了口腔运动功能障碍，就会影响说话的清晰度，进而影响谈话的质量，导致表达不清楚，影响社交，到后面形成严重的言语问题。

临床上口腔运动康复基本上是围绕咀嚼与吞咽、认知与言语展开功能训练的。口腔肌功能训练的方法比较多，对于孩子来说可以通过喂食的方法进行训练，另外要配合一些发音的训练，这都有助于口腔肌的功能恢复，还可以通过下颚骨练习、呼吸训练等。一般来说，通过这样的一些功能训练，能够达到比较不错的训练结果。

一、口腔运动—进食和言语表达功能训练中需要关注精神动力因素

口腔是指口内的空腔，人类借助这个自身躯体的窗口，与外界进行信息、物质的互换。包括几个方面：①气的互换，即通过控制气流的进出完成经口呼吸和发音（尤其是发语音和乐音）；②物的纳入，即通过口周组织的协同完成食物食入体内的过程。③物的辨识，即通过舌、牙齿的翻、咬、撕、舔等动作，辨析物品的性状、质地、口感，是个口腔应物的过程。

在不同时期口腔运动有不同的特点：①首先是一系列的反射活动可以完成的吸吮和吞咽；②随后是通过口周肌肉、牙齿、舌的协调运动完成咀嚼、吞咽和发音及辨物。

口腔运动的身心统合状态：在儿童的发展过程中，这些与外界互换物质信息的过程是逐渐从原始反射，到模仿，熟练后达到身心统合状态的。比如，在常态气环境下，婴儿能逐渐达到不需要特意琢磨用嘴呼吸，而几乎是完全依靠经鼻呼吸完成气体互换的。在饥饿并有乳头或奶瓶嘴含入口内时，可以不用想是不是该关闭气道，鼻腔通道等，就顺利地将液体吸入口内，并协调吞咽入食道。当然可能在某些时刻，比如饥饿程度不同、人工奶嘴更换等，出现已有的身心统合状态被打破，出现吞咽不协调呛咳情况。舌、牙齿、唇在相关的肌肉配合下，完成喉咽部气流的变化，发出不同的声音，尤其是语音和乐音。此时，只要是熟练掌握的发音，人也不需要考虑是先动唇还是先动牙齿。这都是身心统合在口腔相关的运动中的体现。

精神动力驱动的躯体（口腔）运动：原始的反射是人生存本能促使的，生来就有。吸吮反射保证了口腔与外界（乳头、奶瓶嘴等）接触后的纳入动作。就是这最初的满足（吃奶后的饱腹），在重复吃奶中婴儿在精神系统里进行编辑，记忆。当这样的需要再次出现时，对奶水的反复吞咽变得越来越熟练。达到吃饱就不再吸吮的状态，这都是精神活动支配躯体的结果。固体食物的纳入是一个看、模仿、练习的过程。因此是在亲子活动和以后社会化活动中促成的，有很多文化的特征。

当婴儿有各种情况阻碍了固体食物的纳入建立时，就需要经过专业的评估，找到问题的根源，并制订相关的训练进行干预。也就是要打破已有的身心统合状态——吸吮液体食物饱腹，学习进食固体食物。这不仅仅是为了生理需要，同时也是一种口腔相关的运动，对完成气流的进出——发音打下基础。

言语表达是从学习发语音开始，发语音对婴儿来说是一种后天养育环境下习得的。只有婴儿知道通过言说能够更好地满足需要时，才会主动使用语音，也就是言语表达。这在自闭症早期或者广泛发育障碍的孩子那里，这个精神活动没有建立，再多的口腔发音训练也不一定能够促成最终的主动言说。因此在言语表达训练上，婴儿是否意识到言说的经济学（比情绪表达和肢体表达更有效，更容易达到目的）效用是训练中容易忽视的，也是最终成功地训练出发语音表达意愿的关键。

二、口腔运动功能训练中言语表达的模式

蕾波法这里展示的口腔运动功能训练，着重就是从进食，即食物的纳入，和言语表达，即发语音，两个方面展开。特别是在言语表达训练上，不仅仅停留在主动模仿发音，语言—名词联系及语言—动作联系上，这些是口腔运动功能的基础。而训练的目的是使用语言达成心愿。因此言语表达是听—说—互动的三级模式。

1. 言语表达展开的社会互动训练（ST）

听—说—互动模式主要强调用人类的语音进行交流。

模式中关注的是主动听到、主动表达：首先是对语音呼唤的关注，就是耳朵打开→身体转向某些语音呼唤的发出者→语音与物的连接（懂名词，并能互动）→同时或之后或之前语音与自身连接（自我意识被命名，身体整合基本完成，区分出内外）→关注语音发出者的发音部位（嘴）→简单模仿→用字词主动表达内心的期望。

2. 模式设定的目的

这个模式设定是要回答儿童为什么要说话。

（1）言说不必须。

①可以用其他方式表达：情绪声音、动作语言、母语言说表达，这个是儿童表达心中意愿的三级跳。作为儿童主体，从作为一个有机体的信号发出到有言语表达是"人化（人被文化化）"的过程。因为作为早期不使用言语表达的婴儿很多生理的需求通过哭声完全可以实现满足，甚至一个动作都可以让养育婴儿的母亲理解并帮助婴儿实现满足。只有当这些信号不能使需求得到满足时，比如母亲不在，或者没听到，婴儿可能会采取其他的方式继续呼唤。

②表达机会剥夺：有些情况下婴儿可以不用发出生理需求的信号，就可以使需求得到满足。比如，机械地按照计划的育儿策略就会设定时

间，规律地喂奶、换尿布甚至帮助入睡。这里有一个最大的问题是，孩子没有表达生理需求的机会，或者不用发出很强烈的呼唤信号，甚至还没有体会生理需求的迫切表达的感受就有奶送到嘴边，等等。

③表达无呼应：当然还有一类是母亲有很多自身情绪的问题，无法真正承担养育人的工作，对孩子的呼唤信号不回应，少回应，久而久之孩子也不再发出信号。

④言说无模仿：有些母亲不主动发出语音呼唤信号给孩子。这牵扯到母亲欲望不表达的问题。

⑤言说困难：当然，有神经肌肉损伤的婴儿在早期不能发出越来越复杂声音，或者发出呼唤的信号微弱，不被养育者注意。

以上这些情况，都不是儿童必然产生言语功能的条件，甚至是产生言语表达功能的障碍。

（2）一旦言说总是被回应。

①使用语音言说是有条件的：最基本的是其他信号不能实现请求被满足。这里的"请求"，是儿童在发出呼唤表达早期生理需求，以及生理需求被满足的过程中逐渐发展出来的。请求是在呼唤一种儿童期待的曾经的生理需求被满足的状态。比如早期由于饥饿，或者仅仅是成人刺激了新生婴儿的口周敏感皮肤引起婴儿的吸吮活动，伴随着温暖的奶汁进入胃内，婴儿获得了吃奶可以解决饥饿的概念。同时，成人温暖的怀抱、温和的声音也一同被儿童主体捕获，精神加工，记忆。随后的一次次饥饿、呼唤、喂奶的重复让这些精神加工更加精细准确。

②呼唤换来的是早期被满足的记忆：初期婴儿是将有乳房的母亲等同于自己，只要呼唤就能被满足。但是母亲不总是那样被随时呼唤就能出现，并且一如既往地温柔。因此婴儿开始逐渐理解母亲和自己不是一体的，母亲是母亲，自己是自己。为了获得早期那个母亲哺喂的状态，儿童开始关注母亲的言行举止。

③呼唤声转为语音是偶然并被不断肯定和纠正的：当婴儿无意间发现用母语语音表达可以更容易达成满足时，母语语音就被逐渐多地使用了。可以说，用语音表达是在母婴关系中被激励、肯定、熟练使用的，并且与婴儿的心理愿望达成率有关。

④语音到言语有功能也是母婴互动下确认的：语音使用时包括最初的模仿换来的母亲的愉快情绪，以及准确地使用某些字词，比如名词、动词命名可以让母亲更容易理解和回应等，母语语音的表达就有了儿童主体主动地使用字词的功能，也就是言语功能。言语功能的准确和逐渐的复杂只是身心统合的一个状态。

当然这些可以从经济学的角度看，就是用母语语音表达是早期婴儿生活中最经济的母婴互动。差异性高于哭声等情绪音，距离远于手臂触及空间。复杂性可以使语音互动持续进行。

所以人类用语音进行社会性交往。而这个交往的语音也在一个早就规定好的语言规则下进行，并且由养育者母亲示范，并不断纠正儿童得来。因此婴儿如果不辨别出这个母亲带来的语音，是一种可以交流的方式，那婴儿是不太可能主动用语音交流的。

3. 训练的起点

早期对声音和语音的不同反应是蕾波口腔运动功能训练的基本起点。

（1）听声音转头和听语音转头的区别：听声音转头也是要考量的一个更早的点，即耳朵的"打开"。而听语音转头，标志着婴儿区分了社会性交流声音与其他声音的能力。

我们关注的是这个转头与哪些相关的养育事件有关。这也是在子宫的胎儿不太使用的功能。因为在子宫内，胎儿就可以听到外界的声音，并且对声音有个身体互动的反应，这也是现代胎教的理论基础，但是和胎儿生长关系不大。如果每次孕母在声情并茂地发出声音给胎儿，胎儿有很一致的反馈，那很可能是因为此时脐血流或其他激素水平变化被胎儿捕获并加工导致。而出生后出现的婴儿听声音、听语言转头的现象，是儿童主体带动躯体主动与外界互动的表达，这里有精神加工声音、语音，存储并记忆声音、语音的过程。

（2）耳朵对声音辨析的投注：出生后如果某个声音与饥饿后奶水的到来相关，或者与温柔的肌肤接触相关，那么，这个耳朵听到的声音就有了精神活动的意义，也就是耳朵"打开"。比如每次母亲喂奶都会含情脉脉地和孩子说话、抚摸。那话语中的爱的情感和期待的欲望就在传递，婴儿感知觉就会和声音一起被加工，甚至母亲的脸庞也被整合进来。母亲在不喂奶时说话，也会唤起婴儿一个声音的辨别和寻找。这个是未来语音互动的起点。如果没有这些情感掺杂的母亲的声音被儿童主体进行精神加工，儿童就不会对这些特定的声音产生反应。所以耳朵的"打开"和医学视角下的听到声音不在一个层面上。这里是要找到孩子启动社会化交往的耳朵的功能水平。比如，大家经常会说，多呼唤孩子的名字，并且固定一个名字呼唤，慢慢孩子就会听名字转头，知道他叫什么名字了。这里面仅仅是描述了一个神经反射弧的重复，没有从儿童主体的角度考虑，临床中不乏儿童听名字不转头的情况，并且这个结果不能马上判断言语理解迟缓，要从最初的呼唤、耳朵"打开"及儿童主体的精神加工产生愿意或者敏感于某些字词开始。

同注视的投注一样，耳朵的投注也会因各种原因出现障碍。训练时如果不仔细考虑这个起点，而是重复性地训练发音，这个主体性的问题就易被忽略。

三、口腔肌功能训练

（一）蕾波推点干预异常

口腔肌分口腔外肌群和口腔内肌群。口腔外肌肉主要集中于颌面部，可分为咀嚼肌及表情肌两类。咀嚼肌又分为升颌肌群和降颌肌群两组。它们相互交替收缩和舒张，即形成张口和闭口活动，以完成咀嚼等功能。见表5-2。

表5-2　口腔颌面部咀嚼肌

	肌肉	起端	止端	功能	神经支配
升颌肌群	咬肌	上颌骨颧突及颧弓下缘	下颌升支下颌角外侧面	提下颌向上	三叉神经肌支
	颞肌	颞骨骨面	下颌骨喙突	提上颌向上，后部肌纤维可拉下颌骨向后	三叉神经颞肌支
	翼内肌	翼外板内侧面	下颌升支及下颌角内侧面	提下颌向上，并有前伸及侧颌功能	三叉神经翼内肌支

续表

	肌肉	起端	止端	功能	神经支配
降颌肌群	翼外肌	翼外板外侧面，蝶骨大翼下面	下头止于髁状突颈，上头止于颌关节盘前缘及部分关节囊	主要是张口和前伸，单侧收缩则下颌偏向对侧	三叉神经翼外肌支
	二腹肌	前腹起于下颌骨二腹肌凹，后腹起于颞骨乳突切迹	舌骨体中间腱	降下颌，提舌骨向上	前腹：三叉神经 后腹：面神经
	颏舌骨肌	下颌骨颏棘	舌骨体前面	降下颌，提拉舌骨向上、前	舌下神经
	下颌舌骨肌	下颌骨内侧颌舌线	舌骨体	降下颌，得舌骨向上	三叉神经下颌舌骨肌支

表情肌多起于颜面骨壁，止于面部皮肤，分布在颜面、口、眼、鼻周围。不仅具有表情功能，而且参与语言、咀嚼和口、眼的张闭等功能。

蕾波推点干预：辅用蕾波精油，从面部中线往面颊两侧，由上至下地推至枕后、耳后、颈后。可以根据病情选择在头面部上的经典穴位点压（见第三章第二节"外周神经刺激点"相关内容）。头面部推点力度应适当，过轻达不到效果，过重患儿会难以适应而抗拒治疗。所以头面部推点手法应当保持推点力度循序渐进，并保持同患儿之间的沟通交流，分散患儿的注意力。推点干预10～15分钟/单元，每天3～4个单元。

1. 咀嚼肌肉及干预

咀嚼相关肌肉有咬肌、颞肌、翼内肌和翼外肌。咬肌、颞肌、翼内肌为闭口肌，能上提下颌骨，使上、下颌牙齿互相咬合；翼外肌为张口肌。

咬肌起自颧弓，肌束向后下止于下颌角的咬肌粗隆，紧咬牙时，在颧弓下可见；颞肌起自颞窝，肌束呈扇形向下聚集，经颧弓的深面止于下颌骨冠突；翼内肌和翼外肌均位于下颌支的内侧面。

两边的颞肌分别从两耳上方连到下颚，咬肌则是连接两边的上、下颚，它们的功用就是让上下排牙齿紧咬，吃东西时做出咬、压碎食物的动作，发音时，控制上下颚的动作与声母和韵母的发音有关。这两块肌肉在面部比较浅，容易进行手法推点。推点手法要轻柔、连贯，辅用蕾波精油/啫喱效果更好。要让颞肌和咬肌的力量变大，练习"紧咬"的动作是最直接的方法，用长条形的点心（肉丝、肉干、鱿鱼丝、软糖等），让儿童紧紧咬着，然后养育者和儿童玩"食物拔河"的游戏，告诉儿童千万别让口中的点心被养育者拔走了。

翼内肌和翼外肌位置比较深，内侧翼状肌连接鼻骨和下颚，外侧翼状肌则是从耳朵前方的颞颚关节（张嘴时可以摸到会动的地方）连到下颚，翼状肌运动时，会让下颚出现向左右移动的动作，这样的动作在咀嚼食物的过程中，能够有"磨碎"食物的功能，而且翼状肌强壮与否，会影响下颚的灵活度，说话的速度加快、要说的字数变多时，下颚需要精巧调整位置，口腔越灵活，在表达长句时，发音的准确度就会越高。翼内肌和翼外肌位置比较深，推点手法不易达到效果。但可以通过富含纤维的食物（芹菜、空心菜、甘蓝等），咀嚼时用咬碎和磨碎的动作训练，慢慢累积动作的经验，就会提升下颚的力度和灵活性。

2.舌头肌肉及干预

舌头肌肉分为两类，一类是舌头本身的内肌肉群，另一类是连接舌头和其他部位的外肌肉群。内肌肉群主要用来改变舌头的形状，像是卷舌、摊平舌头、鼓起舌头和翻转舌头；外肌肉群是变化舌头的位置，如伸到嘴巴外面、贴在上颚、平放在口腔之中等。

（1）舌内肌起止都在舌内，由上下垂直、前后纵行和左右横行等不同方向的肌纤维束组成，且互相交错，收缩时可改变舌的形状。

（2）舌外肌是指起于舌外、止于舌的肌肉。

颏舌肌：起于下颌骨体后面的颏棘，肌纤维呈扇形向后上方止于舌中线两侧。两侧颏舌肌同时收缩，拉舌向前下方，即伸舌，该肌一侧收缩，舌伸出时舌尖偏向对侧。

舌骨舌肌：起于舌骨，收缩时牵舌向后下外侧。

茎突舌肌：起于颞骨茎突，可牵舌向后上方。

舌骨上肌群：二腹肌，前腹起自下颌骨二腹肌窝，后腹起自乳突，以中间腱系于舌骨；下颌舌骨肌，起自下颌舌骨线，止于舌骨体；茎突舌骨肌，起自茎突，止于舌骨小角；颏舌骨肌，起自颏棘止于舌骨体。它们的作用是拉舌骨向上。

　　舌骨下肌群：胸骨舌骨肌，位于颈部正中线两侧；肩胛舌骨肌，在胸骨舌骨肌的外侧，为细长带肌，分为上腹、下腹和中间腱；胸骨甲状肌，在胸骨舌骨肌深面；甲状舌骨肌，在胸骨甲状肌上方，被胸骨舌骨肌遮盖。它们的作用是拉舌骨向下。

　　针对舌内肌可辅用吸舌器（舌肌康复器，图5-26）向各个方向牵拉舌，改善其运动功能。

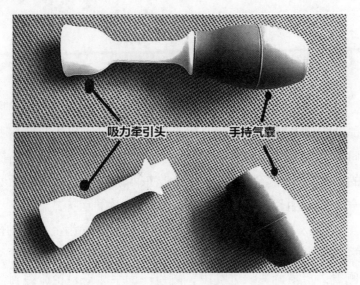

图5-26　吸舌器图

　　针对舌外肌的干预可用蕾波推点疗法进行。相关肌群在前颈部进行推顺时，推压应自下颌骨开始，经舌骨上肌群、舌骨、舌骨下肌群达胸骨柄上窝。颈前部推顺、点压时，宜在温暖的环境、仰卧颈后垫枕、头后仰充分显露前颈部。

　　点压的主要相关穴位：下关穴、颊车穴、廉泉穴（图5-27）、人迎穴、水突穴、气舍穴（图3-13）等。下关穴为咬肌起始部，点压颊车穴可直接刺激咬肌，点压廉泉穴可触及舌根。点压人迎穴要朝向喉结方向，不要触碰颈动脉。水突穴位于颈部胸锁乳突肌的前缘，人迎穴与气舍穴连线的中点。气舍穴位于锁骨上缘，胸锁乳突肌的胸骨头与锁骨头之间。

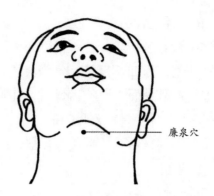

廉泉穴

图5-27　廉泉穴示意图

（二）喂食

1.改变孩子的饮食习惯

一些地区在饮食上习惯于喝稀饭，少吃干饭。有的家长喂养孩子时只提供细软的食物，避免吃粗硬的食物，导致孩子的口腔咀嚼运动少，口腔肌肉力量不够，从而影响发音功能。因此，要逐渐提供需要咀嚼的食物，锻炼口腔肌肉力量。吃东西所用的肌肉与说话所用的肌肉是一样的，因此正确的喂食是一种口部肌肉训练方式。

（1）调羹喂食。喂食时要把食物放进侧边臼齿上，鼓励孩子用舌头向两侧移动。

侧置：打横调羹喂进嘴里，侧置→反手侧置，轮流练习合唇，协助发m、b、p音。

前置：平常用法，调羹前端伸进嘴里练习圆唇，协助发u、o音。

调羹啜饮：将放有食物的调羹置于双唇之间（不是牙齿之间或舌头上）向后吸吮。

（2）叉子喂食。更易于让孩子把食物侧置于臼齿上，选用手柄较粗大的叉子让孩子横握，左右手轮流，每次只叉一块食物。

（3）吸管喂食。液体食物吸食，若能练习口腔左右单侧轮换用力吸食，效果更好。

（4）杯子喂食。用杯子比用吸管困难，因此训练时用的饮料要比吸管用饮料更容易吸引孩子，尽量不要放同一种饮料在杯子和吸管中，保持稳定的坐姿。

（5）固体食物咀嚼。当孩子舌头不会向两侧动时，应把食物放在大臼齿位置，以免孩子没有咀嚼就吞下去。

注意喂食时保证孩子头向前倾，而不是向后。不要硬塞食物给孩子，否则孩子的头部向后，易致防御性敏感。

2. 进行口腔按摩

一些孩子的口腔黏膜敏感，不喜欢黏糊的食物，偏食挑食，导致口腔黏膜刺激过少，影响发音功能。对于这些孩子应当进行口腔按摩，降低口腔黏膜的触觉敏感性和增强口腔肌肉的力量，接受不同种类的食物，以锻炼口腔、舌的灵活性。通过按摩口唇、面颊和咀嚼肌，锻炼口腔肌肉张力和力量。

训练口腔内外、周边的肌肉，最有效的方式是从日常生活中落实嘴巴多动、多用、不怕累的原则，均衡摄取有纤维质的食物，让咀嚼的时间变长，上下颚要使用的力量加大，还有舌头翻转食团的机会提高。

（三）下颚咬合练习

如果孩子说单字很清楚，说句子不清楚，很大原因是下颚咬合弱，说话时不愿意张开嘴，导致说话快而不清楚。孩子在12个月以前有咬合反射，手指放在牙龈上会自动咬合。可以利用孩子的咬合反射多做咬合练习，同时为以后主动咬合练习打下基础。

判断咬合力量的方法是把牙胶放在一边的大臼齿上，如果孩子能不停地上下咬合（其他部位不动而且下颚不能有左右滑动的动作）10次以上，应属正常。换边再检测，看两边次数是否对称相等，下颚咬合检测完成。

咬合训练：手指→软牙胶手指套（无牙）→软头咬牙胶棒（大于12个月）→T字牙胶棒→P字牙胶棒（大于2岁），目标为每边能做10次。正常情况下，4岁儿童可以做完一整套练习而不觉得累。训练下颚咬合时，要固定孩子的头部和颈部。

（四）呼吸训练

我们说话时，吸气入腹（指腹式呼吸），呼气至喉时，喉部肌肉控制气流是从鼻出或从口出。因此喉部肌肉要不停地运动，若喉部肌肉弱，则会影响发音，比如鼻音很重、说话不清楚等。

1. 呼吸训练

（1）深呼吸训练。

有些儿童不能自主地进行深吸气和有力地呼出气流。这时就可以用手指捏住儿童的鼻子和嘴唇，让儿童憋气，憋气的时间可以逐渐增加，然后放开手，让儿童自主深呼吸。通过反复训练，对儿童的呼吸动作会有很大的帮助。这种方法能够让儿童体会深呼吸的感觉，多次训练就能够帮助儿童掌握深呼吸技巧，增强儿童呼吸能力。

（2）用鼻呼吸训练。

操作者坐在儿童对面，注意坐的高度与儿童相当。然后操作者用食指和拇指捏住儿童的鼻子，约5秒钟（可通过数数来计算），放开手指，让儿童自主深呼吸。可反复做3~5次。憋气的时间长短要视儿童的反应而定。这种方法主要锻炼儿童用鼻子呼吸，适用于所有呼吸能力弱的儿童。

（3）自主呼吸训练。

让儿童双腿盘在操作者腰上，操作者将儿童平放在床上并俯身在儿童身体上，然后用食指和拇指捏住他的鼻子，其余手指捏住儿童的嘴（针对那些不会闭嘴的儿童），让儿童憋气，约3~5秒钟（时间根据儿童能力定），然后用自己的腹部按压儿童腹部，同时松手让儿童呼吸。这种方法操作难度较大，适用于完全无能力自主呼吸的儿童。

（4）提示。

①所有操作都要保证在安全的情况下完成，尤其要注意儿童憋气时的状态。

②儿童憋气时间要根据儿童能力逐渐尝试，如憋气时间较短则训练效果不明显，如时间较长则儿童会排斥此类训练，因此要注意憋气的时间。

③操作者在捏儿童鼻子和嘴巴时要注意力度不要过轻或过重。过轻会导致儿童气息外漏，达不到憋气效果，过重儿童也会产生厌烦情绪。

④在每个训练回合结束后都要给儿童强化。强化物可以是儿童喜

爱的玩具，也可以是儿童喜欢的活动及好吃的食物。强化物能够提升儿童对训练项目的喜爱程度，提高儿童训练动机。

⑤操作时要注意儿童肚子的起伏状态，如肚子是鼓起来的，那么就表明此时儿童是有气的，肚子是瘪回去的，就表明此时是无气息的。操作者可以根据儿童肚子状态进行操作。

⑥所有以上操作都是辅助手段，要在儿童有能力独立完成时撤离，让儿童独立完成呼吸操作。

⑦在操作时如儿童抗拒操作者对鼻子和嘴巴的触摸，就要先进行脱敏训练，让儿童适应这种触摸，等儿童不抗拒时再做以上操作。

2.吹肥皂泡训练

目的在于训练有控制的口腔气流，通过腹部肌肉控制，完成下颚稳定性、圆唇、舌头后缩等动作训练。

进阶式吹肥皂泡训练：一定要从第一步做起，其后观察孩子可以在哪一步开始训练，每一步骤的成功标准是完成10次。

①碰破肥皂泡。把肥皂泡放在孩子嘴唇上碰破，帮助孩子建立对双唇的感知及因果关系的认知。

②吹破肥皂泡。把肥皂泡放在吹气棒子之上，提示孩子对着肥皂泡上呼吸或吹气，用手轻轻按压孩子腹部的肌肉来增加他对腹部活动的认知，当肥皂泡有移动或破碎，要肯定和称赞孩子。

③吹出肥皂泡。主要是让孩子自己吹出一个泡泡，用一只手，将手心放在孩子的颚骨之下，四只手指放在一边的面颊，拇指放在另一边面颊，轻力的把面颊的肌肉推向前，帮助加强吹肥皂泡时需要的颚骨稳定性和圆唇动作。

④发音破肥皂泡。将肥皂泡放在距离孩子口部约一寸的位置，让孩子对着肥皂泡发出摩擦音"hoo"，此发音张开嘴巴，气流自由逸出口腔，不受阻碍，舌后缩。

⑤肥皂泡游戏。将一玩偶放在孩子口部约40厘米的位置，指导孩子使用所教的"hoo"摩擦音从棒子吹气，看看孩子能向着"饥饿"的玩偶吹出多少泡泡来"喂"它。根据孩子的情况，可适当调整玩偶距口部的距离至50～60厘米。

吹笛子进阶式练习：目的在于发声，减少流口水、合唇、圆唇、缩舌，增加说话清晰度等。

四、咀嚼、吞咽功能训练

咀嚼、吞咽似乎是与生俱来的能力，但对于非正常婴儿来说却完全不是这样的。婴儿的口唇生来就有寻觅和吸吮的本领，但咀嚼和吞咽动作的完成需要舌头、口腔、面颊肌肉和牙齿彼此协调运动，必须经过对口腔、咽喉的反复刺激和不断训练才能获得。正常生理性咀嚼吞咽动作是由中枢神经系统和 V、Ⅶ、Ⅸ、Ⅺ、Ⅻ脑神经及颈丛共同参与完成的。咀嚼吞咽分为四相：①制备相，食物由唇、齿、颌、舌、颊肌、硬腭、软腭分别嚼碎和操纵。②口腔相，舌上的食物被主动送至口腔后部，舌将食物压入咽部。③咽相，食物由咽部运送至食管。这是一种反射活动。④食管相，食团因重力及食管蠕动顺食管进入胃中。食物从吞咽到达贲门，经历上述四相的复杂过程，但所需时间仅为几秒钟。若这一吞咽反射弧上四相某个环节受损伤，就会发生咀嚼吞咽困难。

大部分脑瘫儿童由于伴有口面部功能障碍导致口腔、舌、咽喉的感觉异常、牙齿发育不良、运动障碍，而存在明显的进食技能障碍和上述四相某个或多个功能损伤。主要表现为咀嚼障碍、吞咽障碍、口腔闭合能力差、流口水、误吸、误咽等障碍，使脑瘫儿童易出现食欲减退，营养摄入不足，从而影响脑瘫儿童的生长发育及康复治疗。

咀嚼、吞咽能力训练主要是在蕾波推点治疗的基础上，最好的训练方法是通过逐渐增加辅食锻炼咀嚼能力。因此，一定要根据婴儿月龄逐步更换食物，为口腔肌肉提供各种不同的刺激，耐心地反复训练婴儿的咀嚼能力。

1.4～6个月龄

学会吞咽是日后摄取固体食物的重要前提。4～6个月是婴儿学习咀嚼和吞咽的起步阶段，这一阶段比较适合添加泥糊状的食物。从4个月开始可用小勺给婴儿喂食半流质食物，如米糊、蛋黄泥等。这时婴儿或多或少会将食物顶出或吐出，这是正常的现象，因为婴儿习惯了吸吮，尚未形成与吞咽动作有关的条件反射，只要多喂几次即可。喂食时可将食物放到舌头后方，婴儿会通过舌头的前后蠕动配合做出吸吮和吞咽的动作，逐步适应吞咽。

2.6～12个月龄

婴儿6个月左右开始长牙，从这一时期开始，可给婴儿提供一些需要咀嚼的食物，以培养婴儿的咀嚼能力，促进牙齿的萌发。这时的食物应由稀到稠，颗粒由细到粗，从在泥糊状食物里添加少量的小块固体食物开始，如碎肉、碎菜末、碎水果粒、面包片、手指饼等。随着婴儿的适应再慢慢增加固体食物的量。随着月龄的增长，婴儿可以用牙床进行较为完整的咀嚼动作了，主动进食的欲望也增强了，喜欢自己抓食物吃，这时可以把切碎的固体食物给婴儿，让他自己吃，刺激婴儿学习在嘴里移动食物，培养婴儿对食物和进食的兴趣。另外，还可给婴儿吃一些专门用来磨牙的小零食。

3.12个月龄以上

随着牙齿的萌出和完善，婴儿的口腔动作也越来越丰富，咀嚼吞咽动作协调，渐渐地可以用牙齿咬碎食物再咀嚼。这时应给婴儿吃较粗的固体食物，多吃粗粮，如水饺、馄饨、米饭、其他纤维不太多的食物。利用婴儿爱模仿的特性，经常示范咀嚼动作给婴儿看，每口食物应慢慢咀嚼，最好每口咀嚼10次以上。

通过"吸、吹、舔、嚼"锻炼口腔与舌的运动功能。

一些孩子的舌头运动不灵活，舌头不能上翘，舌头与口腔的运动协调不好，导致发音不清。此时要进行舌头功能训练和口的运动功能训练。如通过吹泡泡、吹哨子、吹气球、吹颜料作画等锻炼送气功能；用吸管吸食饮料；利用舔勺子、舔盘子、舔自己嘴唇等锻炼舌头运动灵活性；通过咀嚼吞咽半固体食物、舌头弹响、嘴唇咂响、漱口等锻炼口舌运动协调性。加强舌头肌肉的功能，有时会使用一些零食来搭配，把果酱、蜂蜜轻轻抹在嘴角、嘴唇，让小朋友做出伸长舌头的动作；闭紧嘴巴，用舌头轮流顶起两侧脸颊的动作，还有张开嘴巴，把舌头向上下卷、向上顶住上颚、向后关上咽喉，这些动作足以让舌头大幅度的改变形状及位置。如此一来，前面所提到的内、外肌肉群就可以一并训练了。

五、言语功能训练

（一）语言和言语的区别

语言是人类交流思想的工具。在人们日常的交往中，语言和言语两个词往往混用，这并不会影响意思的理解，但从语言病理学的角度看，两者的定义有一定的区别。

语言（Language）是指人类社会中约定俗成的符号系统。人们通过应用这些符号达到交流的目的，包括对符号的运用（表达）和接受（理解）的能力，也包括对文字语言符号的运用（书写）、接受（阅读）的能力，还包括对肢体语言和手语的运用、接受的能力。语言障碍是指在上下文中口语和非口语的过程中词语应用出现障碍。代表性的语言障碍是脑卒中和脑外伤所致的失语症和大脑功能发育不全所致的语言发育迟缓。从临床的角度，语言障碍往往涉及多种语言模式，影响到语言在人脑的加工和产生，所以语言障碍对人们生活和工作的影响更大，其致残性也较高。

言语（Speech）是音声语言（口语）形成的机械过程。为使口语表达声音响亮、发音清晰，需要有正常的构音器官结构和与言语产生有关的神经、肌肉的活动作为基础。当这些结构及相关的神经或者肌肉发生病变时，就会出现说话费力或发音不清，甚至完全不能发音的现象。言语障碍是指言语发音困难，嗓音产生困难，气流中断，或者言语韵律出现困难。代表性的言语障碍为构音障碍，临床上最多见的构音障碍是脑卒中、脑外伤、脑瘫、帕金森病等所致的运动性构音障碍。另外，较常见的是由构音器官形态结构异常所致的器质性构音障碍，其代表为腭裂。从临床的角度，虽然单纯的言语障碍只涉及口语，其他模式是正常的，但中、重度的言语障碍同样给人们的交流带来严重的困难，在有些疾病的晚期，如肌萎缩侧索硬化、多发性硬化等疾病甚至丧失了发音和说话的能力。

"语言"和"言语"的区分主要是为了语言治疗人员能够对各种语言和言语障碍进行正确地理解和准确地制订康复治疗计划。

（二）言语发育的一些主要阶段

新生儿通过身体运动、面部表情和啼哭来表达自己的需求。这些最初的声音全是单调的鼻音。不久，当婴儿移动时（如踢腿、喂食甚至入睡时）会发出一些伴随的声音；他能听见我们言语中的元音和音调，当然这是非常有限的。

3个月左右，婴儿发出"愉悦"的声音时，鼻音变少了，声音更多地从嘴巴里发出，但哭闹时仍伴有鼻音。当婴儿仰卧时，喉音开始出现。

大约6个月时，当婴儿开始坐起和咀嚼时，唇音和舌音开始发育，节律性重复更加频繁，这样就形成了音节链。婴儿的听觉辨别能力提高，能区分高频率的声音，如辅音。

大约8个月时，这些音节链开始变得更具组织性，即演变成单音节和双音节，如"baba"和"a-ba"，音调和音量的变化增加，可以听见大量的自我模仿，由此产生了初次简短的对话。

从9个月起，婴儿开始使用最初的有意义单词，甚至使用双音节单词，如"ma-ma"，开始出现模仿节律性发音并与动作相结合。

约1岁大的婴儿开始理解一些常用表达，比如"把它给妈妈"，尤其当发音和姿势相伴随时；他开始模仿成人说话中的语调，这样就开始形成他的婴儿语言。

约2岁时，他开始不再使用婴儿语言，尝试用组合的两个词，甚至3个词来表达自己，但我们必须记得此时他的语言理解能力远远超过口头表达能力。这就是在2～3岁间常常出现口吃的原因。随着发音器官的不断使用，口吃现象会被克服。父母能够认识到这一点，并小心避免对口吃的过多关注，这是最为重要的，因为它仅仅是言语发育过程中的短暂阶段。

3岁的孩子开始将简单的句子放在一起，在一定程度上能够将言语与姿势分开，尽管面部表情和身体姿势一般和言语相伴随。

通过以上发育阶段的讲述，可以得到以下结论：

言语的发育来自运动及人类的接触。身体运动和发音的产生与婴儿初期有关联。当孩子有了足够的控制力后，他可以掩饰情感，在说话时保持一张严肃的脸。

言语建立的基础在婴儿期。言语发育的起点，不是当孩子说出最初的单词时，而是依赖于人际接触及出生后环境的刺激。

以上事实将会指导我们正确处理脑瘫儿童的言语问题。当孩子患有运动障碍时，他的言语器官、呼吸、发声和构音、面部表情和姿势也时常会受累，同时感觉输入或多或少受到限制，这些问题会反映在语言的发育中。

（三）言语功能训练的主要方法

1. 口部训练

口部运动主要是指下颌、唇和舌的运动。口部运动是参与进食、吞咽及构音运动的基础。如果口部运动功能异常，则会出现进食障碍、吞咽障碍、构音障碍和语言障碍，因此会影响人们的生存质量和言语交流能力。2000年开始，口部运动治疗（Oral Motor Therapy，OMT）已成为言语治疗、语言康复训练的热点话题。在多年的临床实践中，我们发现口部训练是实用有效的治疗手段。

口部训练是在主客观评估的基础上，对口部构音器官运动异常进行矫治，以及对错误的和本应习得而未习得音位进行训练的过程。它包括两部分内容：口腔训练（下颌、唇、舌的训练）和简单的口部运动治疗。口腔训练是构音异常矫治中的基础训练部分，它是根据口部肌肉运动原理和用进废退原则以充分发挥患者主动性的一种训练。它以口部周围主要肌肉大运动的训练为主，阻断肌肉的异常运动模式，建立正常运动模式；口部运动治疗是指在口腔训练效果不佳的前提下，利用协助和自助的方法对构音器官的异常运动模式进行有针对性的治疗。

口部训练的重点是提高构音肌群的高级精细协调运动，促进构音器官运动的灵活性和协调性基本达到正常水平；然后在构音器官协调运动相对成熟的基础上进行构音训练。口部训练、构音训练是语言训练的前提和基础。对普通话而言，最终以能舒适、清晰和流利地发出39个韵母音位、23个声母音位（包含2个零声母）、4个声调音位，以及由以上音位组合而成的音节为最终目的。

2. 构音训练

脑性瘫痪、智力发育迟缓、自闭症等多类特殊儿童普遍存在构音问题，尤其是声母构音异常导致别人无法听清或听懂他们的语言，以致无法顺利完成言语交流过程。因此，构音训练是语言康复非常重要的环节之一。构音障碍是指由于构音器官先天性和后天性的结构异常，神经、肌肉功能障碍所致的发音障碍，以及虽不存在任何结构、神经、肌肉、听力障碍所致的言语障碍，主要表现可能为完全不能说话、发声异常、构音异常、音调和音量异常和吐字不清，不包括由于失语症、儿童语言发育迟缓、听力障碍所致的发音异常。

构音障碍可分为三类：运动性构音障碍、器官结构异常所致的构音障碍和功能性构音障碍。

（1）唇舌的训练：噘嘴，咧嘴，咂唇，夹压舌板（用力闭紧及拉出压舌板，与嘴唇抗力），吸吮（口含住一根吸管，封闭另一端，作吸吮动作），舌的前伸、后缩、上下和左右侧方运动（上举时舌尖抬起到门牙背面，贴硬腭向后卷）。用小块海苔或果汁粉置于唇周及口腔内，诱导唇舌运动，10～20个/次，2～3次/天。

（2）下颌训练：最大张口、下颌向左右两边移动、夸张地做咀嚼动作、夸张地开口说"呀"。

（3）面部肌肉训练：鼓腮，或用吸管吹杯子内的水至吹出泡泡。

（4）推撑法：两手在胸前交叉用力推压，同时发"ka"或"a"音。或按住墙壁或桌子同时发声，上肢功能障碍者可家属辅助，家属将手掌置于患者脑后，患者头用力顶其手并同时说"啊"。

3. 词句训练

多类特殊儿童在词语的掌握上存在不同程度的困难，常常表现出词汇量比同年龄正常儿童少，较少使用形容词、动词和连接词；对词语的理解不完整，常有扩大或缩小词义的选项，从词—名称到词—概念的过渡困难，所以词语训练是语言康复中非常重要的环节之一。

（1）扩大词汇量的训练。

①名词的分化学习：把各种青菜，如大白菜、菜心等图片放在一起，对儿童进行分类学习。

②动词的学习：操作的模仿、体态语符号的理解、言语符号的理解、言语符号的表达、自发表达。如学习动词"吃"：儿童吃东西时，训练者在旁边做体态语符号，如用手拿且放入口中并说"吃"，让儿童模仿体态语且诱导言语表达；训练者做"吃"的体态语，儿童将面前的饼干放入口中；训练者发出"吃"，训练儿童用体态语表达；训练者做体态语并询问"我在做什么呀？"，鼓励儿童用言语表达。反复训练，鼓励儿童在日常生活中用言语来表达要求。

③形容词学习：分类、言语符号的理解、言语符号的表达、自发表达。如学习词汇"红色""绿色"：在儿童面前放红色和绿色的卡片数张，让儿童分类，儿童每拿起一张卡片，训练者说卡片的颜色，让儿童模仿发音；通过游戏来促进和强化，训练者说卡片的颜色，让儿童选择并模仿发音；训练者指着卡片问"这是什么颜色？"，要求儿童用言语表达；反复训练，鼓励儿童在日常生活中用言语表达来形容事物。

（2）语句训练。

①名词语句的学习：选用大小、颜色等事物特征对比明显的实物、模型、镶嵌板、图片等。如学习"大、小+事物名称"：选用不同大小的鞋和帽子图片数张，在儿童面前放同一事物不同大小的两张图片，训练者问"哪个是大的？""哪个是小的？"，让儿童选择，同样方法确定儿童理解事物的名称。

②两词语句的学习：主语+谓语，具体训练与名词语句基本相同，最后，训练者与儿童交换位置，儿童用言语发出指令，训练者选择相应的图片。

③三词语句的学习：主语+谓语+宾语，训练方法基本与上述相似，三词语句的理解，可从4张图片选1张逐渐过渡到8选1。

4.语法训练

语法主要包括构词规则和句法规则。多类特殊儿童往往存在不同程度的语法障碍，主要表现为：不理解构词规则，对句型理解存在困难，使用的句子较短、存在明显的句法问题，很少使用冠词、介词、连词和代词等。

（1）手势符号训练。

①状况依存手势符号训练：在日常生活场面及训练时的游戏场面进行促进，先令儿童进行手势模仿，逐渐进入自发产生的阶段。此阶段训练重点在于培养儿童能够注意手势符号的选择。

②表示事物手势符号训练：此方法适合于训练言语符号尚未掌握的儿童，进行选择性课题的同时进行手势符号训练，力求手势符号与指示内容相结合，开始要利用一定的道具，如玩具娃娃、镶嵌母板等进行选择，逐渐过渡到单纯用手势符号进行选择，从而促进对手势符号的理解。

③事物的对应关系：如利用玩具娃娃训练，在儿童面前放置作为选择项目能穿戴在玩具娃娃身上的3种事物，如帽子、手套、鞋，训练者拍打娃娃的头部或者拍打训练者自己的头部，然后说"帽子"，促使儿童选择帽子，此时必须充分让儿童注意手势符号的存在。要利用已经存在建立的道具与事物的选择关系，并以此作为启示，令其逐渐对训练者单纯用手势符号予以注意。

④利用手势符号进行动词及短句训练：根据儿童的行为，训练者在给予言语刺激的同时给予手势符号，并让儿童模仿手势符号，逐渐将此手势固定下来作为此行为及要求的手势符号。也可利用手势符号作为媒介进行组句训练，如儿童学习"吃苹果"，训练者拿着吃苹果的图片，先做"吃"的体态，再做"苹果"的手势，让儿童模仿，将短句顺序固定。

（2）改善理解力训练。

以日常生活中接触较多的物品（杯子、衣服等）、食物和交通工具等儿童感兴趣事物的词汇为主，从早期已学会手势符号的词汇开始，逐渐向言语符号过渡。如在儿童面前放3～4种物品的图片，训练者说物品的名字让儿童选择，逐渐增加图片的数量和物品的种类，从而增加训练难度。

（3）口语表达训练。训练顺序应从口语模仿到主动表达，再进一步到生活使用。

①事物名称的口语表达：以儿童可理解的词汇为前提，从易于构音或单音节词开始练习，如"妈妈"等，先让其模仿发音，然后逐渐增加词汇，并促使儿童主动发出有意义的言语符号。

②词句的口语表达：有些儿童早期对句子成分不能全部表达出来，可用手势语+口语的组合训练，如"吃苹果"，更多的手势语+"苹果"，逐渐过渡到用言语符号表达完整的句子。训练中对不足的句子成分可由提问引出，如给儿童看"吃苹果"的图，儿童回答"苹果"，训练者可提问"做什么？"。

③文字符号的辅助作用：已形成文字学习的儿童适用文字符号作为发出信号媒介，尤其是文字符号有助于想起音节。对照图片，让儿童写出文字，一边用手指着文字一边促使用言语发出信号，逐渐做到不看文字也能用言语表达。

④代偿性交流手段：有明显运动障碍时，尤其是言语符号表达困难的儿童可尝试几种措施，但若最后所有措施都用了仍不能形成用言语符号表达时，有必要使用代偿性交流手段，如文字板、交流板等。

句子的内容，排列句子成分的位置，然后表达。如学习句子"男孩吃苹果"；在儿童面前放一张"男孩吃苹果"的图片；训练者将小图按"男孩"＋"嘴巴"＋"苹果"的顺序从左到右排列，并让儿童注意主语的位置，然后让儿童练习排列顺序，说出句子。

5.会话训练

脑性瘫痪、智力发育迟缓、自闭症等多类特殊儿童普遍存在会话困难的问题，主要表现为：不知道根据不同的场景给出不同的提问，提出的问题简单且单一；理解他人的问题，但不知如何回答他人问题，无法形成会话间的互动。"会话训练"常常利用不同的场景，每个场景中包含了与之对应的问题，其中含有"谁""什么""哪里""什么时候""为什么"5类问题。通过对这5类问题的提问和回答来促进会话能力。会话训练中的5类问题难易程度不同，对于刚开始儿童可以用"谁""什么"和"哪里"来提问。待儿童对于这3类问题掌握得比较好了以后再转移到另外2类问题。"什么时候"和"为什么"这2类问题要求儿童有高层次的语言处理技巧，因此它们经常被列为最后的目标。待儿童掌握了所有类别的问题后，也可以选择把所有类别的问题捆绑在一起提问。这就要求要有更多、更长时间地练习，儿童才可以理解和回答这5类问题。

第四节 社会交往能力训练

一、社会交往相关的基本概念

（一）社会

"社会"一词在古代中国书籍中是由"社"和"会"两个字组成的。"社"是指用来祭神的一块地方，"会"是集会。社会就是在"社"举行的"集会"。现代的"社会"这个词是在民国时期学习西方思想，从日语借用过来的。一般的定义为：社会是人和环境关系的总和。广泛意义上说，是指在特定环境下共同生活的生物，能够长久维持的、彼此不能够离开的相依为命的一种不容易改变的结构。因此，人与社会是对立统一的，是相互依存、相互影响、相互约束的关系。个人的生存与发展总是离不开社会提供的条件、环境的制约与影响。

（二）社会交往

社会交往是动物的本质的内在要求。社会交往，简称"社交"，是指在一定的历史条件下，个体之间相互往来，进行物质、精神交流的社会活动。从不同的角度，把社会交往划分为：个体交往与群体交往；直接交往与间接交往；在社会中个体间有目的的相互影响，形成竞争、合作、冲突、调适等社会互动行为。这些社会互动行为成为每个个体稳定的社会交往能力，有利于个体成长。社会交往能力是人类生存的基本能力。社会交往体系中包括主体和客体，主体在交往需求下形成交往意识，通过交往能力与交往对象（相对主体而言的客体）形成交往关系，满足了主体的交往需求，形成交情。所以社会交往中主客体是相对而言的。有交往需求，就会主动寻找交往对象而达成交往关系。

（三）交往行为

从普遍的社会学概念看，社会交往是交往行为达成的，是人与人之间通过符号为媒介进行交流以达到相互理解、承认、一致的行为，如甲借助于某种交流符号表达出某种行为期望，乙对此以某种行为做出反应以满足甲的期望。人与人之间关系的交往行为中，交流符号的意义和交往行为是互为规定的主体间在语言理解的基础上，承认、服从交往行为中共同的规则或规范，以此决断个人行为的取舍；遇有不同意见时，通过交往达成谅解协调。

从这些概念的解释看，儿童只有在出生后习得母语——这个交流符号才可以进入真正意义的言说形式的社会交往。习得语言表达能力才可以以言说的方式进入社会关系中进行社会交往。因为语言符号系统的规则是使用这个语言的人群共同遵守和理解的。

（四）言说

言说是社会交往的工具之一。言说是在主体理解语言中的语义的基础上使用词语来表达主体意愿的。但是在儿童习得母语之前，就已经进行了很多的社会交往活动。这些社会交往活动是儿童成长的必要实践。

由于各种原因使很多儿童出现社会交往能力的问题。主要是在社会关系的建立中出现障碍，表现为没有欲望与同伴交往，甚至没有欲望和任何人交往；交往中出现情绪问题，如有恐惧情绪，出现被动、退缩的交往行为；有焦躁情绪引起冲突的交往行为等；交往中不遵守社会规则等。这些问题很可能要追溯到早期的家庭交往关系上。

因此儿童社会交往能力的训练是从出生即开始，甚至提早到孕期。依据发展规律首先关注母婴关系的交往行为调整，随后是家庭关系中的交往行为和社会中的交往行为调整。训练以社会关系为初始，以习惯于言说，成功进行有效交往为目的。

二、母婴关系调整

母婴关系调整主要是母亲和婴儿两个个体，从社会交往的角度，两者互为主体和客体，干预训练应当包含社会交往的主体和客体。

（一）训练内容——养育问题的谈话

对有早期（出生后2个月开始），不和母亲主动对视，即"不看"；不用声音呼唤母亲回来，即"不叫"；与母亲面对面没有微笑或愉快的动作，即"无感"；此类婴儿在其他功能康复训练的同时要尽早进行养育问题的谈话治疗。

这个谈话治疗是在精神分析框架下的谈话，由儿童精神分析家/儿童发育咨询专家（有儿童精神分析受训资历）和母亲、婴儿一起工作。治疗的主体是有社会交往问题的婴儿。由母亲带着孩子，在固定的时间和安全谈话的空间里，与儿童精神分析家/儿童发育咨询专家一起工作：母亲可怀抱婴儿，也可将婴儿安置在谈话的房间地垫或座椅上。母亲自己讲脑中冒出的一切和婴儿出生、养育有关的话语；咨询师倾听，引导。实际上，婴儿也在全程倾听。着重在孩子出生的历史、父母养育的想法及母亲自己的出生史和早期养育历史、母亲对孩子说的期望的话，等等。母亲一切想说的话都可以说，包括觉得不应该当着孩子的面讲的话。因为在大量的临床中发现，母亲的这些经历、困惑、压抑的话语更多的是有意不说，或者在无意识层面存在的，并且在母婴互动中是会被婴儿捕获的。婴儿可能就会表现出不对视、对母亲淡漠、偏安静，甚至易哭闹、拒奶等。这和大脑神经系统受损表现的症状有相似也有不同，通过细致、多次的专业的评估是可以区分的。同时，也是通过母亲的言说而带来婴儿症状的减轻或消失。因此，这样的谈话，不是简单的聊天、发泄，是有治疗意义的。

（二）训练方式——倾听与标定

首次谈话+随后10次谈话/轮，每次30~40分钟，每周1~2次，如需要可请其他家人到场。首次谈话希望父母孩子共同在场，依情况还会邀请孩子的康复师、评估师到场参加首次访谈。经首次谈话后，确定需要进一步的精神分析框架下的养育治疗工作。随后，谈话咨询师要让母亲知道，谈话的内容会严格保密，咨询师在未求得母亲的同意下，是不会私自泄露的。

谈话治疗，主要是母亲说，孩子和咨询师听。咨询师不随意打断母亲的言说，除非需要依据婴儿的反馈与母亲或婴儿进行相关的交流，主要是帮助母亲和婴儿标定婴儿的某些反馈。这个咨询的设置不是致力于做好母亲，因此不给出教育性的意见。原则上要求面谈，连续工作后，依据特殊情况可以适当结合视频在线进行。

三、新的社会关系建立

（一）训练内容——新社会交往训练

依据常模发育规律和婴儿特殊性进行训练师和婴儿的社会性互动，尤其是对母婴关系出现问题的婴儿，如母亲不能和孩子有温暖的互动，发现孩子对周围人不感兴趣，只是粘在母亲身边。

（二）训练方式——对他人、自己的认识与互动

有目的地将婴儿的目光吸引到治疗师脸上，一开始在操作空间中允许治疗师在场，或者说是近距离看到治疗师在场。随后过渡到肢体互动，肢体的接触让交往距离更加缩小，最后达成有治疗师参与的桌前操作，并且这个共同操作使婴儿仍然有兴趣参与，这里治疗师带来的是新的行为约束。频率为1～2次/日，每次30～60分钟，从婴儿感兴趣的事物互动开始。10～12次/轮的连续训练。适合2～12个月智龄。具体分月龄的注意点：

（1）智龄在3个月以内：主要是目光相遇，声音的熟悉，要求治疗师有不同于母亲的交往面容和语言方式。但是必须经常有微笑的注视婴儿的表情，并真心希望与婴儿有个有趣的互动，而不是训练什么功能。

（2）智龄在3～6个月：主要是尽快建立熟人关系，和面对面微笑的行为，甚至肢体接触。

（3）智龄在6～9个月：主要是引导镜中游戏，对镜中自己形象感兴趣，并转而对应实际的躯体局部。在桌前操作交往中，能够有婴儿自己意愿的表达。

（4）智龄在9~12个月：主要是能在一周内让婴儿与所接纳的治疗师一起操作，并模拟生活情境进行娃娃养育游戏等。理解语言中禁止的含义。

四、新的同伴关系建立

（一）训练内容——扩大的社会交往，有同伴在场的训练

同伴不同于镜中的影像，也不同于电视屏幕中的卡通人物，是真实的不同于师生、母子间的社会交往。在婴儿的早期，这个同伴交往的训练，可能仅仅在目光中、肢体感觉上、母亲之间的话语中实现，但是已经不同于只有成人与婴幼儿的社会交往了。最终要在训练中将同伴取代训练师。

（二）训练方式——争执、合作、交往的规则训练

1.建立同伴关系

训练以"小组互促操"的方式进行。详见第四章第七节的相关内容。

2.团体心理行为治疗

（1）父母养育行为短程团体治疗：精神分析框架下的养育行为团体治疗，3~10人/组。每周1次，每次60分钟，10次/轮。主要是帮助家长从成人的心理结构问题和养育欲望上解决养育困难和障碍。

（2）儿童心理行为中长程团体治疗：精神分析框架下的自闭症倾向儿童团体治疗。3~5人/组。适合4~12岁儿童/青少年。每周1次，每次60分钟，20次/轮。由训练师、咨询师、精神心理分析专家共同参与引导干预的社会情境下的规则交往。

第六章

蕾波康复治疗管理

管理（Management）是管理者协调人及其他组织资源，通过计划、组织、领导和控制过程，实现组织目标的过程。康复治疗管理是指在医学康复治疗中实施的技术、标准、流程、方案及人员的组织、计划和控制，以期达到康复治疗的最佳效果。

蕾波康复治疗管理的目的是最大限度地提高康复效果和质量，保证康复治疗过程的科学严谨、安全有效。蕾波康复治疗管理技术贯穿康复单元设计到阶段目标控制，从蕾波身心评估40项入手，科学配置蕾波康复治疗三大技术"纠正异常""身心统合"和"功能训练"的单元比例；明确目标的康复治疗起点、方法、方案设计；技术主任、多专业康复主管、康复治疗师、家长共同参与的疗程督导。

这一管理技术，不仅是提升康复科室、康复机构的管理人员的管理能力，更主要的是服务康复治疗师在日常康复训练中，针对每例康复患者进行的康复方案流程化、标准化的设计和实施。同时也可督导家长家庭康复的执行效率。

蕾波康复管理设计的相关工作用表，逻辑清晰，填写便捷，重点突出。非常适宜基层康复训练师使用。

康复治疗管理主要针对的是已经明确诊断需要长期临床康复治疗的患者，其实还有许多存在各种疾病风险的患者，在进入康复治疗之前，需要持续进行评估筛查，这种疾病早期的风险筛查评估，如高危儿发育风险管理，也是蕾波康复治疗管理的内容之一。

第一节　康复治疗方案与目标管理

一、康复单元的"纠—统—训"模式

康复治疗是医患双方共同参与，相互配合完成的疾患疗育、康复的过程。包含"一个患者、一个康复治疗师、一个固定的时长、一个有限的工作空间、一套个性化的康复治疗方案"五维立体空间，我们称之为"康复单元"。其中，患者、时间和空间是基本固定的条件。提高康复治疗师业务能力和科学设计康复治疗方案同康复治疗效果成正相关，需要在康复治疗管理上医患双方加以重视。康复治疗师的业务能力提升，需要时间和经验的积累，"康复治疗方案"的提升，可以通过标准化、系统化、目标化管理实现。

蕾波康复治疗技术包含纠正异常（推点运动疗法）、身心统合训练操及运动功能训练三方面。蕾波康复治疗就是将"纠正异常、身心统合、功能训练"三方面有机结合，针对不同患者的情况，可组合成"纠—统—训""纠—统""纠—训"或"统—训"几种不同组合的康复综合治疗单元，推出流程和标准明晰的易操作执行的康复治疗方案。

"纠—统—训"模式是综合康复治疗的主要单元模式。针对发育落后明显，需要进行强化训练的患者，如：认知、言语、感统、核心肌力等，应该安排强化功能训练单元。

为了保证康复治疗效果，家庭康复训练是必要的。所以康复治疗方案中必须安排家庭康复训练单元。

综合治疗单元、强化训练单元和家庭训练单元组成了康复治疗方案，加上下面介绍的康复训练目标管理和家庭康复督导，就组成了蕾波康复管理体系。这一体系的建立，标志着蕾波康复法的科学进步和应用进步，是保证康复质量和效果的体系优势和制度优势。

二、康复疗程的大、小目标管理

蕾波康复治疗根据病情，一般情况下以1~3个月为一个疗程。每个

疗程的起始、中期和末期，实行康复医生、多专业康复治疗师、客服和家长共同参与的康复评定。疗程的前三天属于康复起点评定阶段，主要依据蕾波康复评定40项，对患者进行综合的身心状态评定，同康复团队及患儿家长共同商定康复训练的起始点、具体康复方案和康复阶段性目标。

蕾波康复实行首诊康复治疗师负责制，负责患者康复治疗期间的一切同康复治疗相关的康复评定、方案设计、课时安排、疗程管理、家庭康复督导、康复目标监控等。应用儿童身心状态首诊评估表（表6-1）和儿童康复训练方案表（表6-2）即可完成首诊负责制所规定的内容。

表6-1 儿童身心状态首诊评估表

姓名： 出生年月： 门诊科室： 评定日期： ID：

评估项目		具体内容	建议
姿势运动异常		肩前屈、肩后伸、肩外展、肩内收、肩内旋、肩外旋、肘屈曲、肘后伸、前臂旋前、前臂旋后、手握拳发紧、拇指内收、髋前屈、髋内收、髋内旋、髋外旋、屈膝、屈膝时小腿旋内、屈膝时小腿旋外、踝跖屈、肌性足内翻、肌性足外翻、颈后伸、紧张性头偏斜	
粗大运动	1 抬头	3级——首次控制局部躯体（头） （1）俯卧位下，主动抬头——抬离床面（>20°）3次以上 （2）主动抬头并左右转头观望（>45°），3次以上 （3）抬头稳（>60°），可有上臂支撑抬胸，可观察到眼前、左右的物品，并试图伸手去抓	
	2 翻身	5级——首次移动整个躯体 （1）仰卧位下被身体两侧的物品或人吸引左右转头，伸出更接近物品或人的上肢，并努力够而失败。此时对侧上肢及肩均未参与够物或人 （2）仰卧位下被身体两侧的物品或人吸引左右转头，并引发一侧肩离开床面（<20°）不足以带动一侧上肢离开床面 （3）仰卧位在能力2的水平下同时双下肢抬离床面并与床面成90°，以双手抓脚并左右摇晃臀部，可能忘了身体两侧感兴趣的物或人 （4）向一侧翻身去够仰卧位伸手无法触及的物品，带动对侧肩及胸离开床面>30°，对侧上肢过侧中线 （5）完成仰卧位到侧卧位再到俯卧位的翻转，并稳定身体，伸手朝向目标物体，两侧均可自如翻身	
	3 坐	5级——首次上身直坐位与外界交往 （1）仰卧位拉起时主动向胸前抬头 （2）拉双肩头努力抬起并配合上身离开床面60°，拉起的助力减轻，并不出现头后仰 （3）轻拉成扶坐位或靠坐位时，短时背部离开依托2秒以上，并有腰部直立的动作 （4）独坐地垫，且左右寻找臀部水平周围的物品，并伸手抓，有侧面支撑帮助身体扭动时稳坐不摔倒 （5）独坐桌前，且注意桌上物品，并跟随物体移动（可能是养育者操作下的移动）伸手成功抓触，或边注视边抬头听彼者（互动者）说话	

评估项目		具体内容	建议
粗大运动	4 爬	3级——速度与激情下的躯体移动和受限 （1）仰卧位熟练翻至俯卧位，并移动整体躯体朝向远处物品，可采取连续翻身，腹部为支撑的转动身体，并伸手够远处物品 （2）仰卧位熟练翻至俯卧位后一手支撑上身离开床面，一手向前伸出，同时下肢向腹部屈曲以便帮助胸腹离开床面，并稳定 （3）熟练有速度地交叉爬行达2米以上，躯体稳定，可以翻越一定高度的障碍，或钻入障碍物空当，熟练判断空间水平后朝向目标伸手够物	
	5 走	6级——与成人一致性地带动躯体活动 （1）双手借助高于婴幼儿髋部的物体带动身体向上，双下肢直立，双足跟着地完成扶持下直立位稳定 （2）双手直立位下双手同时同侧扶物站立，并侧方移动身体，朝向远处的物品或人 （3）双手同侧扶物向前迈步，起始和停止均自如 （4）独站并向前迈步2步以上，后改为稳定的移动姿势继续前行朝向远处的物品或人 （5）独走2米以上，起始和停止自如，并直立位调整躯体抓物或与人交流 （6）独走自如，可自主蹲起、转身	
精细运动	6 眼口手应物	3级——首次认识到双手可以被使用 （1）看手吃手，注视下旋腕动手 （2）双手触摸眼前物品 （3）双手抓住眼前的物品并送入口中	
	7 桌前应一物	5级——首次使用双手摆弄物品 （1）有兴趣专注地注视，并追视至一侧转头60°，注视物由大至小出示 （2）伸手抓住桌前近处物品 （3）注视后带动躯体去抓住远处的物品 （4）倒手；转过手腕用眼看手中物 （5）放下；有目的扔出	
	8 桌前应多物	4级——变化发生，创造也就发生 （1）对击、撕开 （2）从容器中拿出（容器口直径大于10厘米） （3）从小瓶中掏出小物品，将小物品放入 （4）拧开瓶盖，盖上瓶盖。	
	9 用笔画	4级——真正创作出新品 （1）注意笔尖 （2）模仿画 （3）自由画 （4）注意画出的东西	
口腔运动	10 进食	3级——口周组织统合性地纳入食物 （1）协调地进食液体食物 （2）协调地用勺子进食非奶类的半固体食物 （3）协调进食3种以上固体食物（蔬菜、米面、肉蛋）	

续表

评估项目		具体内容	建议
口腔运动	11言说	9级——主动用语音与人交流 听到语音并主动辨析的能力，最终听懂词义 （1）耳—眼的统合能力 （2）耳—躯体的统合能力 （3）耳—躯体—物体/人的互动 使用词语口头表达：（主动有目的地用语音发请求） （1）发现口腔是发声地点，会盯着看对方嘴的变化，用手触摸说话人的嘴 （2）模仿发语音，此时只是模仿，不一定理解语义 （3）主动当面叫"妈妈""爸爸"，明确某些养育者的称谓，主动当面称呼，并得到对方的呼应 （4）呼唤不在场的妈妈、爸爸，这是主动用语音表达自己想法的关键 （5）用特殊的字词表达自己特指，并且是家人可以理解的请求，这时由于对方能够理解婴幼儿发出的语音语义，而完成了一轮交流 （6）主动说拒绝的词——不，并配合躯体动作，首次与规则交流	
社会交往	12亲子关系	2级——母婴互动的开始 （1）母婴互动中的愉悦/迷惑的婴幼儿 （2）母亲自述哺乳/喂奶过程中的心理期盼和情感	
	13认人	4级——主动用目光关注他人和积极的情绪注视母亲 （1）婴儿在仰卧位安静觉醒状态，出现对来到视野范围的人脸有短时专注注视，此时是纯粹的目光主动投注，尤其是关注人脸，这是在找寻是否是母亲或者表现出对人类面部的特有的关注 （2）对熟悉的人脸有愉快情绪的表达，第一熟悉人应该是哺乳者，或愿意积极和婴幼儿互动的熟悉的人脸 （3）对陌生的人脸有特殊的表达 （4）用声音呼唤熟悉的人脸再回来，再次看到后表现出愉快的情绪	
	14认自己	5级——首次将局部感知的躯体统合成一个整体形象 （1）看到镜中人 （2）对镜像发出愉快表情，并身体朝向镜像 （3）触摸镜中像 （4）认出镜中自己 （5）认出自己的五官	
	15认规则	5级——接纳制订规则的特殊人 （1）理解熟悉的人发出的禁止令 （2）无论是否是熟悉的禁令都可以遵守 （3）自动遵守禁止令，但试图违背 （4）自动遵守禁止令 （5）自觉实施禁止令	
	16认团队	4级——互动方式评定 （1）同伴间注视或触摸 （2）同伴间前语言期游戏中争抢 （3）同伴间声音互动 （4）同伴间共同游戏	

测评人：

日　期：

注：1.此表为简化的儿童身心状态发育评估工具用表，主要依据蕾波康复评定40项，针对姿势运动异常的评定和粗大、精细、口腔、社会交往四大能区状态评定而设计，相关测评方法详见本书第二章。

2.此表须经过专业培训后，由获得资格的专业技术人员操作评估。

3.此表测评是即时操作，干扰因素较多，相关结论和建议，请结合临床综合判定。

表6-2　儿童康复训练方案表

姓名：　　性别：　　出生年月：　　父/母联系电话：　　ID：		
首诊医生意见	诊断与建议： 　　　　　医生：　　　　　首诊日期：	
姿势运动异常纠正A	肩前屈A1、肩后伸A2、肩外展A3、肩内收A4、肩内旋A5、肩外旋A6、肘屈曲A7、肘后伸A8、前臂旋前A9、前臂旋后A10、手握拳发紧A11、拇指内收A12、髋前屈A13、髋内收A14、髋内旋A15、髋外旋A16、屈膝A17、屈膝时小腿旋内A18、屈膝时小腿旋外A19、踝跖屈A20、肌性足内翻A21、肌性足外翻A22、颈后伸A23、紧张性头偏斜A24、踝阵挛A25、巴氏征A26、侧弯反射A27、足抓握反射A28、膝反射A29、紧张性迷路反射A30、骨盆前倾A31、骨盆后倾A32、膝反张A33、髋外展A34、相关关节Ab、相关韧带Ac	方案组合 期望目标 　周　　月
粗大运动训练B	**抬头Ba** 床趴Ba1、胸口趴Ba2、大腿趴Ba3、球趴Ba4、拉坐Ba5、骑马式靠坐Ba6、手足抱球Ba7、球上抱球Ba8、坐位训练Ba9、抱位仰卧起坐Ba10、球上仰侧俯卧位头控Ba11、个性Ba20 **翻身Bb** 头控式翻身Bb1、臂控式翻身Bb2、腿控式翻身Bb3、点上肢穴诱发Bb4、点下肢穴诱发Bb5、球上翻身Bb6、床单翻身Bb7、快速翻滚Bb8、腿上翻身Bb9、引导式翻身Bb10、个性Bb20 **独坐Bc** 前方支撑坐Bc1、撑膝骑坐Bc2、盘腿扶膝坐Bc3、坐位感知Bc4、长坐直腰Bc5、长坐腰背肌Bc6、穴位直腰Bc7、长坐平衡Bc8、抱位屈髋Bc9、立位屈髋Bc10、球上坐位Bc11、椅子坐位Bc12、弓背坐Bc13、坐斜坡Bc14、侧方保护性支撑Bc15、后方保护性支撑Bc16、坐位动态平衡Bc17、侧方坐起Bc18、个性Bc20 **爬行Bd** 上肢交叉Bd1、下肢交叉Bd2、上下肢交叉Bd3、四点启式Bd4、四点承式Bd5、四点转式Bd6、四点合式Bd7、交互四爬Bd8、三点撑Bd9、俯卧位手支撑Bd10、个性Bd20 **立位Be** 高位坐姿Be1、靠物站立Be2、扶物站立Be3、点穴站立Be4、跨步站立Be5、平衡板Be6、重心控制Be7、激发站立Be8、跪立位转换Be9、足底平衡Be10、立位腰背起Be11、控踝站立Be12、控踝站立Be13、骑腿站Be14、蹲Be15、双腿蹲起Be16、单腿站Be17、单腿蹲起Be18、个性Be20 **独走Bf** 扶物侧走Bf1、扶墙侧走Bf2、跨空间侧走Bf3、牵走Bf4、推走Bf5、原地踏步Bf6、跨步重心移动Bf7、扶踝行走Bf8、扶髋走Bf9、扶肩走Bf10、扶膝走Bf11、独走平衡Bf12、跨障碍物Bf13、个性Bf20	方案组合 期望目标 　周　　月
精细运动训练C	**纠正异常Ca** 蕾波推点Ca1、肩内收牵拉Ca2、肩内旋牵拉Ca3、肘屈曲牵拉Ca4、手屈曲牵拉Ca5、肩肘负重Ca6、手负重Ca7、俯卧位手支撑Ca8、坐位手支撑Ca9、个性Ca10 **手精细Cb** 拿起东西Cb1、放下东西Cb2、拿起放下Cb3、指腹捏物Cb4、指尖捏物Cb5、投掷敲打Cb6、双手粗大协调Cb7、双手精细协调Cb8、手眼协调Cb9、统合协调Cb10、个性Cb11	方案组合 期望目标 　周　　月

续表

| 姓名： | 性别： | 出生年月： | 父/母联系电话： | ID： |

| 首诊医生意见 | 诊断与建议：

　　　　　医生：　　　　　　　首诊日期： |

| 口腔运动训练D | **蕾波推点Da**
喂食Db　调羹喂食Db1、叉子喂食Db2、吸管喂食Db3、杯子喂食Db4、固体喂食Db5
下颚咬合训练Dc
呼吸训练Dd　深呼吸训练Dd1、鼻呼吸训练Dd2、自主呼吸训练Dd3、吹肥皂泡训练Dd4
咀嚼、吞咽训练De　4～6个月龄De1、6～12个月龄De2、12个月龄以上De3、"吸、吹、舔、嚼"锻炼De4
构音训练Df　唇舌的训练Df1、下颌训练Df2、面部肌肉训练Df3、推撑法Df4
词句训练Dg　扩大词汇训练Dg1、语句训练Dg2
语法训练Dh　手势符号训练Dh1、理解能力训练Dh2、口语表达训练Dh3
会话训练Di
个性Dj | 方案组合

期望目标

周　　月 |

| 社会交往训练E | **小组互促Ea**　3～6个月龄Ea1、6～9个月龄Ea2、9～12个月龄Ea3、1～2岁Ea4、2～4岁Ea5、心理行为治疗Ea6、个性Ea7
家长养育谈话Eb1、家长养育团体互促Eb2 | 方案组合

期望目标

周　　月 |

| 统合训练F | 蕾波头疗Fa1
眼一口一手操Fb　被动眼操Fb1、被动手操Fb2、晃动专注操Fb3
耳一体一口操Fc　声音寻源课Fc1、语音发音感知课Fc2、节奏健脑操Fc3
抚触统合操Fd
交叉模式Fe
球上运动Ff
个性Fg | 方案组合

期望目标

周　　月 |

| 发育风险管理G | 月三训方案：　　　　　·　　　　　　月督导意见： |

| 康复治疗方案 | 纠一统一训康复治疗单元方案

机构训练时间：　　　分钟/日　单元/日
　　　　　　　　　　分钟/周　单元/周　特殊训练　单元/周 | 家庭训练方案

训练时间：　　　单元/日 |

| 康复治疗小组 | 首诊治疗师：　　　治疗师小组：　　　康复中心主管：　　　家长：
日期： |

注：此表为康复治疗团队康复起点确定、康复方案制订、康复方案调整、康复目标设定使用。

第二节　家庭康复管理与督导

一、家庭康复的可实施条件

虽然家庭康复操作不是所有的情况都能在家庭中开展，但在专业的康复机构中训练治疗，家庭康复都是必需的配套干预方案。同专业康复机构合作协同开展，相互补充，选择适合的康复方法，可以提高康复效果，缩短康复疗程。家庭康复不仅适用于婴幼儿脑损伤康复，也适用于年龄较大的儿童、成人其他神经肌肉疾病的康复。

（一）早期认出

随着家庭康复的概念逐渐被大多数人接受，越来越多的家庭开始自己在家中开展康复操作。家庭康复的前提条件是，儿童脑损伤在1岁以内，最好在6个月龄以前被早期认出和诊断并开始干预。我们知道，发育中的大脑受到了损伤，会引起一系列运动、感觉、智力、行为等综合障碍。如果病程仍然处于"大脑发育期"，人为干预就能促进"发育中的大脑"建立旁路通道，功能代偿，恢复正常。如果病程过了"大脑发育期"进入了"大脑成熟期"，相应的错误信息、错误反射、丧失的功能、异常的姿势运动将逐渐固化，肢体会出现废用性萎缩、挛缩、纤维化等。这时别说家庭康复，就是专业机构康复也很难达到预期效果。所以早期的认出和诊断是实施家庭康复的前提条件，确切一点说最好能够在6个月龄前认出并开始干预，超过1岁，家庭康复操作的难度增大，时间延长，效果降低。

（二）安全、专业的干预方案

早期诊断、早期干预是影响儿童康复效果的重要因素。早期干预采取何种康复手法和方案也是非常重要的选择。目前国内流行的小儿脑瘫康复方法，如Bobath法、Vojta法、Rood法、Kabat法、Peto法、上田法等，基本上是基于1岁以后，甚至更大一些诊断脑瘫的小儿康复方法。还有些所谓打营养针、高压氧、针灸等疗效不确定，也不适合6个月龄左右的小儿康复。目前蕾波康复法适合于1岁内的小儿（甚至可以包括新生儿）的康复，其主要的推顺按摩手法细腻平顺，刺激柔和。最大的特点是蕾波推点手法的"直接推压内拉肌肉解痉"，替代"牵拉关节间接牵拉肌肉解痉"。这一"降低肌张力"技术简易安全可操作，同时通过"点压神经肌肉刺激点"激发主动运动。由于没有"牵拉"，孩子就没有了"痛苦"；由于"主动"替代了"被动"，训练效果倍增；由于在家庭操作，功能训练更加贴近家庭生活，孩子就多份安全感，康复的依从性会好，良性感受度会高，训练效果会大增，这些都会有利于孩子的健康人格培养。所以，蕾波康复法是家庭康复安全有效的首选方法。

（三）充足的时间精力投入

有了早期评估诊断技术，实现了早期发现。有了蕾波康复疗法，实现了早期干预。早期干预的第一责任人或者说是操作者，应该是孩子的父母。家是最好的康复中心，体现在温馨熟悉的环境，极富爱心的父母24小时陪伴。实际上国外许多母亲，当孩子一出生就选择全职在家养育孩子。何况我们的孩子受到了损伤，不能独立地克服困难，需要父母的陪伴、帮助、支持。作者呼吁，已经诊断有脑损伤的孩子的家长，一定要牺牲一个人的工作，全身心地投入孩子的康复治疗中。"用你3～5年的时间，换取孩子的一生幸福"这种付出是超值的，收获是全家族、全社会的。即使严重的脑瘫没能达到预期的康复效果，但父母这种时间精力的付出，将会最大限度地使其回归社会，独立生活，减轻家庭和社会负担。无论结果怎样，家长的时间精力付出是必需的。家长在扮演训练师的同时，担当生活"保姆"角色，也是非常重要的。家庭康复过程就是通过对孩子的吃喝拉撒、睡眠、玩耍、防病治病全方位地呵护照料，并融入康复干预训练之法。家庭的环境布置、家具摆设、作息时间等一切都要有利于康复训练，以患儿康复训练为中心。

（四）远程评估与指导

虽然家长经过了短期的基本手法和基本技能的培训，但同专业的康复训练师相比，水平还相差很多。这就给家庭康复的推广带来了困难，也是引起社会上对"家庭康复"持不同意见的原因。这是基本事实，大多数家长也的确存在经验、技术、理论等方面的缺陷，而且这种缺陷不是在短时间内可以弥补的。其实家庭康复的操作主要是三个方面问题，一是纠正异常，二是功能训练，三是质量保证。前几章中我们已经充分地介绍了蕾波推点手法在纠正异常方面的特点，以及在家庭中实施的优势。蕾波的功能训练主要是依据"翻、坐、爬、站、走"及"精细运动、口腔运动"发育规律，按照蕾波身心状态评定16项设计的起点、计划、方案、疗程和目标。相关的内容在上一节均作了介绍，并列出了"评估——方案——目标"的康复训练工作用表，非常适合家庭应用。下一步蕾波将会对上述"康复指导"进行数字化、信息化、系统化推进，方便家庭应用和推广普及。基于这两点优势基础，加上利用互联网通信技术，使专家、医生、训练指导师、专业客服可以轻松实现远程评估和指导，实现家庭康复的全球范围、全时段、全覆盖地双向沟通交流和咨询指导，不仅可以用语言，还可以用影像督导检查。若能达到康复理念的一致性，具体的方法与操作在基础培训和远程督导下，训练治疗效果是可控的。

（五）机构康复与家庭康复的互补

虽然蕾波提倡"家庭康复"的理念，但决不否认"机构康复"的重要性和必要性。机构康复的优势在于专业性强，综合干预项目全面，设施齐全，团队齐全，是发现比较晚的，症状比较重的小儿康复主要选择。目前全国康复机构众多，有卫生系统办的医疗康复机构，有残联慈善系统办的康复机构，有各种民间投资办的康复机构。无论在什么康复机构进行康复训练，康复方案要适合孩子的身心状态评定，要在运动、认知、语言、行为等方面进行综合设计，量身定制，同时一定要结合"家庭康复"进行，要明确康复训练的起点、计划、方案、疗程、目标和质控。完全依赖于机构，不进行"家庭康复"，效果慢，时间长。选择合适正规的机构同家庭康复有效地结合，不仅保证了康复时间和效率，同时对患儿的综合干预和身心发展都将意义重大。

二、家庭康复的"学—训—督"模式

家庭康复得以推广和实施除了早期认出，方法安全，模式简单以外，良好的培训体系是保证"家庭康复"效果的基础条件。蕾波家庭康复实施的"学—训—督"阶段操作模式是指，家长通过短期的培训学习，基本掌握"蕾波康复疗法"的手法操作、家庭康复训练单元模式后，可以回家自行实施干预训练；一个疗程（1～3个月）后，结合干预效果、孩子生长发育规律，必须进行复查和干预训练方案调整，家长需要重新学习新的干预训练方法。如此阶段循环反复，形成了家庭康复的"学—训—督"的阶段操作模式。这一模式的实行，结合互联网远程督导，有效地保证了家庭康复的顺利实施和康复质量。尤其是当家庭康复效果不明显，或者家长疑难问题、畏难情绪干扰操作时，专业的支持及专业的解决方案显得尤为重要。"学—训—督"的阶段操作模式符合儿童康复训练规律，符合小儿生长发育早期干预规律。

儿童康复大多是漫长和持久的训练治疗过程，在这过程中又是儿童生长发育的快速关键期。康复训练是在"打破平衡—平衡—再打破平衡—再平衡""身心统合"的状态循环中，适时调整或修改康复治疗方案，通过对多个小目标的逐级实现，达到康复治疗的最终目标。"学—训—督"的阶段滚动适应了这种"不断更新的身心统合"状态。

学习是家庭康复的基础，经过专业康复治疗团队初期评估和充分交流沟通后，可以进行蕾波家庭康复方案的学习实践。针对不同程度、不同症状、不同原因、不同年龄的儿童康复，课程设计也不尽相同。一般情况下有两种方案可供选择：初级课程和中级课程。

（一）初级课程

家庭康复初级指导课程（表6-3）设计为3个单元，6～12课时。这一课时方案的设计，是一般受过中等教育的家长基本了解和掌握蕾波"推、点、拨、拉、动"的基本手法、相关统合训练操和家庭功能训练方法，及"纠—统—训"单元模式的操作的最低保证。熟练掌握运动功能训练可能不是短时间的事情，好在运动功能训练基本上是按照生长发育规律来进行的，是动态的、发展的、长期的。所以回家后可以按照康复实施方案和远程指导，结合家庭日常生活和游戏来操作，比较适合认出较早，症状单一轻微的脑损伤孩子。家长若能首次学习课时超过10小时，都能基本掌握要领，通过后续的实际操作，会逐渐熟练。这个大于等于10小时的学习课程，不仅包含康复方法的传授，更重要的是评定身心统合的状态，确定康复训练的起点、方法及目标，以及康复理念的统一、训练信心的建立。

表6-3　家庭康复初级指导课程

第一单元（4课时）	第二单元（4课时）	第三单元（4课时）
1.主要是由康复师进行蕾波40项康复评估，初步确定患儿的身心状态； 2.根据医生制订的康复指导意见和孩子的身心状态，草拟设计康复训练方案、计划、目标，并同家长充分沟通交流； 3.演示"纠—统—训"单元操作，交代注意事项； 4.重点传授蕾波"推、点、拨、拉、动"基本手法； 5.争取让家长实际操作2～3遍。	1.巩固"推、点、拨、拉、动"手法操作； 2.康复师根据第一单元实践调整、设计统合训练和运动功能的家庭训练方案，并和家长充分沟通； 3.传授统合训练、功能训练方法； 4.康复师同家长再次讨论阶段性康复目标及实施方案； 5.强化学习"纠—统—训"单元干预模式。	1.按照"纠—统—训"单元模式独自操作； 2.操作手法的效果评定、修正、考核； 3.家庭康复训练方案目标确认； 4.远程督导的实施办法介绍和演练； 5.客户满意度调查及客户建议，预约下次复查时间。

（二）中级课程

家庭康复中级指导课程（表6-4）以阶段性由康复训练老师强化操作，逐渐过渡到家长操作的方案设计。分为3个阶段，22个工作日，44课时。主要针对6个月以后才发现并诊断为脑损伤/脑瘫的患儿，症状较重，类型复杂，如徐动型脑瘫等；家长能够安排较长时间陪同患儿，实施操作家庭康复；期望在一定的时间内学会并掌握蕾波家庭康复的基本理念、基本技能和基本方法；希望在较短时间内明显感受到蕾波康复训练效果，能明显感受到孩子的症状向好的方面进步和变化。这样更加坚定了家长的康复信心和康复期望，同时也回报了家长的付出，激发出更大的努力，更多的时间和精力，全身心地投入到孩子的康复训练中。这就是家庭康复的强大动力和效能来源。

表6-4　家庭康复中级指导课程

第一阶段（14课时）	第二阶段（15课时）	第三阶段（15课时）
1.蕾波40项康复评估，重点对患儿的身心状态评定、确定康复起点、方案、计划、阶段目标； 2.与患儿建立充分地亲情关系和师生关系，与家长充分沟通交流，建立相互信任，目标一致的医患关系； 3.每天上、下午由训练指导老师亲自操作1课时，家长操作1课时。确定最佳和最适合该患儿的干预方法和训练方案； 4.详细讲解操作手法并演示，传授蕾波家庭康复基本技能； 5.按照康复训练要求，逐步调整患儿的作息时间，基本建立"纠—统—训"的机构干预和家庭康复操作单元模式，养成良好的康复训练作息规律。	1.按照已经确定的干预训练方案，每天上、下午由训练指导老师强化操作1课时，家长操作1课时； 2.巩固已经建立的康复训练作息规律及家长操作手法； 3.传授相关神经肌肉疾病基本知识、小儿生长发育规律及蕾波家庭康复的基本方法； 4.中期评估，康复医生、康复主管、训练指导老师和家长共同评估训练效果，主要是：干预训练方案时间效能、效果分析，效果不明显原因分析，干预训练方案调整。	1.按照中期评估调整的干预训练方案，每天上、下午由训练指导老师强化操作1课时，家长操作1课时； 2.训练指导老师同家长共同设计结合家庭实际环境的功能训练方案，增加训练的游戏成分和趣味性； 3.结业评估，中心主任、康复医生、康复主管、训练指导老师、客服和家长共同评估训练效果及目标达成情况，确定下一步干预训练方案（继续一期强化训练指导、回家康复、康复机构和家庭康复相结合等方式），调整阶段性康复目标； 4.客户满意度调查及客户建议； 5.预约远程评估指导及复查的时间。

　　选择初级课程还是中级课程，医生会给予建议，家长尽量听从医生的安排。两种培训课程的设计是基于在培训结束时，能够让家长感受到自己操作的效果反应，增强自己操作和家庭康复的信心。信心的建立非常重要，这是培训中要重点解决的问题。同时对孩子目前的身心状态要有一个全面的认识和了解，康复起点、方法、方案、计划、目标的确定是需要一定的时间、流程才能全面、综合、科学地给出最适宜的个性化系统方案。如果缩减课时，个性化康复难以实现，培训内容将缩水，操作习惯没有建立，质量不能保证，效果降低，自己操作信心丧失，家庭康复将失败。虽然"蕾波康复法"容易在家庭中开展，家长能够通过短期学习掌握基本要领，但仍然建议家长尽量固定专人学习。若能够安排两个人同时学习，将是不错的选择。

三、家庭康复的督导及管理

　　经过短期的培训，家长将带着孩子回归家庭，开始走入充满希望的"康复之路"。掌握"蕾波康复法"的基本手法和技能，带着坚定的信心和充足的精神准备开展"家庭康复"操作的基本条件。

为了保证康复质量和效果，严格按照家庭康复中"纠—统—训"单元模式和"学—训—督"阶段模式操作，保证训练时间，定期的专业督导是必须的。随着各种互联网技术的应用，定期、不定期的、实时的信息传递与交流已经可以轻易实现。实施家庭康复前半年，需要频繁地进行家长与康复训练指导老师、家长与康复医生、家长与专业客服之间的沟通交流、咨询指导。由于专业医务人员的工作性质，随时进行的交流沟通、咨询指导会有时间冲突，不容易实现。如果提前进行了时间预约和安排，双方就可能在约定时间内实现家庭康复操作的远程督导。由于远程督导时间有限，请家长提前准备个性化问题。有关家庭康复训练的共性督导意见，请参考本书相关内容及以下意见。

（一）保持良好的情绪状态

儿童康复在较好的情绪状态下进行功能训练和干预异常，可以取得非常好的疗效；反之，在孩子哭闹中进行功能训练和干预异常不仅疗效差，还可使已痉挛的肌肉异常加重，甚至出现骨、关节、软组织损伤，特别是不少康复孩子营养较差、骨密度低、关节囊松、肌力差，比其他孩子更易受伤。如何能让康复孩子在较好的情绪状态下进行治疗？一是功能训练和干预异常要在和孩子亲切交流基础上开始和进行。无论是医护人员还是家长首次对孩子进行治疗，一定要和孩子亲切交流后，再以轻缓的手法开始。前1~2次的手法不到位不要紧，一定不要形成刺激孩子的条件反射。以后每次治疗也应注意要温馨地开始，在和谐的氛围中进行，一旦形成恶性循环就很难更改了。二是尽量与游戏结合。康复治疗最多的垫上、床上项目，许多都可和游戏结合进行。如坐位保护性手支撑、促进保护性降落伞反应、肩骨盆牵拉、促进行走时足跟先着地的滚动动作、对痉挛的髂腰肌牵拉、阻抑徐动的分解交叉模式、促进立位平衡等均可借助大球进行；对痉挛肌和拮抗肌的挤压可以洗澡时在水中进行；对痉挛的颈背肌牵拉和促进翻身可在悬吊床单内进行；对痉挛的内收肌牵拉可用骑橡皮马或花生球完成。孩子在游戏中还可以非常放松、欣喜地进行许多其他训练和干预，不少家长在了解孩子的治疗项目后，结合孩子和家庭情况创造了不少治疗与游戏、生活结合的好方法。三是要纠正孩子在训练和干预时，哭是不可避免的观点。确实有些康复孩子由于脑损伤较重、开始治疗较晚等因素的影响，各个方面均注意了营造好的情绪，但仍是哭闹不止，对此只能具体探索解决方法。对多数康复孩子在训练和干预时，不哭完全是可能的。

（二）避免过力

避免牵拉、被动运动力量过大、过重、过度。如分腿牵拉内收肌到160°～170°，不仅不是正常功能需要，还可造成肌肉撕裂、出血、髋关节囊松弛等，加重功能障碍。对髋关节进行旋转运动可促成髋关节半脱位或脱位。尖足时足背屈牵拉到40°～50°，也不是正常功能需要，还可促成踝关节松弛，如果再有踝关节旋转运动，足立位时就会出现踝关节不稳、内外翻等。以上操作如在孩子哭闹、挣扎中进行，弊端就更大。

（三）营造良好氛围

强化功能训练不是强制训练，要营造一个孩子情绪比较好的氛围，用引导式教育的原则，与游戏相结合的方法进行。因为在康复机构短短的1节课，不容易等孩子情绪好了再做，家长主要利用这个机会学习方法。回家后家长可以按照学到的原则和方法，以孩子舒适的体位、等孩子情绪较好后，进行训练和干预。

（四）严格与爱抚

家庭康复中，家长必须兼顾严格要求与爱抚协助，孩子对家长又爱又敬，能够服从家长的指令，才容易训练出主动成分较多的运动。针对主要影响运动，智力损伤轻微的康复，1岁左右多能听懂话，看懂家长的表情，要注意从一开始该严时一定要严，对孩子必须主动参与的动作，家长一定要用严肃的目光、坚定的语言让孩子完成，各种协助均应尽量减少。严不是强制，严不影响爱，严也是为了更深远的爱。已经有许多家庭康复非常成功，甚至效果更好的例子。培养孩子服从大人正确指令，如果开始偏晚，实施过程要艰难一些，不要着急，要根据实际情况，改进方法，坚持下去，终究会成功的。要知道这方面的培养，不单纯是为了运动功能康复，孩子服从家长的正确指令，是社会交往能力的培养与训练，也是蕾波康复的重要内容之一。

（五）远程指导

远程专业评估指导是家长家庭康复操作的有力保障，务必同专业客服或专业指导老师联系。

（六）定期评估和复查

每1~2个月复查1次，根据实际情况，修正方案，直至孩子基本正常。定期复查很重要，不是明确了诊断，坚持练就行了。有些病例虽能坚持治疗，但仍留有某些方面异常或残疾，主要原因是没有进行定期复查，一些小的异常没能及时发现、纠正，影响运动姿势。当后期发现某些运动姿势异常后，其结果已经深度固化，干预难度增大，效果一般。

（七）全面综合同步干预

大多脑损伤患儿或多或少地存在认知、言语、精细运动、感觉统合、心理行为等方面的问题，康复方案需要综合、全面、系统，不能因喜好、难易而有偏废。

第三节　高危儿发育风险管理

高危儿是一个社会普遍关注的群体。由中国康复医学会儿童康复专业委员会、中国残疾人康复协会小儿脑性瘫痪康复专业委员会、《中国脑性瘫痪康复指南》编委会（由30余位全国知名的儿童康复专家、教授、学者组成）主编的《中国脑性瘫痪康复指南（2015）》第二部分重点讲述了对高危儿的评定与干预。其对高危儿的定义是：高危儿是指在胎儿期、分娩时、新生儿期具有各种可能导致脑损伤高危因素的婴儿，他们可能在婴儿期表现出临床异常，但还不足以诊断脑性瘫痪；也可能临床表现正常。因此，高危儿就是有高度脑损伤危险因素存在的婴儿，其结局是发育可能正常也可能异常。

由杨锡强、易著文任主编，沈晓明、常立文任副主编的全国高等学校教材、卫生部规划教材《儿科学（第6版）》（人民卫生出版社

2006年11月）在第七章新生儿与新生儿疾病第一节概述里，也提及了高危儿，它的定义是这样的：高危儿（High Risk Infant）是指已发生或可能发生危重疾病而需要监护的新生儿。因此，高危儿就是新生儿出生后，就会患病或可能患病，且需要监护，也就是说是在PICU（儿科重症监护室）里的28天以内的孩子，但并未告知其可能的结局。

从这两类国内专业的书籍给出的定义看，对高危儿人群的定义是有差异的。但是共同点是明确的，即有一类婴幼儿，在早期发展过程中存在着高度发育风险，尤其是可能发展为脑瘫等致残性疾病。大量的临床经验提示高危儿在胎儿期和出生前后存在以下危险因素：①母亲自有疾病：母亲患有糖尿病、感染、慢性心肺疾患、吸烟、吸毒或者酗酒史，Rh阴性血型，过去有死胎、死产或性传播疾病病史等。②母亲孕期问题：母亲年龄大于40岁或者小于16岁，孕期有阴道流血、妊娠高血压、先兆子痫、子痫、羊膜早破、胎盘早剥、前置胎盘等。③分娩问题：有难产、手术产、急产、产程延长，分娩过程中使用镇静和止痛药物史等。④新生儿的问题：新生儿出现窒息、多胎儿、早产儿、小于胎龄儿、巨大儿、宫内感染和先天畸形等。这些高危儿都需要一个发育的长程监控和疾病发生风险的连续筛查。

蕾波持续专注在儿童早期躯体运动功能的问题处理和功能康复上，摸索了一整套针对高危儿的发育风险管控策略。在脑瘫发育风险管控上从出生开始，持续至1岁的系统方案，不仅对早期发现问题、早期干预上有成熟的经验，同时对1岁内高危儿脑瘫发生风险和自闭症发生风险的综合方案上，也有独特的方法。这就是我们的"一评三训一督"方案。

"一评三训一督"蕾波高危儿脑瘫、自闭症风险管理连续干预策略，主要针对胎儿期及出生时有中枢神经系统损伤及其他疾病，经GMs等早期脑瘫倾向预测和早期自闭症倾向筛查后提示有风险的婴幼儿，采取线上、线下结合的方式进行入组管理。3个月为1个治疗单元，完成3次以上"一评三训一督"管理。

"一评"策略：就是一个循环管理单元中从评估开始。即脑瘫倾向预测，主要依据蕾波小儿神经运动检查16项；自闭症倾向评估主要依据蕾波身心状态评定16项。未发现异常，可正常带养，学习三训内容，依据主管治疗师的督导情况等待下次评估。

"三训"策略：评估没有明确的异常，但是在发育中有一些躯体功能延后，身心统合状态不稳定，甚至婴儿主动躯体运动趋势不明显、易被忽略的现象，这些都是家长未发现，或者家长发现问题，并需要专业的指导和手法的学习。可以通过线上、线下的形式，由蕾波主管训练师教授家长，三训具体的间隔常规是1周1次，内容根据教授当次的具体情况略有不同，同时给予下一步预防性的策略。比如，高危儿第一年，在身心统合和四大综合功能方面有重点地教授。0～3个月，侧重蕾波抚触结合操手法教授；4～6个月，侧重蕾波球上运动操、眼—口—手专注操、耳—体—口专注操教授；7～9个月，侧重亲子互动中社会性能力的教授。详细方法参阅第四章内容。

"一督"：接受"一评三训"的家庭，并不意味着日常高危儿家庭早期干预就顺利进行。我们采取有效的、按计划训后督导家庭干预方案实施情况。目的是鼓励支撑的策略，帮助高危儿的父母用积极但温和的方式进行"三训"中教授的内容。每次督导不是上来就再教授手法，而是倾听母亲在学习训练手法后实践操作的体会、复杂的心情和遇到的问题。听完母亲说的话以后，再看具体训练内容。最后，与母亲一起交流，提出建议，并重点设定下次评估的时间。

整个方案的频率是根据评估情况、训练中进展情况和督导情况综合制订的。在总体上，脑瘫倾向的排除需要一年的连续管理；自闭症倾向排除需要为期两年的连续管理。

下篇（蕾波康复法各论）

第七章

姿势、运动、肌张力、反射异常的纠正

应用蕾波的"推、点、拨、拉、动"方法和"纠—统—训"同步的单元干预训练模式，是蕾波康复治疗方案的核心，倡导的是纠正各种神经肌肉损伤造成的异常姿势后，同步进行运动功能训练，效果突出。

临床上往往围绕"姿势、运动、肌张力、反射"四种异常的识别与判断，来诊断儿童脑瘫等神经肌肉疾病。若在大脑发育期，持续存在这四种异常，对明确脑瘫诊断帮助极大。康复治疗也是围绕着"降低肌张力""纠正异常姿势""促进运动发育规律"等几个方面展开。无论康复方案如何设计，"纠正异常"则是第一项安排。由于"异常姿势运动反应轴"的存在，康复方案常常选择从"纠正异常反射"和"降低肌肉张力"入手，蕾波法中的推、点降肌张力、解痉挛、抑反射方法，则是首选。

本章针对临床上常见的姿势和运动异常，针对性给予了蕾波解决方案。

一、肩后伸及飞机手

"飞机手"（图7-1）是指婴儿紧张时出现双臂后伸、旋内（前），呈现喷气式飞机机翼样的异常姿势。"飞机手"的形成主要是使肩后伸、旋内的肌群牵张反射亢进或出现痉挛所致。可伴有肩内收、肘后伸、拇指内收、手握拳等异样，涉及异常的肌群较多。这种姿势比较特殊，易于早期认出。

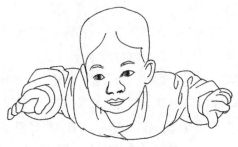

图7-1　"飞机手"示意图

（一）姿势肌动学评定

主要肌张力增高/痉挛的肌肉：三角肌后束、背阔肌。还可能参与的肌肉：大圆肌、肱三头肌长头等。

三角肌（图7-2）位于肩部，呈三角形。起自锁骨的外侧段、肩峰和肩胛冈，肌束逐渐向外下方集中，止于肱骨三角肌粗隆，肱骨上端被三角肌覆盖。三角肌中部肌纤维收缩使肩关节外展，前部肌纤维收缩可使肩关节前屈并略旋内，后部肌纤维收缩可使肩关节后伸并略旋外。

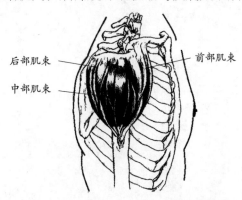

图7-2　三角肌前、中、后束示意图

背阔肌（图7-3）位于腰背部和胸部后外侧皮下，起自第7～12胸椎及全部腰椎棘突、骶正中嵴、髂嵴后部和第10～12肋外侧面，止于肱骨小结节嵴。主要功能是近固定时，使肩关节伸、内收和内旋；远固定时，拉躯干向上臂靠拢，并可辅助吸气。

主要拮抗肌：三角肌前束等。

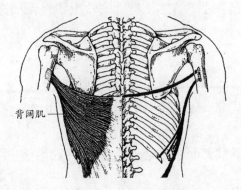

背阔肌

图7-3　背阔肌示意图

（二）干预纠正方法

1. 推

（1）痉挛肌三角肌后束：辅用蕾波精油或医用耦合剂，自上臂外侧中部的肱骨三角肌粗隆三角肌起止点，力度达到肌肉层，轻缓沿三角肌后束向心性推至肩胛冈三角肌后束起止点，向心推3次，主要目的是推出陈血或瘀血。再沿上述起止点以牵拉肌纤维缓解痉挛为目的双向推3次。最后3次点压推时，在肩部三角肌后束于肩胛冈的起止点点压助力解痉。

（2）拮抗肌三角肌前束：自上臂外侧中部的肱骨三角肌粗隆三角肌起止点沿三角肌前束至锁骨的外侧段三角肌前束起止点向心推3次，双向推3次。3次点压推时在三角肌前束中部的肩前屈刺激点处点压，以增强拮抗肌肌力。推压拮抗肌力度宜较痉挛肌大。

向心推、双向推、点压推简称"三推"，基本手法见第三章第一节。

2. 点

除点压推外，对较重异常推后还要增加点。

（1）痉挛肌三角肌后束：点压肩部三角肌后束于肩胛冈的起止

点。还可以点压的相关穴位有肩髃穴等，肩髃穴位于三角肌上缘的前边，把胳膊抬起来三角肌出现两个凹陷，前面的凹陷就是肩髃穴。

（2）拮抗肌三角肌前束：点压三角肌前束中部的肩前屈刺激点。

3.拨

施者一手牵拉前臂向各个方向活动肩关节，感受肩关节在哪个方向活动有阻力，一手触摸肩部及其周围软组织有无粘连的索条（肌筋膜链刺激点）等。如有粘连施加拨法。

4.拉

施者一手点压三角肌前束中部的肩前屈刺激点，一手向前上方牵拉上肢；或一手点压三角肌后束于肩胛冈的起止点，一手向前上方牵拉上肢。

施者还可用手掌大面积接触患儿上肢，采用捋压的方法牵拉（图7-4）。

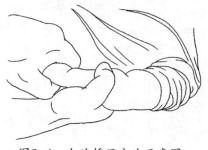

图7-4　上肢捋压方法示意图

5.动

出现"飞机手"时，用语言、玩具、变换体位等引导孩子放松后，扶持双手胸前集中，保持3~5分钟。每天多次用这种姿势牵拉双臂后伸、旋内的痉挛肌群，并扶持、引导双手抱瓶、抱物等多活动肩关节的动作。

（1）俯卧肘支撑：既可训练手臂肌力，又可起牵拉肩胛带肌群的作用。

（2）双手在胸前玩耍：即运动感知觉训练，让患儿学习和体验正常的运动和姿势。

（3）双臂相交法：做被动操时使前臂在胸前交叉做类似扩胸运动。

（4）互拍肩：双手越过中线拍对侧肩膀，起活动肩关节和牵拉肩胛带肌群的作用。

（5）双手互握、互碰、托下巴。

二、肩内收

肩关节由肱骨、锁骨、肩胛骨共同构成，是上半身关节中最大的一个，是连接胸部和上肢的重要关节。肩关节也是上半身关节当中最灵活的一个，上肢活动的很多基本动作，都需要靠肩关节来完成。因为其活动范围比较大，也是身体关节当中比较不稳定的一个。

肩关节正常活动范围分几种：①当身体直立，双臂自然放于身体两侧，肩关节前屈，也就是手臂伸直，前平举动作的角度可以达到90°，由手臂自然下垂到手臂向后伸展的角度是45°。②由手臂自然下垂到手臂向外侧平举动作的范围是90°，向内侧平举的角度是40°。③如果将一侧肘关节弯曲90°，以肘关节为圆心，做前臂向内外摆动动作时，即肩关节的内外旋转动作时，内旋可以达到80°，外旋能够达到30°。④当手臂侧平举与地面水平时，再将手臂做上举动作，即肩关节的上举动作，能够达到90°。

肩内收（图7-5）是指由手臂自然下垂到手臂向内侧平举的角度超过40°。肩内收是肩外展角减小、被动肩外展时有阻力。

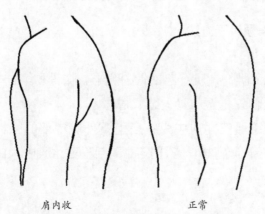

肩内收　　　　　　　正常

图7-5　肩内收与正常肩关节对比图

（一）姿势肌动学评定

主要肌张力增高/痉挛的肌肉：胸大肌、三角肌前后束、大圆肌。可能参与的肌肉：肱三头肌长头、背阔肌、肩胛下肌等。

胸大肌（图7-6）位于胸廓的前上部，呈扇形起自锁骨内侧半、胸骨和第1～6肋软骨，肌束向外侧集中，止于肱骨大结节嵴。主要功能是近固定时向心收缩肩内收，远固定时拉躯干向手臂靠拢。

大圆肌（图7-6）呈柱状，起于肩胛骨下角背面，肌束向外上方集中，止于肱骨小结嵴。主要作用是使肩关节旋内、肩关节内收、肩关节后伸。

主要拮抗肌：三角肌中束等。

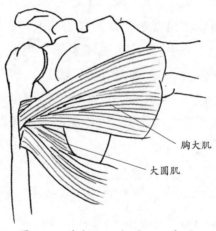

图7-6　胸大肌、大圆肌示意图

（二）干预纠正方法

1.推

（1）痉挛肌胸大肌：自锁骨内侧半、胸骨和第1～6肋软骨，沿胸大肌肌束向外侧三推至肱骨大结节嵴。

（2）拮抗肌三角肌中束：自上臂外侧中部的肱骨三角肌粗隆沿三角肌中束三推至肩峰。点压推时，点压三角肌中束中部的肩外展刺激点。

2.点

除点压推外，对较重异常还要增加点。

（1）痉挛肌胸大肌：点压胸大肌起止点的肱骨大结节嵴处。

（2）拮抗肌三角肌中束：点压肩外展刺激点。

3.拨

施者一手牵拉前臂向各个方向活动肩关节，感受肩关节在哪个方向活动有阻力，一手触摸肩部及其周围软组织有无粘连的索条等。如有粘连施加拨法。

4.拉

施者一手点压三角肌中束中部的肩外展刺激点，一手向外上方牵拉上肢；或一手点压胸大肌起止点的肱骨大结节嵴处，一手向外上方牵拉上肢。

5.动

引导、协助前臂向外、向外上的运动等，进行肩外展的体操运动，增强三角肌中束等外展肌群的肌力，牵拉痉挛的胸大肌等。

（1）患儿取仰卧位，治疗师用一只手握住患儿上臂，另一只手握住他的前臂，然后沿水平方向移至90°时，把手心转向上方，再继续上移，直至耳根部。

（2）取坐位，治疗师一手按压肩井穴，一手握住患儿手部。治疗师的拇指与患儿拇指交叉，使拇指呈外展状，手心向下，并用语言暗示用力握住治疗师的手，然后做小幅度的抖动，抖动时要使患儿的肩、肘、腕关节同时抖动起来，并反复做1~5分钟。

（3）取坐位，手臂放于胸前，治疗师面对患儿，与患儿呈握手状，做顺时针和逆时针方向旋转肩、肘关节。如果不能完成，应多加帮助和牵引。

（4）取坐位，双脚平放地面，治疗师站在患儿身后抓住他的两只手腕，然后慢慢地向上打开，此时要提醒患儿也要自主向上抬起，治疗师所用的力应逐渐减少，直到患儿能独立完成此动作；还可以让患儿在坐位时双手握一木棒，慢慢举过头顶，然后再放下，但患儿双手间的距离应宽于肩膀的宽度。

（5）取坐位，双脚平放地面，治疗师站于患儿身后，一手托住患儿一侧手臂，并诱导他慢慢向侧方伸展，一手放在患儿身后，起保护作用。如患儿能独立完成此动作，治疗师可在他侧方远处放一玩具让他触摸，这样既达到了训练目的，又增加了训练项目的趣味性。

三、肩内旋

肩内旋，指的是肱骨的相对内旋，表现出来圆肩的体态。肩内旋的患者一旦肩关节持续内旋，就会导致肩部持续内收，在外表上看起来肩部显得非常窄。在肩关节出现内旋的时候，可能会使肩胛骨的脊柱缘持续突出皮面，进而使患者的背部看起来有驼背的情况。还有肩关节屈曲内旋，会导致患者的前臂多数时间位于身体的前侧，如果患者要拿侧面的一些东西，也就是向侧面伸展前臂会受到非常大的限制。严重的情况下，甚至还会导致患者的前臂持续背在身后。图7-7为肩内、外旋示意图。

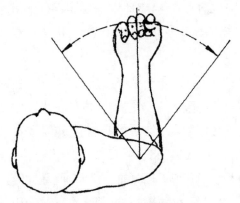

图7-7　肩内、外旋示意图

（一）姿势肌动学评定

这是因为胸大肌紧张，而冈下肌、小圆肌薄弱造成的不平衡。胸大肌紧张使得肱骨内旋，而同时冈下肌和小圆肌是外旋肱骨的肌肉，由于其薄弱，不能对抗强有力的胸大肌造成的肩内旋。

（二）干预纠正方法

1.推

（1）痉挛肌三角肌前束：自上臂外侧中部的肱骨三角肌粗隆沿三

角肌前束向心及双向各三推至锁骨的外侧段，点压推时，在三角肌前束肱骨三角肌粗隆处点压。

（2）拮抗肌三角肌后束：自上臂外侧中部的肱骨三角肌粗隆沿三角肌后束向心及双向各三推至肩胛冈；点压推时，在三角肌后束中部的肩后伸刺激点处点压，以增强拮抗肌肌力。

2. 点

除点压推外，对较重异常还要增加点。

（1）痉挛肌三角肌前束：点压三角肌前束肱骨三角肌粗隆起止点处。

（2）拮抗肌三角肌后束：点压肩后伸刺激点。

3. 拨

施者一手牵拉前臂向各个方向活动肩关节，感受肩关节在哪个方向活动有阻力，一手触摸肩部及其周围软组织有无粘连的索条等。如有粘连施加拨法。

4. 拉

施者一手点压三角肌前束肱骨三角肌粗隆起止点处，一手旋外向前上方牵拉上肢；或一手点压三角肌后束的肩后伸刺激点，一手旋外向前上方牵拉上肢。

5. 动

进行肩外旋的体操或器械牵拉，增强三角肌后束等旋外肌群的肌力，牵拉痉挛的三角肌前束等。

坐或仰卧位，治疗师一手按肩，一手握其腕部将肘关节屈曲后，做外旋下压动作，反复操作。

四、肘屈曲

肘关节由肱骨远侧端和桡、尺骨近端关节面组成。在结构上包括三个关节，它们共同被包在一个关节囊内。肘关节正常屈曲角度为130°～150°，伸直为—10°～0°。肘屈曲（图7-8）是肘伸展角减小、被动肘伸展时有阻力。

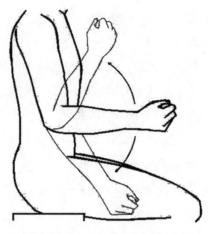

图7-8　肘屈曲示意图

（一）姿势肌动学评定

主要肌张力增高/痉挛的肌肉：肱二头肌。还可能参与的肌肉：肱桡肌、肱肌、旋前圆肌等。

肱二头肌（图7-9）位于上臂前侧，整肌呈梭形。肱二头肌有长、短二头，长头起于肩胛骨盂上粗隆，短头起于肩胛骨喙突，长、短二头于肱骨中部汇合为肌腹，下行至肱骨下端，集成肌腱止于桡骨粗隆和前臂筋腱膜。肱二头肌的主要作用是收缩时屈肘、屈肩及使前臂旋后；舒张时肘关节伸展或前臂下垂。

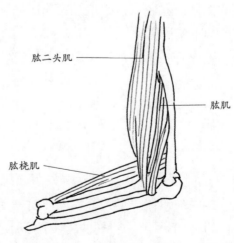

肱二头肌

肱肌

肱桡肌

图7-9　肱二头肌示意图

主要拮抗肌：肱三头肌。

肱三头肌位于上臂后面，起点有三个头，长头起自肩胛骨关节盂的下方，外侧头起自肱骨后面桡神经沟的外上方，内侧头起自桡神经沟内下方，三头合成一个肌腹，以扁腱止于尺骨鹰嘴。当肱三头肌收缩时，使肘关节伸直或前臂下垂；当肱三头肌舒张时，使肘关节弯曲。

（二）干预纠正方法

1.推

（1）痉挛肌肱二头肌：自桡骨粗隆和前臂筋腱膜的肱二头肌起止点向心、双向各三推至肩胛骨盂上粗隆和肩胛骨喙突。点压推时，在肱二头肌近肘端肌腱—肌肉移行部肌腱侧腱器官处点压。

（2）拮抗肌肱三头肌：自尺骨鹰嘴的肱三头肌起止点沿肱三头肌走向，向心、双向各三推至肱骨上端及肩胛骨关节盂的下方。点压推时，点压肱三头肌中部的伸肘刺激点。

2.点

除点压推外，对较重异常还要增加点。

（1）痉挛肌肱二头肌：点压肱二头肌近肘端肌腱—肌肉移行部肌腱侧腱器官处。

（2）拮抗肌肱三头肌：点压肱三头肌的伸肘刺激点。

3.拨

施者一手牵拉前臂做伸肘活动，一手触摸肱二头肌及其周围有无粘连的索条等。如有粘连施加拨法。

4.拉

施者一手点压肱三头肌中部的伸肘刺激点，一手握住患者手进行伸肘、拉直前臂的牵拉；或一手点压肱二头肌近肘端肌腱—肌肉移行部肌腱侧腱器官处，一手进行伸肘、拉直前臂的牵拉。

5.动

进行伸肘、屈肘的体操或器械牵拉，增强肱三头肌等伸肘肌群的肌力，牵拉痉挛的肱二头肌等。

（1）主动、被动肘关节的屈伸运动，伸展位固定。

（2）上肢负重（四点立位、上肢支撑），伸肘抓物训练。

（3）双手抓体操棒上举训练。

五、前臂旋前

前臂旋前（图7-10）是以中立位时手掌和肘关节向正前方，这时将拇指向内的旋转动作称旋前。固定肘关节，做前臂旋后90°牵拉时有阻力，放手后前臂回弹角大于90°。

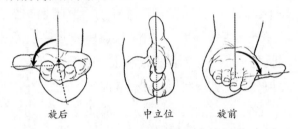

图7-10　前臂旋前示意图

（一）姿势肌动学评定

主要肌张力增高/痉挛的肌肉：旋前圆肌。还可能参与的肌肉：旋前方肌、桡侧腕屈肌等。

旋前圆肌（图7-11）是上肢前臂前群浅层的肌肉，起于肱骨内上髁，止于桡骨体中部前外侧。主要功能是旋前前臂和协助屈肘。

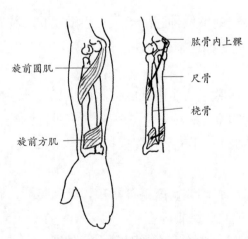

图7-11　旋前圆肌示意图

　　主要拮抗肌：旋后肌。

　　旋后肌（图7-12）起自肱骨外上髁和尺骨外侧缘的上部，肌束向外下，止于桡骨上部的前面。主要作用是前臂旋后。

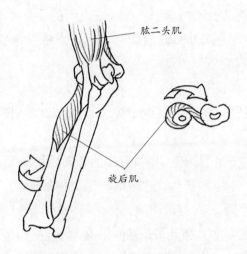

图7-12　旋后肌示意图

（二）干预纠正方法

1.推

　　（1）痉挛肌旋前圆肌：自桡骨中部前外侧的旋前圆肌起止点向心、双向各三推至肱骨内上髁。点压推时，点压桡骨中部外侧的旋前圆肌起止点处的抗前臂旋前刺激点。

　　（2）拮抗肌旋后肌：自肱骨外上髁和尺骨外侧缘的上部沿旋后肌走向向外下推至桡骨上部的前面。点压推时，点压旋后肌中部的前臂旋后刺激点。

2.点

　　除点压推外，对较重异常还要增加点。

　　（1）痉挛肌旋前圆肌：点压桡骨中部外侧的旋前圆肌起止点处的抗前臂旋前刺激点。

　　（2）拮抗肌旋后肌：点压旋后肌中部的前臂旋后刺激点。

3.拨

　　患者肘部贴胸固定，施者一手握住患者的手做前臂旋后90°的动作，一手触摸旋前圆肌及其周围软组织有无粘连的索条等。如有粘连施加拨法。

4.拉

患者肘部贴胸固定，施者一手握住患者的手做前臂旋后90°的动作，一手点压桡骨中部外侧的旋前圆肌起止点的抗前臂旋前刺激点或旋后肌中部的前臂旋后刺激点。

5.动

进行前臂旋后的体操或器械牵拉，增强肱旋后肌群肌力，牵拉痉挛旋前圆肌。

（1）仰卧位矫正法：患儿仰卧床上或球上手心向下，施者握住患儿双手，将患儿一侧上肢上举过头顶，呈类似投降状，且将手心慢慢由手心向下过渡到手心向上再还原，然后再做另一侧上肢。

（2）双臂相交法：患儿取仰卧位，施者握住患儿双手，使患儿双臂外展且手心向上，然后有节律地在胸前交叉，类似体操扩胸运动，注意双手在胸前的上下位置要交替变化。

（3）翻手掌游戏：患儿取坐位，在患儿手心贴图片，且手心向下，然后引导患儿翻手掌使手心向上看图片，反复进行。

（4）前臂旋后牵拉：患儿取坐位，施者固定患儿肘关节并将前臂旋至旋后位，然后肘部做肘关节屈伸运动，最后在前臂旋后且肘关节伸展位保持一段时间（此时手指伸展手腕背屈）。

（5）前臂旋后支撑：患儿取手支撑体位，此时手指尖指向后面，即相当于在习惯性的支撑位基础上手掌旋转180°后再支撑。

（6）互拍肩：患儿取坐位或仰卧位，右手伸过中线去拍左肩膀，同理左手伸过中线去拍右肩膀。

（7）主动旋前旋后：可用旋前旋后器材训练，也可以旋转房门把手训练。

视频 7-2
点压抗前臂旋
前刺激点

六、手握拳发紧

出生3个月的婴儿的手应该能经常打开，碰到妈妈衣服还知道去抓。如果手经常是握拳状，哭时更紧或两手比较一手握拳一手张开，应考虑手握拳发紧。手握拳发紧（图7-13）主要是由于手指伸肌力弱、屈指肌张力高所致。

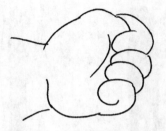

图7-13　手握拳发紧示意图

（一）姿势肌动学评定

主要肌张力增高/痉挛的肌肉：前臂内侧屈指肌等。

前臂内侧屈指肌分深、浅两层。浅层为正中神经支配的指浅屈肌（图7-14），起屈近侧指间关节的作用。4条指浅屈肌腱完全独立，而肌腹部分也可基本分开，特别是环指的指浅屈肌具有独自的肌膜包裹，因此示、中、环、小指可分别屈曲近侧指间关节。深层有指深屈肌和拇长屈肌（图7-14）。指深屈肌桡侧部分由正中神经支配，尺侧部分由尺神经支配，能屈曲近、远侧指间关节。

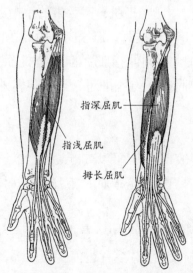

图7-14　指浅屈肌、指深屈肌、拇长屈肌示意图

主要拮抗肌：前臂外侧伸指肌等。

前臂外侧伸指肌是和前臂内侧屈指肌对应，作用相反的肌群（图7-15）。

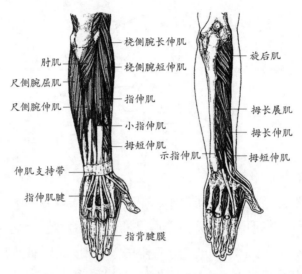

图7-15 伸指肌群示意图

（二）干预纠正方法

1. 推

（1）痉挛肌前臂内侧屈指肌：自手掌的手指尖端沿屈指肌向心、双向三推至内侧肘部。点压推时，点压内侧肘部屈指肌肌肉起止点。

（2）拮抗肌前臂外侧伸指肌：自手背的手指尖端沿伸指肌向心、双向三推至外侧肘部。点压推时，点压前臂外侧伸指肌中部的伸指刺激点。

2. 点

除点压推外，对较重异常还要增加点。

（1）痉挛肌前臂内侧屈指肌：点压内侧肘部屈指肌的肌肉起止点。

（2）叩击解痉：施者一手扶持患儿肘部，一手五指屈曲，以指尖自孩子手指背部叩击向上经过手背达前臂中上部，以引出手指张开为有效。每天数次，每次2～3分钟。

视频7-3
叩击手背促指
张开

（3）拮抗肌前臂外侧伸指肌：点压前臂外侧伸指肌中部的伸指刺激点。

3. 拨

触摸前臂内侧屈指肌有无粘连的索条等。如有粘连施加拨法。

4. 拉

施者一手握住患儿捋直的手指，一手点压前臂外侧伸指肌中部的伸指刺激点或内侧肘部屈指肌的肌肉起止点，进行牵拉。

5. 动

进行手指伸开的体操或器械牵拉，增强伸指肌肌力，牵拉痉挛的屈指肌。日常生活中用玩具引导伸手抓物，双手抱物。经常把孩子握拳发紧的手展平后保持在家长对掌之间，和孩子亲切交流。

（1）被动腕手操：施者双手并列于腕关节下端，两拇指并列于腕背侧，指端朝向前臂，另四指托于手掌，将患儿手腕做屈、伸、抖、牵等手法，然后从指根到指端，用捻法和牵指法交替操作，最后用捋法在指端收尾，反复操作。

（2）手掌抓握，双手互握，手心向上抓握。

（3）桡侧抓握（握笔）训练，拇食指尖捏法（捏扣子、黄豆、绿豆，拿汤勺，拿钥匙开门等）。

（4）腕关节伸展（背屈），屈曲（掌屈），手指外展、内收的训练（五指分开，合拢动作）。

七、拇指内收

婴儿拇指内收发紧，又称拇指内扣，最轻的仅半握拳时拇指压在食指下，严重的拇指内收达掌心，此时称"皮层拇指征"。拇指内收发紧是多发、易于观察到的症状。拇指内扣一般是脑损伤所致，较轻者可能仅是局部神经、肌肉发育欠佳，"皮层拇指征"是脑确有损伤或发育缺陷的征相。有拇指内扣，既不能确定就是脑瘫，也不能排除发育风险，既不要过于紧张，也不应掉以轻心，应该引起重视，及早干预。研究证实，在种系进化中，越是靠后发育的中枢越脆弱，更易受到较轻有害因子的损伤，在运动发育中拇指的精细活动、前臂的旋转运动、人类直立后加强了的小腿功能等相关中枢最易受累，这些也是我们对婴儿是否有脑瘫倾向注意的重点。拇指相关中枢在大脑中占的位置较大，又在侧脑室旁微循环的分水岭区，也是易受损的部位。

（一）姿势肌动学评定

家庭在新生儿期便开始白行观察，清醒状态下，拇指内收经常发生时需要及时做专业判断。

专业检查：在整个问诊及其他体检期间观察拇指内收状况，判断掌指关节屈曲及指间关节屈曲程度。被动外展检查：检查者将患儿内扣拇指被动伸展至外展状，松开后迅速恢复呈内扣状态为拇指内收肌牵张反射过强或痉挛，较难外展的是已有粘连、挛缩。

主要肌张力增高/痉挛的肌肉：拇指屈肌。

拇指屈肌（图7-16）中最重要的是拇长屈肌，拇长屈肌起自桡骨上端前面及附近的骨间膜，下行移行为腱，经腕管入手掌，止于拇指远节指骨底掌面的肌肉。作用为屈拇指指关节和掌指关节。

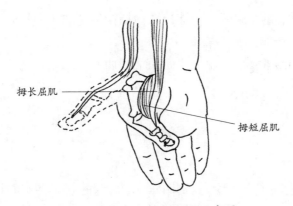

图7-16　拇指屈肌示意图

主要拮抗肌：拇指外展肌。

拇指外展肌（图7-17）中最重要的是拇长展肌，拇长展肌自第一掌骨底至桡、尺骨后面及骨间膜背面，主要功能是外展拇指和手，桡神经支配。

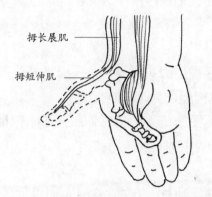

拇长展肌

拇短伸肌

图7-17　拇指外展肌示意图

（二）干预纠正方法

1. 推

（1）痉挛肌拇长屈肌：于手掌自桡侧自桡骨拇指远节指骨底掌面向心、双向三推经腕管至桡骨上端前面及附近的骨间膜。点压推时，在桡骨上端肌肉起止点处点压。

（2）拮抗肌拇长展肌：于手背桡侧自第一掌骨底向心、双向三推至桡、尺骨后面及骨间膜背面。点压推时，在前臂外前侧拇长展肌肌肉中部，点压拇指外展刺激点。

2. 点

除点压推外，对较重异常还要增加点。

（1）痉挛肌拇指屈肌：在桡骨上端肌肉起止点处点压。

（2）拮抗肌拇指外展肌：在前臂外前侧拇长展肌肌肉中部，点压拇指外展刺激点。

（3）应用叩击方法：施者一手扶持患儿手，一手五指屈曲，以指尖沿拇指背侧向上叩击拇长伸肌、拇短伸肌，至前臂中上部。以叩击时引发患儿拇指外展为有效。同时有握拳发紧的叩击到整个手背，引发拇指外展的同时，也要引起其余四指伸开。每天数次，每次3～5分钟，均应引出拇指外展及其余四指伸开运动。

3.拨

触摸拇长屈肌等屈肌和周围组织有无粘连的索条等。如有粘连施加拨法。

4.拉

点拉法：施者一手捏住拇指，一手点压拇指外展刺激点或一手点压拇长屈肌桡骨上端肌肉起止点处牵伸拇指。

拇指外展牵拉带（图3-65）：拇指屈肌痉挛比较重的可加拇指外展牵拉带，以伸肌无力为主的不宜应用。

5.动

引导、协助患者进行拇指内收、外展、伸直训练，拇指屈曲，对掌、对指训练，双手交叉训练。手功能训练遵循由简到繁，由易到难，由粗大到精细的过程。

（1）进行拇指外展的体操，增强伸指肌肌力，牵拉痉挛的屈指肌。对6个月以上婴儿有双手主动抓物意识时可用玩具引导伸手抓物，特别是伴有拇食指对捏的动作，引发主动运动。

（2）手握粗柄玩具阻止拇指内收。

视频7-4
拇指内收的推、点、拨、拉、动

八、髋前屈

髋关节是人体躯干和下肢连接的部分，起到了支撑、连接、活动的作用，帮助人们从事日常生活活动。在蹲、起、坐、行走、跑、跳等活动中起到了重要的角色，可以做多个方向的活动，包括了下肢的屈、伸、收、展和旋。在矢状面上的运动是屈曲、后伸，在冠状面上的运动是内收、外展，在水平面上的运动是内旋、外旋。髋前屈主要是由于腰大肌、髂肌张力增高，持续出现的异常姿势。孩子站、走时屈髋，撅屁股为明显表现。屈髋就是弯曲膝盖去接触胸口，就是髋关节的最大屈曲，大约130°。但是也有观点认为髋关节的屈曲只有90°，90°之后再向更大的角度就不是髋本身的活动了，而是下腰部参与完成的。髋前屈（图7-18）就是大腿伸展困难。

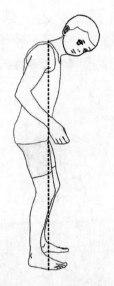

图7-18　髋前屈示意图

（一）姿势肌动学评定

早期认出：观察行走姿势，屈髋的早期表现是孩子站立时，有明显的撅屁股，行走过程时更为明显。用被动髋关节前屈、后伸、内收、外展、旋内、旋外活动度检测肌张力。关节活动度即是肌张力的检测方法之一，异常结果中也可包含粘连、挛缩、关节韧带松弛或其他关节疾病等因素，应注意鉴别。用触摸法检测肌肉痉挛、肌肉萎缩及肌肉、肌腱、筋膜等组织有无粘连、挛缩等。触摸除在患者放松的情况下进行外，还要在按关节活动范围，缓慢被动活动中触摸。用主动髋关节前屈、后伸、内收、外展、旋内、旋外活动测定相关肌群肌力。通过髋关节影像学资料明确髋关节及其邻近骨的状况，尤其要排除髋关节脱位。

主要肌张力增高/痉挛的肌肉：腰大肌、髂肌、股直肌、缝匠肌、阔筋膜张肌。

腰大肌（图7-19）位于腰椎椎体侧方，腰椎横突的前方，为一长梭形肌肉，起自腰椎两旁，与髂肌共同终点于股骨小转子合称髂腰肌。髂肌（图7-19）呈扇形，起自髂窝。髂腰肌主要作用是近侧支撑时，它的拉力是由下向上前，收缩时能使大腿屈。

　　还可能参与的肌肉：股直肌、缝匠肌、阔筋膜张肌等。股直肌（图7-20）自髂前下棘至胫骨粗隆。缝匠肌（图7-21）自髂前上棘至胫骨上端内面。阔筋膜张肌自髂前上棘移行于髂胫束至胫骨外侧髁。

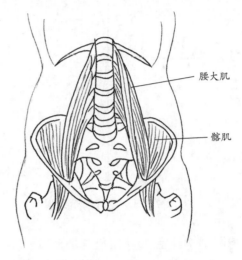

图7-19　腰大肌、髂肌示意图

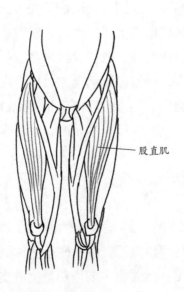

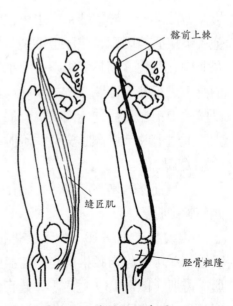

图7-20　股直肌示意图　　　　　图7-21　缝匠肌示意图

主要拮抗肌：臀大肌。

臀大肌（图7-22）略呈四边形，起自髂骨、骶、尾骨及骶结节韧带的背面，肌束斜向下外方，以一厚腱板越过髋关节的后方，止于股骨上段的臀肌粗隆和髂胫束。主要作用是后伸并外旋大腿。

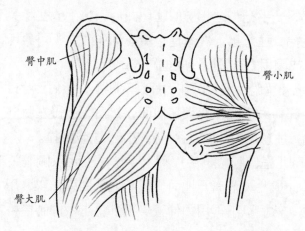

臀中肌

臀小肌

臀大肌

图7-22 臀大肌、臀中肌、臀小肌示意图

（二）干预纠正方法

1. 推

（1）痉挛肌髂腰肌：髂腰肌位于骨盆内，仅可触及一小部分，大部分不能直接推到。

（2）拮抗肌臀大肌：自髂骨、骶、尾骨及骶结节韧带背面的臀大肌起止点沿肌束斜向下外方，越过髋关节的后方三推至股骨上段的臀肌粗隆和髂胫束。点压推时，点压臀大肌中部臀后伸肌肉收缩刺激点。

2. 点

除点压推外，对较重异常还要增加点。

（1）痉挛肌髂腰肌：点压股骨小转子髂腰肌起止点。

（2）拮抗肌臀大肌：点压臀大肌中部伸髋刺激点。

3. 拨

屈伸等活动髋关节，触摸有无粘连的索条等。如有粘连施加拨法。

4.拉

（1）患儿俯卧于垫上或大球上，施者一手点压臀大肌中部伸髋刺激点，一手向前上方牵拉下肢。

（2）患儿呈俯卧位，臀部可能略微抬起，治疗师可用一手按住患儿一侧臀部，一手把与之相应的腿屈曲后，将手放在膝关节上部，然后慢慢向上抬，注意第一次做这个牵拉动作时，不可急切，会给患儿带来痛苦，或因用力过猛而造成拉伤或骨折。

（3）患儿呈俯卧位，趴在治疗师双腿上，然后治疗师把左肘关节压在患儿腰部，右手放在双大腿后面，然后，慢慢左肘向下压，右手轻轻向上抬，注意用力不要过猛，慢慢加大力量牵拉。

（4）患儿呈俯卧位，治疗师双手扶住患儿双侧髋关节处施加压力固定，不让患儿关节离开地面。提示或帮助患儿双臂用力伸直，持续1~2分钟，然后趴下再用力伸直。平卧垫上做仰卧搭桥及俯卧燕飞动作。

5.动

（1）患儿分开双腿，使双腿环坐在治疗师的大腿上，治疗师双手固定住患儿双侧骨盆，然后让患儿仰面弯腰去摸地面上的玩具，之后，再起身（注意患儿腰椎部放在治疗师膝关节及大腿上）。这样牵拉了髋关节肌张力高的屈肌肌群，又提高了肌力。每次训练数量，根据患儿体力而定，或使患儿躺在床边，双腿在床上，腰以上身体仰面躺在床下，来完成这个动作。

（2）矫正扶持蹲起时，起立站直再做下一个。

（3）立板站立腰背肌训练也是起立站直再做下一个。

九、髋内收 剪刀步

剪刀步（图7-23）是由于分娩前后窒息、感染等引起的大脑损伤或先天发育缺陷，是痉挛性脑瘫的一种表现，主要为大腿内收肌群肌张力高所致，表现为髋关节内收、内旋，屈曲、足下垂及内翻，行走时双膝互相摩擦，甚至两腿完全交叉，呈典型的"剪刀式"步态。

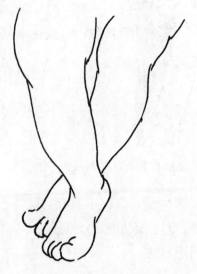

图7-23　剪刀步示意图

（一）姿势肌动学评定

观察站立、行走的姿势。突出表现是两腿交叉呈剪刀状。检查时外展大腿有阻力、内收角变小，1～3个月小于等于20°，4～6个月小于等于50°，7～9个月小于等于70°时可以认定内收肌群肌张力高或痉挛。

主要肌张力增高/痉挛的肌肉：大收肌、长收肌、短收肌（图7-24）。

大收肌位于大腿的内侧，其前面上方为短收肌，下方为长收肌，内侧为股薄肌，后面紧贴半腱肌、半膜肌和股二头肌，为内收肌群中最宽大者，呈三角形。起自坐骨结节、坐骨支和耻骨下支的前面，肌纤维束作扇形分散，上束肌呈水平方向，最下束则几乎垂直，止于股骨粗线内外唇的全长及内上髁。此肌收缩近固定时，上部纤维使大腿内收、屈和内旋等。受闭孔神经和坐骨神经的双重支配。

长收肌起自耻骨上支前面、耻骨脊下方，止于股骨粗线内侧唇中1/3部。主要作用是内收、外旋、微屈髋关节，短收肌较短，功能同长收肌。

还可能参与的肌肉：股薄肌、耻骨肌等（图7-24）。

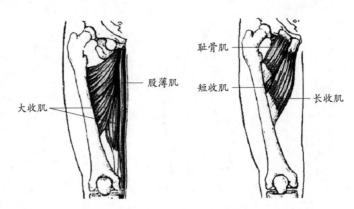

图7-24　大收肌、长收肌、短收肌、股薄肌、耻骨肌示意图

主要拮抗肌：臀中肌等。臀中肌起自髋翼外面臀前线及臀后线之间，止于股骨大转子，主要功能是外展髋关节，臀上神经支配。

（二）干预纠正方法

1. 推

（1）痉挛肌大收肌、长收肌等内收肌群：自股骨下端膝关节处沿大收肌、长收肌走向向心、双向三推至大腿内侧根部坐骨结节、耻骨。点压推时，在股骨粗线处大收肌、长收肌起止点处点压。

（2）拮抗肌臀中肌：自股骨大转子向心、双向三推至髋翼外面臀中肌起点。点压推时，点压臀中肌中部的髋外展刺激点。

2. 点

除点压推外，对较重异常还要增加点。

（1）痉挛肌大收肌、长收肌等内收肌群：点压股骨粗线处大收肌、长收肌起止点。

（2）拮抗肌臀中肌：点压髋外展刺激点。

还可点压风市穴、环跳穴（见图3-29，图3-31），叩击臀肌、大腿外侧肌。

3. 拨

施者一手轻缓外展髋关节，一手触摸内收肌群及其周围软组织有无粘连的索条等。如有粘连施加拨法。

4. 拉

大腿内收肌痉挛适合轻缓分腿牵拉，较重的可进行压腿操（见第三章第四节"体操牵拉")。

5.动

引导、协助分开大腿的动作。

（1）骑跨抱孩子、骑橡皮马或花生球颠弹等分腿牵拉。

（2）单腿站立，站时，内收内旋侧的足内侧放一块2厘米长的木板，使足外侧用力，纠正外翻，然后治疗师抬起正常一侧腿，使内收内旋侧单腿站立。站时，整个重心移至内收内旋一侧的下肢上。矫正立板站立后进行跨步站、单腿踢物等训练。

（3）行走时，一侧髋关节侧弯，可在手帮助下扶正髋关节，尽量让患儿内收内旋侧用力蹬直。中间有适宜条状障碍物的扶持行走。

（4）进行躯干侧弯，这种情况下，髋关节有一侧是侧弯的。患儿仰卧位，如果髋关节向右侧突出，就要被动的向右侧侧弯，使左侧髋关节外突。同样，左侧突出，就要向左侧侧弯，使右侧突出，正确方法是：双手固定髋关节，然后再向一侧侧弯。之后，治疗师移动患儿双腿向一侧。

视频 7-5
髋内收的推点
干预

十、髋内旋

髋内旋（图7-25）是指髋部围绕股骨长轴向内旋转。这种体态的患儿，可能具有典型的足趾向内的特征，其胫骨也向内旋转，或者双足也可能处在中立位。不论双足是处在内旋位还是中立位，髌骨面朝里是识别这种髋部内旋特征的一种方式。但是，这种体态不像其他体

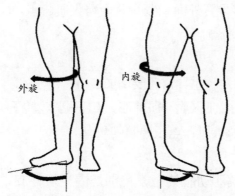

图7-25 髋内旋、髋外旋示意图

态那样在外观上很明显，在单独的体态评估中，股骨向内旋转的程度相对更难确定。因此，在确定患者是否具有髋部外旋程度减少时，肌肉长度测试是非常重要的，这也是与这种体态相关的一个发现。

（一）姿势肌动学评定

主要肌张力增高/痉挛的肌肉：臀中肌及臀小肌前部。

臀肌属髂肌后群，分为三层。浅层有臀大肌与阔筋膜张肌，前者略呈四边形，是维持人体直立和后伸髋关节的重要肌。臀肌中层由上而下依次是臀中肌、梨状肌、股方肌等。深层有臀小肌和闭孔外肌。

臀大肌起自髂骨翼外面和骶骨背面，肌束斜向下，止于髂胫束和股骨的臀肌粗隆。主要作用是使大腿后伸和外旋。下肢固定时，能伸直躯干，防止躯干前倾，是维持人体直立的主要肌之一。

臀中、小肌都呈扇形，皆起自髂骨翼外面，肌束向下集中形成短腱，止于股骨大转子。主要作用是使大腿外展，前部肌束能使大腿旋内，而后部肌束则使大腿旋外。还可能参与的肌肉：阔筋膜张肌等。

主要拮抗肌：臀大肌等。

（二）干预纠正方法

1. 推

（1）痉挛肌臀中肌及臀小肌前部：自股骨大转子沿臀中肌、臀小肌扇形走向向心、双向三推至髂骨翼外面。点压推时，在股骨大转子肌肉起止点处点压。

（2）拮抗肌臀大肌：自髂胫束和股骨的臀肌粗隆沿臀大肌走向向心、双向三推至髂骨翼外面和骶骨背面臀大肌起点。点压推时，点压臀大肌中部伸髋刺激点。

2. 点

除点压推外，对较重异常还要增加点。

（1）痉挛肌臀中肌及臀小肌前部：点压股骨大转子肌肉起止点处。

（2）拮抗肌臀大肌：点压伸髋刺激点。

3. 拨

施者一手牵拉活动髋关节，特别是内旋、外旋，一手触摸臀中肌、臀小肌及其周围组织有无粘连的索条等。如有粘连施加拨法。

4.拉

施者一手点压臀大肌伸髋刺激点或股骨大转子肌肉起止点处，一手牵拉髋关节外旋。

5.动

引导、协助做髋关节外旋的动作。

（1）被动进行关节活动范围的训练，以维持正常的关节活动及扩大受限的关节活动范围，对髋关节的外展外旋肌进行牵拉，或是手法刺激大腿外侧肌群。

（2）蹲位时，患儿把双手放在双腿之间把双腿分开，再站起来。适宜角度的髋外旋站立后做蹲下一起来的训练。

（3）靠墙及单独站立时，双腿中间放一毛巾卷，使双腿膝关节分开。矫正立板适宜角度的髋外旋站立等。

（4）患儿坐位时，可使有靠背的凳子反过来坐，双腿放在小凳两侧。

（5）双手扶在靠背，对内收肌进行牵拉。或是坐在小凳上，做髋关节外展外旋的动作。

十一、髋外旋

髋外旋（图7-25）是指髋部围绕股骨长轴向外旋转。这种体态的患儿，可能具有典型的足趾向外的特征，其胫骨也向外旋转，会让膝盖及脚尖的方向转向身体外侧。

（一）姿势肌动学评定

主要肌张力增高/痉挛的肌肉：臀大肌，臀中肌及臀小肌后部等。还可能参与的肌肉：梨状肌，闭孔内、外肌，股方肌等。

主要拮抗肌：臀中肌等。

（二）干预纠正方法

1.推

（1）痉挛肌臀大肌：自髂胫束和股骨的臀肌粗隆沿肌束走向向心、双向三推至髂骨翼外面和骶骨背面臀大肌起止点。点压推时，在股骨的臀肌粗隆肌肉起止点处点压。

（2）拮抗肌臀中肌：自股骨大转子沿臀中肌肌束向心、双向三推至髂骨翼外面。点压推时，点压臀中肌中部的髋外展刺激点。

2. 点

除点压推外，对较重异常还要增加点。

（1）痉挛肌臀大肌：点压股骨的臀肌粗隆肌肉起止点。

（2）拮抗肌臀中肌：点压髋外展刺激点。

3. 拨

施者一手握住小腿向各个方向活动髋关节，一手触摸臀大肌及其周围软组织有无粘连的索条等。如有粘连施加拨法。

4. 拉

施者一手点压髋外展刺激点或股骨的臀肌粗隆肌肉起止点，一手握住小腿牵拉髋关节旋内。

5. 动

引导、协助髋关节旋内动作。

（1）蹲起训练。患儿双下肢屈曲立位，训练师从患儿双侧膝关节外侧向内施加阻力，让患儿用力向外侧分腿，也就是外展外旋的动作。接着治疗师将双手移至患儿双膝内侧，向外施加阻力，让患儿边抵抗这一阻力，边进行内收内旋的活动。

（2）站立板腰背肌训练。

十二、屈膝

屈膝就是膝关节弯曲，正常情况下蹲的时候就是膝关节屈曲角度接近最大的时候，大约135°～150°。伸膝就是伸直腿，呈一条直线，也就是0°。大多数人都存在过伸，就是比0°再伸过一点，大约5°～10°。脑瘫屈膝是指站立或行走时膝关节处于屈曲状态不能伸直。主要的原因是控制膝关节屈曲肌群的痉挛，伸展肌群力量减弱。

（一）姿势肌动学评定

屈膝被认出比较容易，多在站立或行走时膝关节处于屈曲状态不能伸直。

痉挛肌：股二头肌、半膜肌、半腱肌，合称腘绳肌（图7-26）。

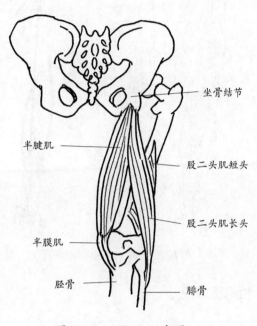

图7-26　腘绳肌示意图

坐骨结节

半腱肌

股二头肌短头

股二头肌长头

半膜肌

胫骨

腓骨

股二头肌位于大腿后面外侧，有长短二个头，长头起点坐骨结节，短头起点股骨背面，止点在腓骨头。主要作用是伸髋屈膝。坐骨神经支配。

半腱肌位于大腿后侧内侧浅层，其中肌腱细而长，约占肌肉长度的1/2。半膜肌位于半腱肌的深层，半腱肌和半膜肌起点均位于坐骨结节。半腱肌止于胫骨上端内侧，半膜肌止于胫骨内侧髁后面。半腱肌和半膜肌的功能基本一致。骨盆固定时，可以屈曲小腿伸大腿，并可以内旋小腿，两块肌肉均受坐骨神经支配。

拮抗肌：股四头肌（图7-27）。股四头肌由股直、中、外、内四块肌肉组成，股四头肌起自髂前下棘、股骨粗线和股骨体的前面，经髌骨及髌韧带止于胫骨粗隆。主要作用是伸膝。骨直肌尚有伸大腿作用。神经支配是股神经。

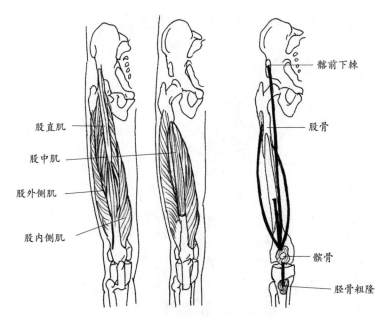

股直肌

股中肌

股外侧肌

股内侧肌

髂前下棘

股骨

髌骨

胫骨粗隆

图7-27　股四头肌示意图

（二）干预纠正方法

1. 推

（1）痉挛肌股二头肌、半膜肌、半腱肌：自腓骨头沿股二头肌走向向心、双向三推至长头起点坐骨结节和短头起点股骨上端背面；自半腱肌胫骨上端内侧起止点和半膜肌胫骨内侧髁后面起止点沿肌肉走向向心、双向三推至坐骨结节。点压推时，点压位于股二头肌和半膜半腱肌下端肌肉—肌腱移行部肌腱侧内外两个腘绳肌肌肉舒张刺激点，即抗屈膝内外刺激点。

（2）拮抗肌股四头肌：自胫骨粗隆髌韧带止点向上经过髌骨沿股四头肌走向向心、双向三推至髂前下棘、股骨粗线和股骨体的前面的股四头肌起止点。点压推时，点压位于股直肌中部的股四头肌肌肉收缩刺激点，即伸膝刺激点。

2. 点

除点压推外，对较重异常还要增加点。

（1）痉挛肌股二头肌、半膜肌、半腱肌：点压内外两个抗屈膝刺激点。

（2）拮抗肌股四头肌：点压股四头肌伸膝刺激点。

3. 拨

施者一手握住踝部轻缓屈伸膝关节，一手触摸股二头肌、半膜肌、半腱肌及其周围软组织有无粘连的索条等。如有粘连施加拨法。

4. 拉

施者一手点压股四头肌伸膝刺激点，一手握住踝部轻缓牵伸膝关节。

患儿仰卧位，治疗师一手握住膝关节，一手握住踝关节做牵拉被动活动，使膝关节充分伸直，持续几秒钟后，屈髋屈膝，再牵拉，每次牵拉50次。注意用力不要过快过猛，力度不可太大，以免造成膝关节过伸。

5. 动

引导、协助膝关节伸直的动作。

（1）患儿站立位，治疗师双手扶助患儿臀部固定，治疗师双膝对准患儿双膝关节（患儿双膝并拢）家长在后面固定脚后跟，使患儿双膝关节尽力伸直，尽力直腰，注意用力要适当。

（2）治疗师在后面，患儿取站立位，治疗师在后双手固定双膝关节患儿双脚双膝并拢，使膝关节伸直，然后患儿向前向下弯腰双手摸自己脚尖，对腘绳肌进行牵拉，必要时，在患儿家长帮助下扶助患儿臀部向前用力，使膝关节充分伸直。

（3）训练孩子坐床边主动伸膝动作。

（4）立位促通板站立。用绑带固定大腿和小腿，保持膝关节在正常伸直状态，固定、矫正后站立后训练弯腰90°取物牵拉大腿后侧肌肉、筋膜。

（5）扶持坐起，是防止屈膝的有效法，可利用凳、椅、台阶等进行，站起时注意扶持其足、踝在正确位置，站起后保持膝关节伸直状态，站起、坐下动作宜慢，站直后稍等片刻再进行下一个。坐起不易保持正确姿势的可用能够更好固定、矫正的坐起椅进行。

（6）扶持蹲起：蹲起是双膝伸直再做第二个。

（三）预防

一岁半后不能独站、独走的孩子，推点治疗后还要有独站和迈步意识的训练。屈膝虽是加重脑瘫不能站、走的因素，但不是主要因素，不要错误地认为，矫正了屈膝，孩子自己就能独站、独走了。迈步意识、独站、独走必须按照发育规律训练，足立位站、走训练不及时也是促成屈膝的因素。

十三、膝反张

膝反张又称膝过伸（图7-28）。大多数正常成人都存在过伸，就是比0°再伸过一点，一般不会超过5°~10°。脑瘫膝反张（过伸/后弓），最主要的原因是控制膝关节的肌群力弱，固定膝关节的韧带松弛等。膝反张是脑瘫康复中常遇到的问题，处理不当不仅可使之加重，甚至还会影响到康复治疗的结局。

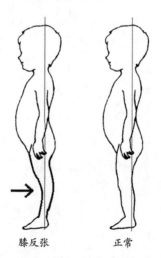

膝反张　　正常

图7-28　膝反张（膝过伸）示意图

（一）姿势肌动学评定

膝反张的认出比较容易，通常，家长在日常生活和游戏中均可发现。测量膝反张的角度意义不大，即使超过了0°，只要膝关节韧带和关节肌群的持重稳定性正常，膝反张就在可控范围。判定病理性膝反张主要的依据是对膝关节及周围肌群、韧带在持重状态下的稳定能力的判断；以及下肢肌群的肌动学评定，因为控制膝关节屈伸的除大腿前、后肌群外，小腿后侧肌群直接参与，小腿前侧肌群也间接影响膝关节状态。下肢肌群的肌动学评定可参阅屈膝的相关内容，将拮抗肌和痉挛肌对调。膝反张时张力、肌力相对高或痉挛的肌为股四头肌等，张力、肌力相对低的肌为腘绳肌等。膝反张时膝关节周围韧带松弛也是重要因素。

脑瘫孩子有膝反张时，除因控制膝关节屈伸的肌群力弱，固定膝关节的韧带松弛等因素外，常有其他因素参与，如尖足的孩子还没有效解除小腿后侧肌群痉挛、挛缩、粘连和增强胫前肌等肌力时，通过应用踝足矫形器让足跟着地站立或行走就会出现膝反张的代偿，因为整个下肢在一个筋膜链内。因此尖足时有效解除痉挛、挛缩、粘连和有效增加肌力是关键，要让足跟自然着地，不要用踝足矫形器等强行着地。

（二）干预纠正方法

1. 推

（1）四头肌：自胫骨粗隆髌韧带止点向上经过髌骨沿股四头肌走向向心、双向三推至髂前下棘、股骨粗线和股骨体的前面的股四头肌起止点。点压推时，点压髌骨下肌肉—肌腱移行部。

（2）腘绳肌：自腓骨头沿股二头肌走向三推至长头起点坐骨结节和短头起点股骨上端背面；自半腱肌胫骨上端内侧起止点和半膜肌胫骨内侧髁后面起止点沿肌肉走向三推至坐骨结节。点压推时，点压位于股二头肌和半膜半腱肌中部。

2. 点

除点压推外，对较重异常还要增加点。

（1）股四头肌：点压髌骨下肌肉—肌腱移行部。

（2）腘绳肌：点压位于股二头肌和半膜半腱肌中部。

3. 拨

施者一手握住踝部轻缓屈伸膝关节，一手触摸膝周软组织有无粘连的索条等。如有粘连施加拨法。

4.动

引导、协助屈、伸膝关节训练。

（1）提高股四头肌肌力训练：坐位向站立位转移。练习时治疗师双手控制患儿双膝关节，使其不要过伸；或坐在椅子或床边，双手握在椅子或床边上，把腿踢直，持续3～6秒放下，如果完成轻松，可在患儿腕上施加适当的阻力。

（2）提高腘绳肌肌力的训练：患儿呈俯卧位，治疗师一手固定其大腿，一手握住患儿脚腕处，帮助患儿做屈、伸腿动作。在患儿独立完成这一动作时，可能会出现用力屈腿时臀部翘起，治疗师可用双手固定其臀部，并视情况在小腿上施加适当阻力。

（3）提高足背屈肌肌力的训练：由于足底屈肌挛缩或张力高时，而导致膝关节过伸，对此类患儿来说这一训练很重要。治疗师在被动牵拉足底肌患儿取坐位或仰卧位时，一手握住患儿踝关节，一手握住足底上1/3处，做足背曲90°或稍过，进行牵拉活动。或是患儿俯卧位时，治疗师一手固定踝关节，一手握住足底上1/3处，向下用力牵拉（注意：膝关节屈曲90°）。或者在患儿双脚掌前放一木板，让患儿支撑蹲10分钟左右，或是让患儿坚持在一30°斜坡上蹲10分钟，每天3次，这个方法可对腓肠肌及足底曲肌进行牵拉。主动足背屈勾脚，可以增强胫前肌肌力、牵拉痉挛的小腿三头肌。上下楼梯，可以增加膝关节相关肌肉的肌力。

（4）膝关节控制能力训练：一是用松紧带固定膝关节，控制膝关节过伸。二是让患儿双手放在治疗师双肩上，治疗师把双手放在患儿膝关节外侧面控制膝关节，让患儿直立位慢慢向下蹲，再慢慢立起。注意患儿直立时，膝关节要控制在正中位，千万不要有过伸现象，下蹲的幅度应根据患儿对膝关节控制能力来定。三是让患儿站立或蹲起时，治疗师要注意用语言控制双膝关节过伸。四是在患儿行走时控制：治疗师在患儿后面，用手制约患儿膝关节屈曲，在语言刺激下控制膝关节过伸。

（5）扶持矫正下蹲起训练（图7-29）：为增强膝关节肌群的肌力和关节的稳定性、保持膝关节正常功能肌群间的协调，最有效的方法是扶持矫正基础上的蹲起训练，也就是足立位负重下的肌力和功能训练。已有明显膝反张的孩子，扶持矫正蹲起训练应由两人操持，两人在孩子两侧坐于垫上，每人用双足扶持固定孩子一侧足、踝在正确位置，用双手扶持固定孩子膝关节站起时呈微屈状态。开始时可增加第三人扶双臂协助做蹲下、起来动作，主要是用语言等引导孩子主动站起、蹲下，需要时可稍加助力促其站起，不要拉起，孩子能主动蹲起时，仅留原两人扶持；姿势基本正常后，取消扶持，孩子做主动蹲起。仅有膝反张倾向或为预防膝反张可由1人扶持蹲起。要尽快过渡到不扶持的主动蹲起。注意不要让孩子手扶横杆拉起，此动作对上肢肌力增加较好，下肢肌力增长较弱。各种蹲起训练均应蹲下、站起的动作较慢，如能在半蹲状态停留1~2秒就更好。可利用凳、椅、台阶等进行，站起时注意扶持其足、踝在正确位置，站起后保持膝关节微屈状态。坐起不易保持正确姿势的可用能够更好固定矫正的坐起椅进行。主动蹲起的最佳数量是1岁内30~50个/日，1~2岁50~100个/日，2~3岁150~200个/日。按照上述方法及数量进行主动蹲起训练的，2~3岁前有膝反张的脑瘫孩子，均可见到明显的矫正效果，尚未发生膝反张的可预防其出现。

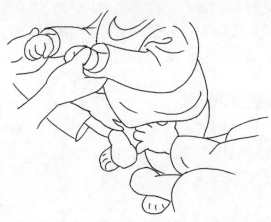

图7-29　扶持矫正下蹲起训练示意图

（6）立位促通板站立：立位促通板是矫正膝反张的有效器械，膝后加适宜厚度的小垫站于立板上，用绑带固定大腿和小腿，有尖足、足内翻、足外翻的用适宜小楔形板矫正，有足内、外旋的用适宜小木

视频 7-7
膝反张的推点
干预

块矫正。固定、矫正后除站立，还可通过训练弯腰取物、跨步站、踢物等锻炼下肢肌力和功能。

（三）预防

一般脑瘫正确的干预异常和功能训练是不应出现膝反张的。防治中一定不要忽视立位持重、独站、独走的训练。脑瘫膝反张虽是加重脑瘫不能站、走的因素，但不是主要因素。不要错误地认为，矫正了膝反张，孩子自己就能独站、独走了。迈步意识、独站、独走必须按照发育规律训练，1～2岁是关键，随着年龄的增长，其训练难度呈明显增加。膝反张未纠正前，每天独站、扶走或独走的时间要短，如扶走10～20米即可，主要是向脑输送信息，保持独站和迈步的意识。不要等膝反张纠正了再练站和走。一是没有立位持重训练，不易有效地纠正膝反张。二是3～4岁后独站、独走很难训练，因为脑中错误模式已固定，外周肌肉关节也已发生器质性损伤。

十四、屈膝时小腿旋内

站立或行走时有足旋内，也就是有内八字的多数为髋内旋，部分为膝旋内或也伴有膝旋内。检查是否有膝旋内的方法为，让患者坐在较高的凳子上，双足离开地面、双小腿自然下垂。若此时足有旋内，为存在膝旋内。

（一）姿势肌动学评定

屈膝时小腿旋内主要肌张力增高/痉挛的肌肉是半腱肌、半膜肌；还可能参与的肌肉有缝匠肌等；主要拮抗肌有股二头肌等。

（二）干预纠正方法

1.推

（1）痉挛肌半腱肌、半膜肌：自半腱肌胫骨上端内侧起止点和半膜肌胫骨内侧髁后面起止点沿肌肉走向向心、双向三推至坐骨结节。点压推时，点压半膜半腱肌膝后肌肉—肌腱移行部肌腱侧的半膜半腱肌舒张刺激点，即内侧抗屈膝刺激点。

（2）拮抗肌股二头肌：自腓骨头沿股二头肌走向三推至长头起点

坐骨结节和短头起点股骨上端背面。点压推时，点压股二头肌中部。

2. 点

除点压推外，对较重异常还要增加点。

（1）痉挛肌半腱肌、半膜肌：点压内侧抗屈膝刺激点。

（2）拮抗肌股二头肌：点压股二头肌中部。

3. 拨

施者一手握住踝部轻缓屈伸膝关节，一手触摸膝后、大腿软组织有无粘连的索条等。如有粘连施加拨法。

4. 拉

施者一手点压股二头肌中部或半膜半腱肌膝后肌肉—肌腱移行部肌腱侧的内侧抗屈膝刺激点，一手握住踝部做足和小腿旋外牵拉。或者一手固定踝关节，一手握住足前脚掌，慢慢的向外牵拉固定，使小腿内侧及足内侧的肌肉放松。

5. 动

（1）足外旋做蹲起训练：练习蹲起的时候可以让患儿双脚跟并拢，双脚尖向外，呈外八字蹲起，或是支撑蹲10分钟左右。

（2）足尖外旋训练：患者坐在较高的凳子上，双足离开地面、双小腿自然下垂，引导、协助做膝旋内动作，也就是足尖向外活动。

（3）足轻外旋站立训练：站立时（或靠墙站立）双脚跟靠拢，双脚尖呈外八字向外固定站立10分钟左右；或站立架外旋站立矫正。

（4）拉着行走或是单独行走时，治疗师可被动用脚把患儿的脚尖踢向外侧，或语言刺激足尖向外用力。

十五、屈膝时小腿旋外

让患者坐在较高的凳子上，双足离开地面、双小腿自然下垂。若此时足有旋外，为存在膝旋外。

（一）姿势肌动学评定

痉挛肌：主要肌张力增高/痉挛的肌肉是股二头肌等。

拮抗肌：主要拮抗肌是半腱肌、半膜肌等。

（二）干预纠正方法

1. 推

（1）痉挛肌股二头肌：自腓骨头沿股二头肌走向向心、双向三推至长头起点坐骨结节和短头起点股骨上端背面。点压推时，点压股二头肌膝后的股二头肌舒张刺激点，即外侧抗屈膝刺激点。

（2）拮抗肌半腱肌、半膜肌：自半腱肌胫骨上端内侧起止点和半膜肌胫骨内侧髁后面起止点沿肌肉走向向心、双向三推至坐骨结节。点压推时，点压半膜肌、半腱肌中部。

2. 点

除点压推外，对较重异常还要增加点。

（1）痉挛肌半腱肌、半膜肌：点压外侧抗屈膝刺激点。

（2）拮抗肌股二头肌：点压股二头肌中部。

3. 拨

施者一手握住踝部轻缓屈伸膝关节，一手触摸膝后、大腿软组织有无粘连的索条等。如有粘连施加拨法。

4. 拉

施者一手点压股二头肌中部或半膜半腱肌膝后肌肉—肌腱移行部肌腱侧的外侧抗屈膝刺激点，一手握住踝部做足和小腿旋内牵拉。

5. 动

（1）患者坐在较高的凳子上，双足离开地面、双小腿自然下垂，引导、协助做足和小腿旋内的动作。

（2）足内旋做蹲起训练或用站立架矫正足轻内旋站立。治疗师使其双脚尖相对，双脚后跟分开，并坚持固定10～15分钟时间。

十六、尖足

足尖下垂，足背向小腿前面远离踝关节的屈称足跖屈，亦称尖足（图2-8）。脑瘫时由于小腿后侧肌肉痉挛、小腿前侧肌肉力弱，足向足底方向痉挛发紧，扶站时足跟抬起较高，扶走时足跟不着地，同时伴有足背屈角异常及触摸小腿后侧肌肉张力增高。尖足是脑瘫最常见的异常，及时正确干预是让脑瘫孩子能姿势较好独走的关键。

（一）姿势肌动学评定

扶持站立时出现足尖着地、足跟抬起：患儿不穿裤、袜，扶持双腋下竖立，双足轻触硬质台面，观察站立时是否出现足跟抬起较高。

扶走时足跟不着地：扶持腋下，左右转换下肢持重促患儿迈步，观察是否有足跟不着地就迈第二步的步态。

足背曲角检查：患儿平卧，检查者一手压膝关节达台面，保障膝关节处于伸直位，一手轻触患儿足掌，向足背稍用力，感觉阻力，并记录足背与小腿前侧的夹角，称为足背屈快角。继续再加力推压足底至最大程度，记录足背屈角度为足背屈慢角。足背屈快角增大显示小腿三头肌牵张反射亢进，足背屈慢角主要检测是否有粘连、挛缩。

触摸小腿后侧肌肉是否肌张力增高，并要左右对比。

痉挛肌小腿三头肌（图7-30）：小腿三头肌由腓肠肌与比目鱼肌组成，腓肠肌位于小腿后侧浅层，有两个头，其内侧头和外侧头分别起自股骨的内侧髁和外侧髁，约在小腿中点处向下移行为肌腱。比目鱼肌位于深层，有一个头，起自胫腓骨上端后部和胫骨的比目鱼肌线，肌束向下移行为肌腱，与腓肠肌肌腱汇合延续为跟腱止于跟骨结节。小腿三头肌的作用是屈小腿和上提足跟，站立时固定踝关节和膝关节防止身体向前倾倒。

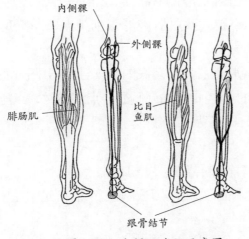

图7-30　小腿三头肌示意图

　　拮抗肌胫骨前肌：胫骨前肌（图7-31）起自胫骨外侧面，肌腱向下经伸肌上、下支持带的深面，止于内侧楔骨内侧面和第1跖骨底。作用为伸踝关节，即足背屈，使足内翻。受腓深神经支配。

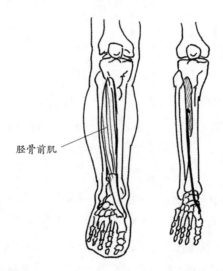

图7-31　胫骨前肌示意图

（二）干预纠正方法

1. 推

（1）痉挛肌小腿三头肌：自根骨沿跟腱、小腿三头肌走向向心、双向三推至股骨的内侧髁和外侧髁。点压推时，点压跟腱—小腿三头肌移行部肌腱侧的小腿三头肌肌肉舒张刺激点，即抗足跖屈（抗尖足）刺激点。

（2）拮抗肌胫骨前肌：自足底内侧楔骨和第1跖骨底沿胫骨前肌走向向心、双向三推至胫骨上端外侧面。点压推时，点压胫骨前肌中部的肌收缩刺激点，即足背屈刺激点。

2. 点

除点压推外，对较重异常还要增加点。

（1）痉挛肌小腿三头肌：点压小腿三头肌抗足跖屈（抗尖足）刺激点。

（2）拮抗肌胫骨前肌：点压胫骨前肌足背屈刺激点。

3. 拨

触摸跟腱、小腿后侧肌群及其周围软组织有无粘连的索条及挛缩等。如有施加拨法。

4. 拉

施者一手点压胫骨前足背屈刺激点或小腿三头肌抗足跖屈刺激点，一手向下牵拉根骨。每天多次，每次持续半分钟，使踝关节最少背曲90°。

5. 动

（1）引导、协助足背屈勾脚动作，牵拉小腿后侧痉挛肌群，增强小腿前侧肌力。

（2）支撑蹲：由于腓肠肌紧张和底屈肌紧张不正常用力引起的，可以通过对腓肠肌及底屈肌进行牵拉来解决，即支撑蹲，在双脚前脚掌下放一根木棍，或是蹲在一30°斜坡上，牵拉底屈肌和跟腱，每次蹲10分钟，每天3次。或是一只手握住患儿踝关节一只手握住患儿脚掌，向上用力，使踝关节角度小于90°，然后固定牵拉3～5分钟。

视频 7-8
尖足的推、点、拨、拉、动

（3）足前脚掌垫适宜的楔形板后进行立板站立、坐起椅、蹲起等训练。

十七、肌性足内翻、足外翻

肌性足内翻（图7-32）为胫骨后肌痉挛引起，多由于宫内损伤所致。患儿紧张或迈步时足向内侧翻。脑瘫小腿后侧三层肌肉均痉挛时出现尖足伴有内翻，又尖又翻是较重脑瘫的征象。

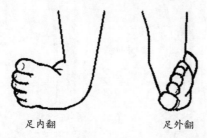

足内翻　　　　　足外翻

图7-32 肌性足内翻、足外翻示意图

（一）姿势肌动学评定

肌性足内翻主要肌张力增高/痉挛的肌肉：胫骨后肌。还可能参与的肌肉：腓肠肌、比目鱼肌、趾长屈肌、拇长屈肌等。

胫骨后肌（图7-33）位于趾长屈肌和拇长屈肌之间，起自胫骨、腓骨和小腿骨间膜的后面，长腱经内踝之后，到足底内侧，止于舟骨粗隆和内侧、中间及外侧楔骨。主要作用是屈踝关节，即足跖屈，使足内翻。

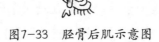

图7-33　胫骨后肌示意图

主要拮抗肌：腓骨长、短肌。

腓骨长肌（图7-34）起自腓骨外侧面，肌腱通过腓骨肌上、下支持带深面，经外踝后方转向前，绕至足底斜行向足内侧，止于内侧楔骨和第1跖骨底的肌肉。主要作用是使足外翻和屈踝关节即跖屈。腓骨短肌（图7-34）起自腓骨外侧面下方，止于第5跖骨底。主要作用是使足在踝关节处屈和足外翻及维持外侧足弓。

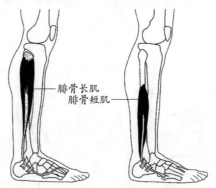

图7-34　腓骨长、短肌示意图

肌性足外翻（图7-32）则与上述相反，痉挛肌为腓骨长、短肌，拮抗肌为胫骨后肌。

（二）干预纠正方法

肌性足内翻。

1. 推

（1）痉挛肌胫骨后肌：自足底内侧沿胫骨后肌走向、紧贴胫骨后侧向上向心、双向三推至腘窝部的胫骨、腓骨和小腿骨间膜的后面。点压推时，点压小腿后侧上部胫骨后肌胫骨、腓骨和小腿骨间膜的后面的起止点。

（2）拮抗肌腓骨长、短肌：自足底外侧腓骨长肌起点沿腓骨长、短肌走向向心、双向三推至腓骨小头。点压推时，点压腓骨长肌中部的足外翻刺激点。

2. 点

除点压推外，对较重异常还要增加点。

（1）痉挛肌胫骨后肌：点压小腿后侧上部胫骨后肌胫骨、腓骨和小腿骨间膜的后面的起止点。

（2）拮抗肌腓骨长、短肌：点压足外翻刺激点。

3. 拨

施者触摸胫骨后肌及其周围软组织有无粘连的索条等。如有粘连施加拨法。

4. 拉

施者一手点压足外翻刺激点或小腿后侧上部胫骨后肌胫骨、腓骨和小腿骨间膜的后面的起止点，一手牵拉足呈正位略外翻。

5. 动

（1）用手、小毛刷由下至上地刺激患儿小腿外侧皮肤，如此可诱发其主动足外翻动作的出现。

（2）用手法刺激患儿脚外侧，引发足外翻。

（3）应用立位矫正板或蹲起训练时，足外侧垫适宜的楔形板。在足外侧放一木板，让足内侧充分着地，刺激内侧用力；必要时，练习单腿站立，足外侧放一斜板。如果患儿一只脚内翻，一只脚外翻，可在患儿的外翻脚内侧放一块木板，在内翻足外侧放一块木板。如果双侧足内翻，可在双脚外侧各放一块木板，使双脚内侧用力，纠正内翻。

肌性足外翻：以上措施相反。

十八、颈后伸 头后仰

婴儿头后仰（图2-6）多为颈背肌张力增高所致，是脑损伤或脑发育缺陷所致姿势、肌张力异常的较早表现之一，如能及时发现，不仅可有效阻抑其发展，也提示要注意随着发育的进行，是否还有其他异常出现。

（一）姿势肌动学评定

头后仰的评定临床上容易同"头控不好"混淆。主要鉴别方法是，孩子仰卧，轻缓扶持臀部将孩子翻成侧卧，如此时头向后仰大于20°，显示颈背肌肉张力增高；然后扶持双肩拉坐，如头后仰更显，显示头控不好为主。有的孩子仅为头控差，有的孩子仅为颈背肌肉张力增高。二者的干预及功能训练方法不同。也有的孩子二者皆有异常。颈背肌肉张力增高的孩子扶持俯卧肘支撑时，可抬头较高，不要误认为没有问题，往往这些孩子竖抱控头和翻身都不好。

主要肌张力增高/痉挛的肌肉：双侧胸锁乳突肌、双侧斜方肌等。可用触摸法核实。

胸锁乳突肌（图7-35）起于胸骨柄前面和锁骨的胸骨端，止于颞骨的乳突。

斜方肌（图7-36）起于枕外隆突、项韧带、第7颈椎棘突及全部胸椎棘突，上部纤维止于锁骨外侧端，中部纤维止于肩峰和肩胛冈上缘，下部纤维止于肩胛冈下缘内侧。

拮抗肌是颈前深层肌群。

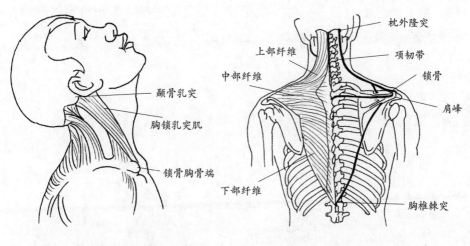

图7-35   胸锁乳突肌示意图   图7-36   斜方肌示意图

（二）干预纠正方法

1. 推

（1）痉挛肌双侧胸锁乳突肌、双侧斜方肌。

仰卧颈后垫枕，头顶部稍低、头面转向一侧，充分暴露胸锁乳突肌。自颞骨的乳突的胸锁乳突肌起止点沿该肌走向向心、双下各三推至胸骨柄前面和锁骨的胸锁乳突肌起止点。因临近颈动脉就不进行点压推了。头面转向另侧，同法推压。

斜方肌推点时采俯卧位，自斜方肌枕外隆突起点沿斜方肌走向向心、双向三推至锁骨外侧端、肩峰和肩胛冈上缘、肩胛冈下缘内侧。双侧斜方肌分别推。点压推时，点压枕外隆突起点。

（2）拮抗肌颈前深层肌群：肌肉较深不易直接推到。

2. 点

除点压推外，对较重异常还要增加点压。

（1）痉挛肌胸锁乳突肌：可分别点压两侧肌肉起止点。

（2）脱敏叩击：背部脱敏叩击（图7-37）可怀抱患儿或患儿取俯卧位，施者五指屈曲，以指尖轻轻叩击患儿背部皮肤。为减少患儿反应过度，可先隔衣轻叩，逐用温暖的手接触皮肤轻叩。主要叩击脊柱旁皮肤，尤以背部胸廓部、肩胛旁叩击为主。频率60～80次/分为宜，可适当变换频率，并根据患儿反应，适当变换手法，改用手掌触摸皮肤相结合。整个操作过程以不引起患儿头后仰为有效。以上操作每天进行数次，每次5~10分钟。

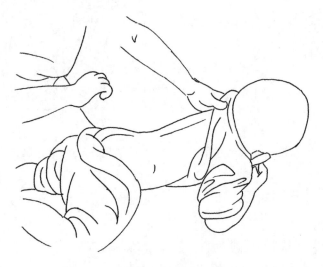

图7-37　背部脱敏叩击示意图

3. 拨

施者触摸双侧胸锁乳突肌、双侧斜方肌及其周围软组织有无粘连的索条等。如有粘连施加拨法。

4. 拉

（1）孩子仰卧，施者双手抱孩子头部颞枕部头前屈牵拉。

（2）悬吊床单内荡悠（图3-66）：选取结实的全棉布料，大小尺寸约1.5米×1米，也可用大浴巾或标准单人床单对折，将孩子仰卧位放于床单中间，两个施者分站孩子头侧和脚侧，双手抓牢床单两角，将孩子悬托于床单中，做左右悠荡操作。悠荡角度不要太大，或触碰周边坚硬物体上。每次3~5分钟，悠荡频率约为1次/秒。每天可操作数次。整个操作过程中要注意孩子保持头正位，颈部稍前屈，下颌下收。此方法通过牵拉颈背肌群，减轻增高的肌张力；增强孩子平衡功能的训练。

（3）悬吊床单内侧翻：除上述悬吊床单荡悠外，还可在床单荡

视频 7-10
悬吊床单内荡悠

悠中促进孩子翻身。方法是两个施者一同配合，抬高一侧床单，被动促使孩子翻成侧卧，停留1~2秒钟，再换另一侧抬高，促成另一侧侧翻。如此循环重复。每侧翻20~30次，视孩子适应情况而定。

视频7-11
悬吊床单内侧翻

5.动

协助、辅助进行头部屈伸、左右转动的体操。

（1）头前屈运动：患儿仰卧位固定双肩，施者双手托起头前屈数次。

（2）扶持固定头部拉坐训练：施者双手握患儿双肩慢慢扶到坐位，食指、中指固定头的两侧抑制头后仰。在整个拉坐过程中扶持头不出现后仰，扶持者注意扶持手与孩子主动控头活动相配合，以保证不让头后仰的错误姿势出现为主要目的，练头控及坐位。头控较好后，去除扶持固定，仅拉坐训练。

（3）竖抱训练：施者竖抱孩子，枕部朝前时，用一只手扶持头在正确位置；孩子面朝前时，用胸部抵住孩子头不后仰。

（4）抱球姿势：患儿仰卧位，将双下肢抬起，双上肢内收，双手扶头使头保持前屈位，呈抱球姿势，臀比头高保持数分钟。

（5）坐位头前屈和左右运动：患儿呈坐位双手拇指置于后枕部，食指放头前两侧，中指抵下颌，分别做向左、向右、前屈运动，每个位置保持数秒。

（6）对称性抱：患儿靠背治疗师，胸部阻止头后仰，双手托臀部，四肢居中，呈对称性抱。

（7）正确睡姿：患儿平卧位就头中部前四陷阻止头后仰。侧卧位时将枕后垫高，头前用双手居中，右腿稍屈向腹部。

（8）正确进食姿势：采用抱姿，汤勺或奶瓶由其正下方进食，避免由上方喂食引起头后仰。抵住孩子头不后仰。

视频7-12
头后仰干预手法

十九、紧张性头偏斜

紧张性头偏斜（图2-2）是小儿脑瘫时常见的姿势异常，主要表现是孩子紧张时，头和面部转向一侧或伴有头颈向一侧屈，有的孩子固定的总是转向左侧或右侧，有的孩子有时左、有时右。头总偏向一侧的是一侧胸锁乳突肌或斜方肌等牵张反射亢进、痉挛，头偏向不固定的是双侧胸锁乳突肌或斜方肌等不协调。需注意与先天性斜颈相鉴别。

（一）姿势肌动学评定

婴儿紧张、哭闹时头偏向一侧，放松时头回到正位；变换体位时，比如由仰卧位抱起、由仰卧位拉起时，出现头偏向一侧；触摸胸锁乳突肌等处没有包块。若能触及包块，应该是先天性斜颈，这一区别很重要。体位变换时能引出异常姿势称为激发牵张反射。可做仰卧位扶至侧卧位的体位变化，或仰卧位转换成竖抱位、或仰卧位拉起时，出现明显的头偏斜姿势。

一般头总偏向一侧的紧张性头偏斜，枕部朝向侧的胸锁乳突肌或斜方肌是痉挛肌，面部朝向侧的胸锁乳突肌或斜方肌是拮抗肌。可用触摸法核实。还可能参与的肌肉有头夹肌、颈夹肌，前、中、后斜角肌等。

（二）干预纠正方法

1.推

（1）对有固定方向头偏斜的，先推非痉挛侧（头偏斜时面部朝向侧）。仰卧颈后垫枕，头顶部稍低、头面偏向对侧，充分暴露该肌。沿胸锁乳突肌走向均匀涂抹耦合剂，一手扶患儿头枕部，以拇指固定要推压侧乳突，此为胸锁乳突肌一个起止点，一手以拇指指腹部自乳突部开始推压至胸锁乳突肌锁骨起止点处，力度作用在整个肌肉，以推出陈血引来新血为主要目的，反复3次。再双向点压推3次，以刺激神经、穴位为主要目的，肌腹中部加大力度。

（2）将头面转到对侧，暴露痉挛侧胸锁乳突肌，向心推3次。双向推3次时，在肌两端肌肉—肌腱移行部加大力度，刺激腱器官附近的穴位。全程力度以不引起孩子抵抗为主，逐渐加力。

（3）双侧斜方肌推顺按摩时采俯卧位，自斜方肌枕部起点向下、外推至斜方肌止点向心推3次。双侧可同时推压，亦可两侧分别推压。接着双向推3次牵拉肌纤维。以刺激神经、穴位为目的点压推3次，痉挛肌在两端肌肉—肌腱移行部加大力度，拮抗肌肌腹中部加大力度。每天4～5次，每次10～15分钟。

2. 拨

施者触摸痉挛肌及其周围软组织有无粘连的索条等。如有粘连施加拨法。

3. 拉

（1）施者一手点压痉挛肌胸锁乳突肌乳突部起止点或斜方肌后项部起止点，一手扶头向头正位或稍偏对侧牵拉。

（2）交叉模式牵拉（图4-4）：上述方法效果不明显时可进行交叉模式牵拉。详见第四章第五节。

（3）转头操（图7-38）：孩子俯卧位，操持者位于患儿头侧，双手掌扶持患儿的面颊部，拇指虎口扶持于耳郭部，做左右转动患儿头部的运动，每50节用时1～2分钟，每天2～4次。

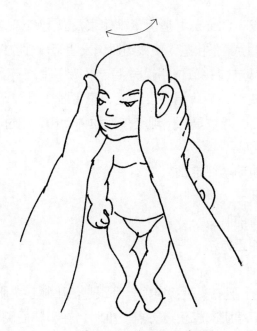

图7-38　转头操示意图

视频 7-13
紧张性头偏斜
干预手法

4.动

（1）玩具等引导孩子头正位，和孩子亲切交流中扶持头正位或稍向健侧等。每天4～5次，每次5～10分钟，在每次推点后进行。

（2）利用反射进行修正，患儿俯卧或坐在巴氏球上，然后缓慢将球向右边移动使身体向右偏斜，患儿由于受颈立反射影响脖子会向立直方向调整，同理可竖抱向右偏。

（3）日常护理，注意平时的抱姿、睡姿、吃奶姿势、睡觉枕头高度，还有看电视时尽量正对电视。

二十、踝阵挛阳性

反射异常本质上也是一种异常的姿势，对反射异常要用姿势肌动学分析并根据结果增加干预手段。对反射异常的有效干预还可提高对肌张力、姿势、运动异常的干预效果，促进功能训练顺利进行。

踝阵挛（Ankle Clonus）是由于锥体束及以上病变导致深反射亢进，肌肉处于持续性紧张状态，使该组肌肉发生节律性收缩。

患者仰卧，髋与膝关节稍屈，医生一手持膝后，一手持病人足掌前端，突然用力使踝关节背屈并维持之，患者腓肠肌与比目鱼肌出现连续性节律性收缩，导致足部出现交替性屈伸动作，超过3次为疑似异常，超过5次为明确异常。

（一）姿势肌动学评定

痉挛肌：小腿三头肌。

拮抗肌：胫骨前肌。

（二）干预纠正方法

1.推

（1）痉挛肌小腿三头肌：自根骨经跟腱沿小腿三头肌走向向心、双向三推至股骨下端肌肉起止点。点压推时，在小腿后侧正中下1/3与上2/3交点，点压小腿三头肌肌腱与肌肉移行部肌腱侧的抗足跖屈刺激点（图7-39）。

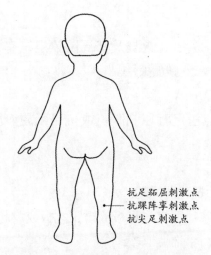

抗足跖屈刺激点
抗踝阵挛刺激点
抗尖足刺激点

图7-39　抗足跖屈、抗踝阵挛、抗尖足刺激点示意图

（2）拮抗肌胫骨前肌：自骨底内侧胫骨前肌向心、双向三推至胫骨上端外侧起止点。点压推时，点压胫骨前肌中部足背屈刺激点。

2.点

除点压推外，对较重异常还要增加点。

（1）痉挛肌：点压抗足跖屈刺激点。

（2）拮抗肌：点压足背屈刺激点。

一般推、点3~5分钟可使踝阵挛消失1~3小时，每天多次进行可逐渐使踝阵挛消失。

亦可捏拿内、外踝与跟腱间的太溪（图7-40）和悬钟穴（图3-37）。

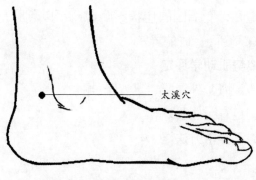

太溪穴

图7-40　太溪穴示意图

3.拨

触摸小腿三头肌、跟腱及其周围软组织有无粘连的索条、挛缩等。如有粘连、挛缩施加拨法。

4.拉

施者一手点压足背屈刺激点或抗足跖屈刺激点，一手向下牵拉根骨。

5.动

引导、协助足背屈活动。

（1）前脚掌垫适宜楔形板的矫正立板或蹲起训练，不仅是抗尖足的措施，也有助于抑制踝阵挛。

（2）用蕾波浴粉药浴泡脚及下肢，降低张力，缓解踝阵挛。

二十一、巴彬斯基氏征（巴氏征）阳性

巴氏征（Babinski Reflex）阳性主要表现为轻划足底外侧缘时或自发出现的足拇趾上跷，其余各趾呈扇形张开。婴幼儿因为神经系统发育不成熟，会出现巴氏征阳性，这是原始的反射，不表示有病理病变。巴氏征一般1岁左右消失，1岁半还存在为异常，各月龄自发强阳性亦是异常。巴氏征是中枢神经通路发育还不完善或锥体束受损引起，终末效应是以足拇趾长伸肌为主的足趾伸肌收缩。

如果表现为肌肉无力、萎缩，同时有巴氏征阳性，可以判断上运动神经元的损伤、下运动神经元的损伤同时存在。如果只有巴氏征阳性、肌张力增高，而周围的症状不明显，可以判断是属于锥体束脊髓病变和脑组织病变而造成的异常。

（一）姿势肌动学评定

痉挛肌：足拇趾外展肌、足五趾伸肌。

拮抗肌：足五趾屈肌。

（二）纠正异常方法

1.推

（1）痉挛肌足拇趾外展肌、足五趾伸肌：自足趾端沿足背部伸肌

走向向心、双向三推至股骨下端肌肉起止点。点压推时，点压足背足腕中部抗足背屈刺激点（抗巴氏征、解溪穴）。

视频 7-16
点压抗足趾背屈刺激点纠正巴氏征阳性

（2）拮抗肌足五趾屈肌：自足趾尖经骨底沿足五趾屈肌走向向心、双向三推至腘窝部。点压推时，点压足五趾屈肌中部。

2. 点

除点压推外，对较重异常还要增加点压。

（1）痉挛肌：点压抗足趾背屈刺激点。

（2）拮抗肌：点压足五趾屈肌中部。

一次有效的推点可阻抑巴氏征阳性1～3小时。每天多次进行可逐使巴氏征转阴。

视频 7-17
巴氏征阳性干预手法

3. 脱敏疗法

用手法刺激小腿及足部，使其敏感度下降，缓解巴氏征阳性。

二十二、躯干侧弯反射阳性

躯干侧弯反射（Incurvation Reflex）是新生儿无条件反射的一种，阳性主要表现为轻划孩子一侧背部，躯干弯向刺激侧，肩部与骨盆向同一方向移动，同侧的膝关节会伸直。躯干侧弯反射是背部肌肉相关皮区对触压异常敏感，激发同侧背部肌肉收缩。一般躯干侧弯反射出生后2～3个月消失。如3个月后仍未消失，则可能存在弥漫性脑损害。脑瘫不随意运动型易出现阳性，重症其他类型脑瘫亦可阳性。

（一）姿势肌动学评定

牵张反射亢进的肌肉是竖脊肌、背阔肌等。

竖脊肌又名骶棘肌被背浅层肌及上、下后锯肌覆盖，充填于棘突与肋角之间的深沟内。从骶骨直至枕骨，为一对强大的伸脊柱肌。

背阔肌是位于胸背区下部和腰区浅层较宽大的扁肌。起于7～12胸肋棘突、胸腰筋膜、髂嵴和下3～4肋，止于肱骨小结节嵴。

视频 7-18
背部推顺后侧弯反射转阴

（二）纠正异常方法

1. 推

自骶骨沿竖脊肌和背阔肌走向对整个背部肌肉向心、双向三推至枕骨。点压推时，点压枕骨部肌肉起止点。

2. 点

于椎骨旁椎间隙点压蕾波脊神经刺激点。

一般推、点4～5分钟可阻抑1～3小时，每天多次进行可逐渐使躯干侧弯反射转阴。

3. 脱敏疗法

反复刺激躯干，先轻缓刺激，慢慢加大力度，从而减轻躯干侧弯反射的程度。

二十三、足抓握反射阳性

足抓握反射（Plantar Grasp Reflex）（图1-31）是一种原始反射，是宝宝的一种本能自我保护反应。足底受刺激时足趾呈抓握状跖屈，一般出生15个月不消失为异常。原始反射出生后过一段时间才消退，是因为脑对各组肌肉张力的调节有个完善的过程，脑损伤时这个完善就会推迟或缺失，如出生15个月后仍阳性或之前足抓握过强为异常。

（一）姿势肌动学评定

足抓握反射阳性是足趾屈肌及相关皮区对刺激反应增强引起。牵张反射亢进的肌肉是足趾屈肌，拮抗肌是足趾伸肌。

（二）纠正异常方法

1. 推

自足趾尖向心、双向三推足趾屈肌和足趾伸肌至膝部。

2. 点

点压足趾伸肌中部。

3. 脱敏疗法

强刺激脚背部肌群，轻缓按摩或不刺激足底，从而减轻足抓握程度。

二十四、非对称紧张性颈反射阳性

非对称紧张性颈反射（Asymmetric Tonic Neck Reflex，ATNR）

（图1-26）是指婴儿紧张或检查时出现的一种面偏向一侧、枕部侧上肢上举、面朝向侧上肢伸直的拉弓射箭样的姿势。5个月前因神经系统和肌肉协调发育还不完善，出现此现象不一定是异常。6个月后出现或之前上述姿势明显为异常。

我们在临床观察到，非对称紧张性颈反射与紧张性头偏斜密切相关，不少婴儿仰卧位时表现为ATNR，抱成坐位或立位时表现为紧张性头偏斜；仰卧位转动头部激发ATNR时，常颈部有阻力；对ATNR主要采用干预紧张性头偏斜的方法效果亦好，即推压双侧颈肩肌肉，特别是胸锁乳突肌和斜方肌。

（一）姿势肌动学评定

痉挛肌或不协调肌：胸锁乳突肌和斜方肌。

（二）纠正异常方法

1. 推

向心、双向三推胸锁乳突肌和斜方肌。

2. 拉

交叉模式牵拉。

二十五、紧张性迷路反射阳性

紧张性迷路反射（Tonic Labyrithine Reflex，TLR）（图1-29）又称前庭脊髓反射，由于头部位置及重力方向发生变化时，中耳迷路感受器受到刺激，经延髓前庭核、前庭脊髓束传到脊髓束，产生躯干、四肢肌张力发生变化的反射，又称躯干四肢紧张性迷路反射。

（一）姿势肌动学评定

紧张性迷路反射是脑损伤所致髂腰肌、大腿屈肌等牵张反射亢进引起。此反射的主要特点：仰卧位时伸肌张力增高，俯卧位时屈肌张力增高。

仰卧位时，使婴儿头轻度背屈，因肌张力增高，而出现四肢伸展，自然仰卧位时婴儿四肢伸展，也是受此反射的影响。

俯卧位时，使婴儿头前屈，因屈肌张力增高，而出现四肢屈曲为阳性，自然俯卧位时婴儿四肢屈曲，也是受此反射的影响。此反射出生后出现，1~2个月最明显，3~4个月逐渐消失。

如果反射不消失，运动与姿势必然出现异常，是形成脑瘫异常姿势的重要原因，若严重时，在仰卧位出现角弓反张。

（二）纠正异常方法

俯卧大球，一手握住双下肢向上牵拉，一手压臀颠弹。

二十六、膝反射亢进

膝反射亢进（Westphal Sign）是上运动神经元损伤所致的髌韧带对叩击刺激反应增强，激发股四头肌收缩引起。

（一）姿势肌动学评定

牵张反射亢进的肌肉是股四头肌。

（二）纠正异常方法

点或推顺股直肌近膝端肌肉—肌腱移行部的腱器官可使之减轻。

二十七、其他反射异常

交叉伸展反射（正常出生2个月后消失）、踏步反射（正常出生2个月后消失）、拥抱反射（正常出生4个月后消失）、手持握反射（正常出生4个月后消失）等原始反射消失过晚或残存，降落伞反应反射（正常出生9个月后出现）等保护性反射出现推迟或不出现，也多为脑损伤所致的某组肌肉痉挛未有效解除或肌群协调、肌力增长等存在问题，应具体分析推、点干预。

第八章

儿童脑瘫

脑瘫（Cerebral Palsy，CP）是儿童中枢神经损伤的主要病症，是发育期大脑的非进行性损伤和发育障碍，导致的一组持续存在运动、感觉、智力等方面的异常，最终导致生活能力受限的疾病。发病率在0.2%~0.3%，虽然我国基层妇幼保健工作成绩巨大，但小儿脑瘫的发病率降低不明显。主要是由于新生儿监护病房的普及，基层医疗抢救能力的提高，大幅度提高了新生儿存活率。使得许多过去很难存活的早产儿和极低出生体重儿得以存活，而这些婴儿患脑瘫的风险明显高于足月儿和正常体重儿。

脑瘫，在20世纪前半叶还属于难治，甚至属于不治之症。除传统医学的推拿针灸方法外，没有更好的办法。随着早期评估诊断技术的发展和国外先进康复治疗技术的引进，脑瘫康复已经有了本质上的进步。

蕾波法起源、发展均与儿童脑瘫的康复训练的实践相关，事实证明效果明显，科学安全。其"解痉挛、降张力"的手法，以及"身心统合"的功能训练法独具特色。

由于早期诊断在脑瘫康复中占有重要地位，本章重点讨论早期认出和专业诊断，脑瘫康复的原则重点和家庭康复。全书上篇介绍的评估、训练和管理方法均可用于脑瘫的康复治疗。

第一节　小儿脑瘫概述

儿童在发育的过程中，最早能引起家长注意的就是发育迟滞（Developmental Delay）。如果发育迟滞归咎于神经发育障碍，又可以分为非进展性（Static，稳定）和进展性（Degenerative，退化），神经非进展性发育障碍，可以观察到神经功能发育还在进行，但是落后于正常水平，这个"正常水平"是人群观察后人为定义的所谓正常的水平；神经进展性发育障碍是指神经功能进展到一个平台后就不断丧失既有功能（退化）。非进展性或进展性神经发育障碍之间彼此交叉，有时很难区分，只有通过动态观察才能判定是稳定还是退化，但很少能自行好转。儿童中发育迟滞发生率约1%～3%，其中50%～60%能找到病因，常见的病因有围产期（孕154天到出生后7天）损伤、染色体异常、脑部畸形、中毒、自闭系列症，其中代谢疾病仅占1%～3%。

一、定义与解读

（一）定义

脑瘫是一种因胎儿（出生前）或婴幼儿（出生后早期）脑发育过程中，非进展性的脑神经发育障碍，导致的一组永久性的运动功能、姿态维持的疾病，最终导致生活能力受限。最早英国外科医生威廉·约翰·利特尔（William John Little，1810—1894年）系统研究了脑瘫，他认为出生前后不良事件（难产、早产、围产期窒息）导致了脑瘫，后来痉挛性双瘫命名为 Little's 疾病。匈牙利康复学家安德拉斯·佩托（András Pető）发展了一套脑瘫儿童行走、基础运动的训练方法，称为 Pető 引导式训练系统。

脑瘫患者在儿童时期的早期就表现出永久性运动功能障碍，如协调性不足、肌肉痉挛（骨骼肌瘫痪、腱反射亢进、肌张力增高）、肌肉瘫痪（不能自主运动）、震颤（骨骼肌不自主有节律地收缩舒张，导致身体一部分摆动或抽搐），其他临床表现包括：感觉、视力、听力、吞咽、语言功能障碍，癫痫样发作（Seizure，脑神经异常的过渡或同步活动引发的一段时期症状，异常脑神经放电过后症状消失），甚至认知功能障碍。每个脑瘫患者包括同一脑瘫患者不同时期的临床表现都不尽相同，但脑神经损害的内在问题属于非进展性，这给早期诊断、早期干预进行功能代偿带来希望。一项荟萃研究发现：新生儿5个月龄时，核磁影像诊断脑瘫的敏感性为86%～89%，普莱什特尔全身运动定性评估（Qualitative Assessment of General Movements）敏感性98%，汉默史密斯婴儿神经检测（Hammersmith Infant Neurological Examination）敏感性90%。

2014年第六届全国儿童康复、第十三届全国小儿脑瘫康复学术会议上对脑瘫定义、分型及诊断标准进行了认真讨论，并得出会议意见，其中将脑瘫定义修订为：脑性瘫痪是一组由于发育中胎儿或婴幼儿脑部非进行性损伤，引起的运动和姿势发育持续性障碍综合征，它导致患者活动受限。脑性瘫痪的运动障碍常伴有感觉、知觉、认知、交流及行为障碍，伴有癫痫及继发性肌肉骨骼问题。

会议认为，此定义是采用了国际脑瘫定义执委会定义，描述符合中文表述方式。定义中以下几点具有重要意义：一组指非单一疾病；发育中脑指胎儿、婴幼儿期；非进行性损伤排除进行性、退行性病变；运动和姿势发育持续性障碍、活动受限排除一过性、暂时性运动和姿势发育障碍、活动受限；伴有障碍及继发问题可伴有一种或多种其他障碍，也可发生继发问题。

围绕脑发育早期的损伤和发育缺陷的时间界定为新生儿期内或婴儿期内的讨论，加之种族及个体差异，环境和文化的差异，迄今为止，国际上尚无被一致公认和引用的脑瘫定义及分型。目前对定义的讨论基本围绕两个问题，"发育中大脑"和"非进行性损伤"。

（二）发育中大脑

发育中大脑，也就是非成熟的大脑。从受孕胚胎形成开始到出生后婴儿期（1岁以内）正是大脑发育期，这种大脑发育过程不仅包括脑神经细胞及其神经组织的生长发育过程，也包括出生后适应地球引力环境和人类社会环境的运动、姿势、思维、语言等功能的建立过程。这种发育过程，才使得小儿脑瘫具有损伤的非进行性和早期干预的有效性特征。

这期间大脑受到任何损伤或发育缺陷，都会影响神经细胞的分化和神经通路的形成，造成损伤部位大脑细胞数量的减少，特定神经通路建立障碍。由于大脑处于发育期，这种损伤不会持续恶化，但表现会有些变化。临床表现为多种形式的运动障碍和姿势异常，影响翻、坐、爬、站、走的运动规律形成，影响人类直立行走的运动特征形成，影响智慧生命活动，通常在婴幼儿期就会表现出来。这种损伤或发育缺陷可以是单一的，也可以是复合的；或只累及运动功能，也可不同程度地累及感知觉和其他功能。因此，脑瘫可伴有精神发育迟滞、智力落后、行为异常、感知觉障碍等。

最新研究表明，细胞损伤可呈现坏死、凋亡和"坏死凋亡中间体"等多种细胞死亡形态，发育期大脑更易于表现为凋亡。细胞坏死往往意味着单一细胞生命的终结，是不可逆的。细胞凋亡却不同，是一个需要能量的主动过程，往往涉及某些基因的启动和蛋白质的合成，大多表现为迟发性的神经细胞死亡，而且是可逆的。在这期间通过我们有效地干预措施，或中止神经细胞的凋亡进程，恢复其功能并保持学习能力；或会唤醒激发某些沉睡大脑细胞，重组打通某些信息传递通道来代偿和适应人类运动特征和社会特征。这就是小儿脑瘫现代康复理学疗法的理论基础和理论核心。如果是成人大脑受损，如脑出血、脑血栓等其后遗症也会表现出与小儿脑瘫类似的症状。但两者之间的根本区别是，成人的大脑已经成熟，不具备再生长的条件，运动功能是"丢失"，已经具备的动作，突然不会了，想动动不了了。而小儿大脑正在发育之中，运动功能是"建立不能"，没有按生命运动规律建立运动特征，翻、坐、爬、站、走的基本运动形式建立困难。两者相比，发育中大脑的功能恢复和重建要好于已成熟大脑。

出生1岁以上，这时的大脑已经基本成熟，此时的脑损伤，大多是由于外伤、感染等原因造成。只是表现出相对较轻的与损伤部位相关的运动功能障碍和姿势异常。一般情况下会归入原发疾病，称为该疾病的后遗症。如脑炎后遗症、脑外伤后遗症等。国外也有称之为新生儿期后脑瘫或后天获得性脑瘫，或者称为继发性脑瘫。无论怎样定义，脑性瘫痪的实际表现大致相同，都会造成运动障碍和姿势异常。临床上将之区别主要是在康复治疗上方便采取不同的方案。本书所涉及的脑性瘫痪专指发育中大脑损伤造成的小儿脑瘫。

（三）损伤的非进行性

在脑性瘫痪的定义中明确表述是脑损伤为非进行性损伤。如何理解"非进行性"？一般我们所说孩子脑损伤是非进行性的，是针对整个大脑来说的，非进行性是指损伤的那部分区域范围不会继续扩大到其他部分的脑区域。也就是说，脑损伤不像脑肿瘤和感染性疾病那样不断恶化和扩大，以致病情持续加重。举个例子：一个苹果的周边部分烂了，它会持续地扩大，进而累及到周围和中心的部分，最终导致整个苹果全都烂了。这种形式就可以理解为进行性的。脑瘫儿童的脑损伤不是这种情形，也就是说脑瘫儿童的脑损伤那个部分不会继续发展，区域位置相对固定。

由于大脑的区域部位有严格的功能区分，哪块肌肉收缩，维持什么姿势，对周围环境的反应等，是由大脑相关区域控制的。大脑的指令到达哪里，哪里的肌肉会收缩或者放松（出现协调控制动作），进而出现我们的自主控制动作。脑瘫儿童由于脑损伤的存在，大脑的运动控制功能出现障碍，不能像正常运动控制那样自如地控制我们的身体，而且损伤的大脑会持续向我们的肢体发出异常的动作信息。而这些动作信息会持续分布在局部（一般是一个小范围的肌肉群组）某些肌肉组织上，形成持续存在的相对固定的运动障碍和姿势异常表现。

这种非进行性的损伤既然已经形成并相对固定地持续存在，就肯定有各种异常表现的存在，并能有各种信号提示我们认知这种损伤的存在。理论上，从损伤形成的那一刻起，就可以有损伤的表现被认出。实践上，已经有些方法可以通过对患儿相应的静态观察和动态激发来揭示这些异常表现的存在（参见第二章内容），提示家长和医生重视这些表现所传达的风险因素，及早进行有效的发育监控和干预。

如果感觉到孩子的有些症状和表现逐渐加重，有明显地变化或出现新的病理表现，就不能轻易考虑是小儿脑瘫，通常要请专业医生来排除一些脑肿瘤和退行性脑部病变的可能。

小儿脑瘫应该包括有些脑部的非进行性先天性疾病或先天性畸形所致的瘫痪。

总之，小儿脑瘫是发育之中大脑的非进行性损伤，早期就会有相应的症候表现，在大脑发育成熟之前进行干预治疗，可以实现功能代偿，康复希望很大。一旦大脑成熟，异常错误信息就会固化在大脑之中，康复难度就会加大。

二、病因

一般来说，凡是能引起大脑缺血、缺氧、中毒、发育限制等因素，均可以造成脑损伤或发育障碍而导致脑瘫。这些伤害因素可以作用于出生前（胎儿期）、出生时（分娩期）和出生后（新生儿期）。

出生前的伤害因素主要是胎儿的基因突变、妊娠早期感染病毒和高危妊娠风险。

高危妊娠包括了高龄孕妇、重度贫血、先兆流产、妊娠中毒症（孕妇高血压引起的循环功能障碍）、多胎妊娠等，均会造成胎儿的缺血缺氧。

出生时的主要伤害因素有胎盘前置（胎盘附着于子宫下段或覆盖在子宫颈内口处，宫缩造成胎头挤压胎盘，引起胎儿供血不足，缺血缺氧）、胎盘早剥（胎盘过早剥离引起胎儿供血不足，缺血缺氧）、脐带绕颈（脐带受压，胎儿供血不足，缺血缺氧）、产程过长胎儿宫内缺氧等。

出生后的伤害因素主要是早产儿（妊娠满28周至37周前胎儿娩出）、低体重儿（小于2000克）、新生儿窒息、新生儿肺炎、病理性黄疸等。

约有1/4脑瘫孩子发病原因不清，特别是基因异常所致的发育缺陷。近年研究显示，基因异常是脑瘫的重要原因，有学者认为可能是脑瘫的主要原因。2012年《柳叶刀》杂志刊登研究报告，认为脑瘫的主要原因可能是基因异常，莫雷诺·德·卢卡（Moreno De Luca）教授分析新生儿缺氧等原因造成的脑瘫仅占脑瘫人数的10%，近40年来虽然产科孕期检查技术有了很大进步，难产的剖宫产率也增加了5倍，但是脑瘫发生率一直非常稳定，提示围产期因素不是脑瘫的主要原因。越来越多的研究结果显示基因可能是脑瘫的主要原因，目前的证据有：已发现6个单基因变异与脑瘫相关；多基因变异导致脑瘫类似病症增加，如脑畸形、小脑症、脑积水等；单卵双胞胎比双卵双胞胎的脑瘫发生率高2.5倍等。

脑瘫发病原因长期以来未能形成共识，传统认为脑瘫的高危因素为围产期和妊娠期的损伤，包括早产、新生儿缺氧、感染和致畸剂暴露等，然而2/3的脑瘫患儿均是足月出生，以往认为的新生儿缺氧仅能解释不到10%病例。不明原因脑瘫患儿比例多达80%，因此，有理由推断绝大多数的脑瘫病例存在着某些未知的致病机制。

近年来，越来越多的研究证据支持脑瘫的发生有遗传原因，包括家族性病例的报告和单卵双胞胎同时患病的报告等，并且脑瘫发病率与父母年龄之间的正相关也表明存在遗传因素。然而，通过评估多个脑瘫候选基因多态性的大规模病例对照研究，未能发现任何显著相关的变异。因此提示，脑瘫的遗传基础可能与其他神经发育障碍的遗传基础相似，具有高度遗传异质性。

三、发病率

脑瘫发病率欧美国家多为0.2%～0.3%，世界卫生组织统计资料显示，脑瘫见于所有国家及各种类型家庭，大约每300个新生儿中就有1个脑瘫。美国围生协作项目曾对4.5万名小儿自其母妊娠期直至生后7岁进行了前瞻性系统随访，表明脑瘫患病率为4‰活婴。韩国1997年统计脑瘫发病率为2.7‰，但高危新生儿脑瘫发病率可达47.1‰。中国幅员辽阔，经济发展、生活水平及卫生医疗条件不平衡，差距大。2016年中国小儿脑瘫流行特征及规范化防治课题组发布的流调报告显示，2010年12省市小儿脑瘫发病率为2.48‰，2005—2010年患病率为2.46‰。其中，青海省最高为5.4‰，最低为山东省1.04‰。虽然我国基层妇幼保健工作成绩显著，但降低小儿脑瘫的发病率不明显。主要是由于新生儿监护病房的普及，基层医疗抢救能力的提高，大幅度提高了新生儿存活率，使得许多过去很难存活的早产儿和极低出生体重儿得以存活，而这些婴儿患脑瘫的风险明显高于足月儿和正常体重儿。脑瘫患儿中，男孩为2.64‰，女孩为2.25‰，男孩高于女孩（p<0.001）。城乡差别不明显。

四、临床表现特征

（一）主要表现

普通读者认识的脑瘫表现就是不会翻、坐、爬、站、走，或者站和走非常难看，像跛、瘸一样；大多胳膊和腿僵硬，还有的是全身非常软。

脑瘫主要临床表现是持续存在的运动功能障碍、姿势发育异常、肌张力异常、肌力异常和反射异常。

1. 运动功能障碍

随着生长发育的阶段表现不同，运动功能障碍核心的表现是运动减少和运动不能。如吸吮力量不足，吃奶、喂养困难；一侧（上、下、左、右侧或一肢）肢体基本不动或异常活动；也有表现为易激惹、异常哭闹、受刺激时四肢强直僵硬等。进而是不能按生长发育规律建立翻、坐、爬、站、走等运动形式。

原有一些观点将"运动发育落后"并入运动障碍的早期表现，认为按照生长发育节点，没有出现翻、坐、爬、站、走的运动形式，就可以考虑脑瘫的诊断。这就给医生早期诊断带来了干扰，也给家长造成过度的紧张和焦虑。因为临床证实相当多的"运动发育落后"并不是脑损伤造成的，也有相当多的小儿脑瘫运动发育并不落后，只是异常。因此，2014年全国小儿脑瘫专业会议将"运动发育落后"剔除出小儿脑瘫诊断标准。如果存在"运动发育落后"，应该引起高度重视，尽快到专业机构咨询门诊，以获得小儿脑瘫专业人员的帮助。

2. 姿势发育异常

姿势发育异常就是在各种体位状态下，出现与正常小儿表现不同的奇异刻板姿势，是小儿脑瘫最明显的体征。姿势异常往往是由于脑损伤导致中枢上、下神经元联系不畅，下神经元失去中枢控制而出现反射异常，肌张力异常，进而发生姿势异常。一般情况下可分为，肌张力低下型姿势、肌张力亢进型姿势、非对称性姿势、原始反射残存姿势、步态异常姿势等。比较明显有蛙位、尖足、剪刀步、棒状腿、头偏斜等，还有些表现可以通过运动激发表现出来，这部分内容在本书第二章中有详细介绍。

3. 肌张力异常

肌张力异常是绝大多数脑瘫患儿均存在的表现。不同类型的脑瘫，可以有肌张力亢进型、肌张力低下型和肌张力不稳定型三种不同表现。亢进型表现为肌肉硬度大，摆动度小，关节伸展度小，有铅管样或齿轮样感觉；低下型表现为肌肉松软，摆动度大，关节活动度增大；不稳定型表现为安静时肌张力不高，但当受到刺激时或做某一动作时便出现肌张力增高亢进和高低摇摆不定。

4. 肌力异常

肌力异常主要是指肌肉力量不足，基础肌肉力量不足造成全身松软；持重（克服地球引力）不足造成直立、行走困难。肌力不足是造成姿势、运动异常的主要原因之一。

5. 反射异常

反射异常主要表现为原始反射消失过晚或残存，围绕适应地球引力的立直反射和平衡反应出现延迟。小儿脑瘫的实质是上运动神经元（大脑皮层）损伤后对下运动神经元控制指挥能力的减弱或损失，形象一点说就是出现了"无指令，无管理"的运动状态。下情不能上传，上情不能下达。人在胎儿期的神经反射主要是生物低级反射发育，如吸吮反射、自动步行反射、拥抱反射、握持反射等。出生后主要是大脑皮层在逐渐控制低级活动的同时，适应地球引力，进化为直立行走的高级反射发育过程。当身体在空间发生位置变化，或者重心发生转移时，这种反射可以主动将身体恢复并保持直立平衡状态。如果这期间大脑损伤，应该受到管控的原始反射将持续存在，应该建立的适应地球引力的立直、平衡、协调反射不能按时出现，个体生物运动进化过程出现障碍或停滞。

（二）伴随表现

小儿脑瘫的定义偏重于运动障碍，其实脑损伤不仅是运动神经中枢和运动传导通路的损伤，也会存在除运动以外的其他中枢损伤和联络通路损伤。如智力障碍、听力/视觉障碍、语言和言语障碍、癫痫、行为异常等。如脑瘫合并智力低下、脑瘫合并癫痫，两种以上的合并症也称复合脑损伤。所以脑瘫也可以认为是，以运动障碍为主要临床表现的脑损伤或脑损伤综合症。

很多家长常常因为患儿运动问题突出明显，而忽略了其他问题的存在。往往对运动障碍的康复替代其他问题的干预。这也提示在小儿脑瘫康复过程中，诊断评估和定期复查的重要性。

（三）继发表现

临床观察到脑瘫的继发表现主要有肌肉、肌腱挛缩，肌肉及与其周围组织粘连，肌肉肌力弱、萎缩，躯干扭转，髋脱位，脊柱畸形等。发生肌肉挛缩、粘连、萎缩的原因，除痉挛没有及时采用有效的方法干预抑制外，提醒大家的是在康复治疗过程中牵拉过度、按揉力度过大的损伤，有创治疗的损伤及缺乏任务导向性的功能训练等，都有可能造成和促进挛缩、粘连、萎缩的发生，应当引起注意。

第二节　小儿脑瘫的早期认出

一、小儿脑瘫的家庭早期认出

小儿脑瘫的发现大多是家长、抚育人在家庭生活中早期认出，通过专业的咨询和门诊得以确诊。因此，家庭的早期认出非常重要。由于神经运动发育的复杂性和一些病例的非典型性和不明原因性，往往造成非专业人员的家长，要不早期认出困难，耽误了最佳干预治疗时机；要不就是针对非典型的异常表现过度敏感、焦虑。"有病乱投医"，造成混乱的康复，低效的训练。早期认出对于精准评定和个性化的康复治疗尤为重要。

　　小儿脑瘫家庭早期认出方法包括：脑瘫倾向的异常姿势反应家庭自测法、运动及智力发育落后的家庭早期认出、日常生活中有助小儿脑瘫早期认出的异常表现。

（一）脑瘫倾向的异常姿势反应家庭自测法

　　婴儿脑瘫倾向的异常姿势反应家庭自测法（简称家庭7项）适合对每一位0～12个月的婴儿进行观察，是父母在家就可自行操作的简易方法，尤其有高危妊娠的母亲和高危儿的家庭更要学习这个方法。经过专门培训后的家长用家庭7项发现的异常问题对专业医生的评估是很有益的提示，弥补了婴儿尤其是6个月以下的婴幼儿在陌生医疗机构环境下，检查不配合及医疗评估无法长时密切观察的情况。此方法近几年在网络上有很好的传播，很多家长应用此方法及时发现了很多问题，并结合蕾波的推点运动疗法开始了早期干预。但是临床上也观察到一些没有医学发育学及神经科学等专业背景知识的家长仅仅通过网络资料进行自学，结果判断上出现了偏差，使一些问题未及时发现，或者某些正常的发育情况被误判为异常姿势。后者容易造成不必要的焦虑或者过度干预。所以，本节将较详细地介绍家庭7项的具体内容，供感兴趣的家长及专业人员学习。总体看，家庭7项使用应注意三个方面：第一，选择婴儿情绪稳定，进食后半小时，安静觉醒状态开始观察。第二，依据家庭7项的具体要求，自出生后即可开始观察，观察7个体位和体位转换中婴儿是否出现表8-1中所列的异常姿势，并将观察结果记录，结果可上传至相关专业机构的专属数据库中。最好对观察情况摄制录像，以便提供给后续专业医生评估参考。同时也可留存档案为纵向发育变化提供资料。第三，一旦发现异常姿势，甚至发现有不确定是否是异常的姿势时，可在1～2周内进行重复观察。反复出现的同一异常姿势，需要及时找专业医生做进一步专业评估。

　　家庭7项主要包括7项姿势及姿势运动反应，是指在7项体位和体位变化过程中，能够观察到的异常姿势及姿势反应。其中任何一项异常存在，均应及时请专业医生进一步检查。建议自出生即开始观察，常规每月一次，母亲有高危妊娠史及高危儿家庭可适当增加频率。如果规律观察至婴儿8～9个月时均无异常发现，运动发育又正常，基本可以排除脑瘫。

第1项——抱位及仰卧位的自发姿势。

第2项——由仰卧扶持髋部翻动躯干呈侧卧的姿势及姿势反应。

第3项——由侧卧扶持髋部翻动躯干呈俯卧（4个月以后测）的姿势及姿势反应。

第4项——由仰卧轻拉腕部呈坐位的姿势及姿势反应。

第5项——扶持双腋立位悬垂（立位举高高，注意是在双足不着地）的姿势及姿势反应。

第6项——立位悬垂后（举高高后）足轻碰台面的姿势及姿势反应。

第7项——立位足踏台面后，扶持迈步（扶持腋下左右重心转换促其迈步）的姿势及姿势反应。

以上7项家庭自测方法同"小儿神经运动检查16项"中的前7项，具体参见第二章第三节中相关内容。

表8-1　姿势及姿势反应7项（含31个姿势及姿势反应）家庭自测表

体位	异常姿势	有	无	首次发现月龄
抱位及仰卧位的自发姿势	手拇指内收发紧或手拇指内收达掌心			
	头偏向一侧后，面朝向的上肢伸、下肢屈曲，枕朝向侧上肢屈、下肢伸直，类似拉弓射箭样			
	紧张性头偏斜（婴儿紧张、哭闹时头偏向一侧，放松时头回到正位；变换体位时，比如由仰卧位抱起、由仰卧位拉起、由抱坐位变成头低位时出现头偏向一侧）			
	一侧或一个肢体活动明显减少或异常			
	自发足拇趾上翘、其余四趾扇形分开			
	1~2个月的婴儿仰卧位时双下肢僵直			
	3个月或以后手仍持续握拳			
	四肢过度松软			
	徐动（紧张时张嘴，肢体、躯干出现徐动等不随意运动）			
	头后仰（头经常向后仰）			
由仰卧位扶持髋部翻动躯干呈侧卧	头后仰≥20°（仰卧扶成侧卧时出现）			

续表

体位	异常姿势	有	无	首次发现月龄
由侧卧扶持髋部翻动躯干呈俯卧（4个月以后测）	肘不支撑而面贴床面、臀高于头（由侧卧扶持髋部翻动躯干呈俯卧）			
由仰卧轻拉腕部呈坐位	上肢发紧、腕屈曲发紧、肘屈曲发紧、肩内收发紧、肩内旋发紧			
	头后仰≥20°			
	不经坐位直接站起			
扶持双腋立位悬垂（立位举高高，注意是在双足不着地时出现的姿势）	立位举高高，双足不着地时出现足绷直发紧			
	下肢交叉发紧			
	足向内翻			
	足向外翻			
立位悬垂后（举高高后）足轻碰台面的姿势及姿势反应	足绷直发紧			
	下肢交叉发紧			
	足向内翻			
	足向外翻			
立位足踏台面后，扶持迈步（扶持腋下左右重心转换促其迈步）	足跟不着地迈第二步（尖足）			
	迈步时两腿交叉（剪刀步）			
	7个月后无迈步意识			
	7个月后还不持重			
	无正常迈步呈快速踏步状			
	足向内翻			
	足向外翻			
	如孩子不持重、不迈步，仰卧扶膝伸展位，轻缓压足底背屈，足背屈角≥90°			

（二）运动及智力发育落后的家庭早期认出

1.运动发育落后的家庭早期认出

（1）熟知婴儿运动的正常发育规律。

大运动是2（个月）抬（头）、4翻（身）、6坐、8爬、10站、周走。

手功能是3个月应经常张开手，可握住放在掌中的小物片刻，4～5个月手能凑到一起玩，6～7个月能主动抓物，9～10个月能拇指与食指对捏取小物。

（2）判断运动发育落后的依据。

异常：运动中的某个项目落后1~2个月就应疑为异常。

脑瘫表现：如果落后2~3个月或多项落后，常是脑瘫或其他类型脑功能障碍的表现之一。

根据婴儿的正常发育规律，我们推出一首儿歌，读者在用此儿歌和孩子交流时，可不断对照，及时发现异常。

新生的娃娃看红球，听到声音会转头。

一两个月对妈笑，头不低来又不翘。

三四个月会翻身，松开的小手胸前靠。

五六个月已能坐，旁边的玩具要抓握。

七八个月扶蹦跳，会滚、能爬最重要。

九十个月扶床站，能"欢迎"、会"再见"。

周岁孩子站得稳，牵走还能迈得准，

又叫妈、又叫爸，豆儿、小球能捏拿。

教育不够发育慢，脑受损伤更落后，

发现问题及时赶，良机错过不再返。

2.智力发育落后的家庭早期认出

智力发育落后的家庭早期认出，原则上抓住"对视""微笑""认生"三个关键行为。

"对视"，新生儿满月后逐渐会同母亲对视，也可注视或追视眼前红色小球。"微笑"，2~3个月应能常引出微笑。"认生"，4~5个月可认识亲人、认生。如果3个月仍然缺乏母婴对视，不能逗笑；6个月仍然不认生人，应当引起重视。10个月能听懂1~2句话；1岁可有意识发音。对智力发育状况的了解，不仅可判断脑瘫是否伴有智力低下，还可早期发现以智力损伤为主的其他脑功能障碍。

（三）日常生活中有助小儿脑瘫早期认出的异常表现

视听能力：正常新生儿安静觉醒时就应有视觉追踪及听觉定向反应，他们的眼睛可随着眼前20厘米的红球转动，头可转向装有豆子的塑料小瓶摇晃的方向。需要几次测查，明确有视/听障碍。

临床已有癫痫发作，则为脑瘫或其他脑功能障碍的严重情况，应尽快就诊。

有以下7项日常生活表现也是脑瘫的早期表现：①抱在怀中"发软"或"发硬"。②过于安静，手脚少动。③喂养困难。④换尿布双腿不易外展。⑤手握拳，不易掰开。⑥上肢强直不易穿衣。⑦特别爱哭。

二、小儿脑瘫的高危因素

（一）高危妊娠

母亲有高危妊娠史（是指在妊娠期有某种并发症或致病因素可能危害孕妇、胎儿与新生儿，或导致难产，或危及母婴安全，此类妊娠称高危妊娠），孩子是高危儿（是指在胎儿期、分娩时、新生儿期受到各种高危因素的危害，已发生或可能发生危重疾病的新生儿）较正常孩子更容易出现脑损伤、脑瘫。但是脑瘫的孩子中仍有1/4不是高危儿，并且查无明显原因的。所以无论孩子是否具有高危因素，都应从孩子出生开始进行定期的婴儿脑瘫倾向家庭观察检测。其中姿势反应每月检测一次，某一项异常信号的发现都不要轻易忽略。父母一方面可在近期重复观察、检测，另一方面积极到医院接受进一步专业诊断。这也是蕾波提倡的早期发育风险管理理念。

具有下列情况之一者属高危妊娠：

（1）年龄：年龄低于18岁或高于35岁。

（2）孕产史：有异常孕产史者，如流产、早产、死胎、死产、各种难产及手术产、新生儿死亡、新生儿溶血性黄疸、先天缺陷或遗传性疾病。

（3）此次妊娠。

• 孕早期先兆流产；

• 贫血；

• 孕期出血，如前置胎盘、胎盘早剥；

• 妊娠高血压综合征；

- 妊娠合并内科疾病，如心脏病、肾炎、病毒性肝炎、重度贫血、病毒感染（巨细胞病毒、疱疹病毒、风疹病毒）等；
- 妊娠期接触有害物质，如放射线、同位素、农药、化学毒物、一氧化碳中毒及服用对胎儿有害药物；
- 母儿血型不合；
- 早产或过期妊娠；
- 胎盘及脐带异常：胎盘发育不良、前置胎盘、胎盘早剥，脐带过短、脐带扭曲等；
- 胎位异常；
- 产道异常（包括骨产道及软产道）；
- 多胎妊娠；
- 羊水过多、过少、羊水早破、羊水污染等；
- 多年不育经治疗受孕者；
- 曾患或现有生殖器官肿瘤者等。

（二）高危儿

具有下列情况之一的围产儿，定为高危儿。

- 胎龄不足37周或超过42周；
- 出生体重在2500克以下；
- 小于胎龄儿（指出生体重在相同胎龄平均体重的第10个百分位以下的婴儿）或大于胎龄儿（指出生体重在相同胎龄平均体重的第90个百分位以上的婴儿）；
- 胎儿的兄弟姐妹有严重新生儿病史，或新生儿期死亡者，或有两个以上胎儿死亡史；出生过程中或出生后情况不良，阿普加（Apgar）评分0~4分。
- 产时感染；
- 胎儿宫内窘迫；
- 胎儿宫内发育迟缓；
- 缺血缺氧性脑病；
- 颅内出血；
- 新生儿肺炎；

- 寒冷损伤；
- 新生儿黄疸；
- 高危产妇所生的新生儿；
- 手术产儿、难产、急产、产程过长、分娩过程使用镇静剂等。

第三节　小儿脑瘫专业诊断与评估

虽然可以通过一些小儿脑瘫家庭早期认出方法发现异常姿势及运动智力发育落后，但诊断小儿脑瘫还需专业人员进行综合评估，并依据诊断标准做出专业的诊断。

一、小儿脑瘫诊断条件

（1）引起脑瘫的脑损伤为非进行性；引起运动障碍的病变部位在脑部。

（2）症状在婴儿期出现。

（3）除外进行性疾病所致的中枢性运动障碍及正常小儿暂时性的运动发育迟缓。

尽管脑瘫临床可有多种表现，但一般均有姿势、反射、肌张力、运动四个方面的异常。也就是在符合脑瘫诊断条件的前提下，证实四个方面异常均存在，即可确诊脑瘫。

二、小儿脑瘫临床分型

根据临床表现分类为痉挛性脑瘫（Spastic CP）、共济失调性脑瘫（Ataxic CP）、运动障碍性脑瘫（Dyskinetic CP）和混合性脑瘫（Mixed CP）。目前认为痉挛性脑瘫是大脑运动中枢损伤，共济失调性脑瘫是小脑功能损伤，运动障碍性脑瘫是基底核功能损伤。

痉挛性脑瘫：痉挛定义是肌肉对牵拉刺激（肌腱伸展）的异常过度反应，表现为肌张力的增高，对肌肉伸展阻力增加，挛缩

（Contracture）是肌肉失去正常长度的状态，痉挛、长期肌肉保持在缩短位置都可以导致挛缩，挛缩的肌肉蛋白质合成丧失、肌小节丢失、延展性下降。痉挛性脑瘫根据部位进一步分为痉挛性双瘫（Spastic Diplegia），如囊性脑室周围白质软化症；痉挛性四肢瘫痪（Spastic Quadriplegia），如脑缺氧缺血损伤；痉挛性偏瘫（Spastic Hemiplegia），如围产期卒中。下肢痉挛性双瘫，研究得比较多，核磁的推广观察到脑室周围脑白质异常，推测新生儿脑缺血的时候，脑室周围脑白质极为易感，缺血后导致脑室周围脑白质软化症，尤其是侧室后角对称性地损伤导致在此范围通过的控制下肢运动的上运动神经元损伤，失去上运动神经元对下运动神经元牵拉反射的抑制作用，出现双下肢痉挛性双瘫。痉挛性脑瘫占总体脑瘫病例的80%，受累的大脑皮层不仅负责自主运动，还负责计划、认知等高级神经活动。

共济失调性脑瘫：约占脑瘫病例的5%~10%，小脑主要负责平衡、运动协调性，共济失调性脑瘫表现为肌张力下降、意向性震颤尤其是进行精细运动时，精细运动时间越长震颤越严重，越接近精细运动目标震颤越严重。

运动障碍性脑瘫：分为舞蹈手足徐动型（Choreoathetosis）和肌张力障碍型（Dystonia），前者表现为不自主运动，后者表现为缓慢强烈的肌肉收缩。目前认为基底核病变导致该型脑瘫。

混合性脑瘫：临床表现异质性明显，无法归类，也最难治疗。

三、神经运动检查

如果婴儿已明确存在姿势和运动异常，绝大多数可证实肌张力、反射异常也存在。因此脑瘫的早期诊断，首先是观察自发姿势运动异常及引出姿势运动反应异常，然后再检查是否其他两个方面异常也存在。如果四个方面异常均存在，又符合脑瘫诊断的条件，即可诊断脑瘫。如一个扶持迈步有尖足姿势和运动异常的婴儿，均有足背屈角异常、膝腱反射亢进，甚至还有自发巴氏征阳性、踝阵挛阳性等，符合脑瘫诊断标准，应该明确诊断为脑瘫。针对婴幼儿，接诊时如果婴幼儿情绪稳定，最好先观察自发姿势运动异常、引出姿势运动反应异常，再检查是否存在肌张力异常及反射异常。如果四个方面异常均存在，又符合脑瘫诊断的条件，即可确诊为脑瘫。由于婴幼儿情绪、反应、反射受环境影响较大，诊断检查要快速，争取在3～5分钟内完成。诊断标准中"运动异常"不是运动发育落后的异常。婴幼儿脑瘫不一定有运动发育落后，运动发育落后不是诊断的必备条件。如6～7个月仅有下肢受累的脑瘫孩子，可以表现出能翻身、会坐、手灵活，没有明显的发育落后。如必须具备运动发育落后的诊断条件，不利于脑瘫早期诊断。如5～6个月不会翻身才能视为翻身运动落后，坐、爬等就需婴幼儿更大一些才能定论。没有运动发育落后就不诊断脑瘫，这样诊断时间会向后拖延数月。目前国内外学者将四个方面异常中的运动定义为运动异常，而不是发育落后。运动异常会影响相关的运动发育。脑瘫孩子姿势异常多和运动异常融合在一起，在主动或被动运动中显现出了姿势的异常。蕾波的早期专业评估诊断方法为：小儿神经运动检查16项（以下简称16项检查，见第二章第三节）主要基于"0～1岁52项神经运动检查""全身运动质量评估"（GMs）和"Vojta姿势反应"三种方法改进而成。目前临床上应用比较广泛的"0～1岁52项神经运动检查"，是全面检测婴儿神经运动发育状况比较好的方法，是婴儿神经运动检测的基础，也可有效认出脑瘫倾向。该法下肢肌张力检查腘窝角、内收肌角及足背曲角三个角。但以早期诊断脑瘫和指导脑瘫康复为主要目的时，该法的弱点是运动主要观察有无发育落后，上肢肌张力检查的围巾征阳性不能说明是哪组肌肉问题，不利于指导临床干预，假阳性比例也较高。"全身运动质量评估"，是通过对6个月龄内的婴幼儿的自发全身姿势和运动质量的动态录像观察来发现异常。在早期预测婴幼儿脑功能异常、脑瘫方面有较高的特异性。但对有些异常完全靠自发暴露还不够，激发常常能较快引出。德国沃伊塔（Vojta）7项是在体位变换下激发运动异常。沃伊塔博士推出的7项姿势反应，用体位变化的方法将姿势运动异常激发出来，临床证实有助于神经运动异常的早期认出。由于沃伊塔设计的方法有些动作有一定危险性，医生和家长也较难接受，限制了它的应用。另外，沃伊塔姿势反应多是悬空体位变化激发异常，影响了一些较轻异常的早期认出，如脑瘫最常见的尖足、剪刀步，仅仅悬空只有重症可被激发出异常，而扶持立位下肢的异常较易被激发出。

蕾波小儿神经运动检查16项技术是吸取沃伊塔的立位悬垂、拉坐两项，融入"全身运动质量评估"对自发姿势运动观察总结形成姿势运动反应7项。肌张力检查除吸取"0～1岁52项神经运动检查"下肢肌张力的足背屈角、内收角、腘窝角检查外，增加肩外展角、肘伸展角、前臂旋后回弹角的上肢肌张力检查项目，共6项；加上脑瘫早期诊断中较重要的反射3项共16项，形成了独特的蕾波小儿神经运动检查16项技术。这一技术的特点，一是提升了准确性，二是注重了早期应用，三是节省了诊断时间，四是降低了操作风险，五是易于基层普及。

四、其他常用的专业检测方法

（一）智力检测

1. 0～6岁小儿神经、心理发育诊断量表（儿心量表）

由于要结合中国儿童的实际情况，婴幼儿智力评估诊断可采用首都儿科研究所生长发育研究室研制的0～6岁小儿神经、心理发育诊断量表（儿心量表）。该量表从大运动、精细运动、适应能力、语言、社交行为五个方面的能力来评价儿童的智能。经过专门培训的评估人员通过使用标准的教具和指导语在标准的环境下对儿童进行测评。测评过程中测评员要依据一定的标准判断儿童测评时的表现是否配合，测评结束后依据标准记分和公式得出儿童的发育商（智龄/实际月龄×100）和智龄（五个领域分数之和÷5）。其中发育商可以评价儿童的智能发育速率，智龄可以表示其发育水平。

2. CDCC婴幼儿智能发育量表

此量表是中国科学院心理研究所和中国儿童发展中心（Children's Developmental Center of China，CDCC）根据贝利（Bayley）量表，结合中国儿童的实际情况编制而成，是评价0～3岁儿童智能发育的诊断性量表。本量表的领域和行为分为两方面：智力量表和运动量表，这两方面相互补充，每一方面对临床评价都有其独特贡献。测查使用的材料、测查环境及测查时间和测查情景的融合情况，甚至测查顺序都是有严格的要求。测评人员也需要经过专门的培训，持证测查。测查后得出原始得分。对应换算表得出智力发育指数（MPI）和运动发育指数（PDI）。

3. 交流功能分级系统（Communication Function Classification System，CFCS）

根据日常交流表现进行分级，日常表现可以在家中、学校、社区当中，不需考虑患者的感知、认知、动机等因素，有效的交流是参与者在谈话中能独立地轮流承担信息的发出者和接收者角色，交流形式包括言语、姿势、行为、目光注视、面部表情、辅助沟通系统。CFCS 1级：对不熟悉和熟悉的对象，都是有效的信息发送者和接收者。2级：对不熟悉和熟悉的对象，是有效但是慢速的信息发送者和接收者。3级：对熟悉的对象，是有效的信息发送者和接收者，对不熟悉的对象交流不是持续有效的。4级：对熟悉的对象是不连贯的信息发送者和接收者。5级：对熟悉的对象，很少有有效的信息发送者和接收者。

4. 饮食能力分级系统（Eating and Drinking Ability Classification System，EDACS）

EDACS 1级：吃喝功能安全有效。2级：吃喝功能安全但是有效性受限。3级：吃喝功能的安全性部分受限，有效性受限。4级：吃喝功能安全性显著受限。5级：不能安全地进行吃喝动作，可能需要胃导管营养。

5. S—S法

儿童语言发育迟缓可以采用S—S法检查，该方法是1990年中国康复研究中心根据日本语言发育迟缓委员会编制的《语言发育迟缓检查法》修订而成的。主要用于评估受测者建立符号与指示内容关系（Sign-Significant Relation）的能力，所以称为S—S法，适用于因各种原因而导致语言发育水平处于婴幼儿阶段的儿童。

　　该检查法将语言发育水平划分成五个阶段。第一阶段：事物、事物状态理解困难阶段。第二阶段：事物的基础概念阶段。第三阶段：事物的符号阶段。第四阶段：词句（语言规则）阶段。第五阶段：组句（语言规则）阶段。

　　6. 格里菲斯精神发育量表（Griffiths Mental Development Scales，GMDS）

　　因为基本是使用一套类似玩具的测试工具对儿童进行发育评估，量表测试的语言文字较少，不仅适用于正常儿童，还非常适用于婴幼儿和特殊儿童。

　　（二）视、听觉分项观察

　　对视觉、听觉能力的专业观察也是评估诊断小儿脑损伤、脑瘫的重要手段。尽管在智力检测中均涉及视、听觉的评估诊断，但是在不需要进行专业的智力检测，得出发育水平的评估诊断工作中，着重对婴幼儿的视、听觉的观察和评价也是非常重要的。测查者可依据婴幼儿生长发育规律进行视、听觉的观察能力评估。比如，视觉方面，新生儿安静觉醒时就应有视觉追踪反应（图8-1），他们的眼睛可随着眼前20厘米的红球转动，疑有视觉异常应请眼科专业医生检查。测查中应注意观察有无斜视，小儿脑损伤、脑瘫常见内斜，主要是眼球外展肌力不够所致，需要眼科专业医生诊断。听觉方面，新生儿安静觉醒时就应有听觉定向反应（图8-2），头可转向装有豆子的塑料小瓶摇晃的方向，疑有听觉异常应请耳科专业医生检查。

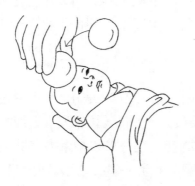
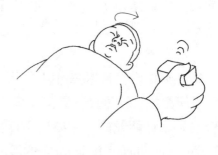

图8-1　新生儿视觉追踪反应示意图　　图8-2　新生儿听觉定向反应示意图

（三）癫痫

疑有癫痫应请神经科专业医生检查。

（四）常规体检

发现的异常信号也常是脑瘫的早期信号，若发生在高危儿身上更应引起注意。如：前囟早闭；头围小；颅骨重叠；有明显斜视或眼颤；对刺激过度敏感。

（五）辅助检查

视、听、体感诱发电位检测：此类检测有助于视、听等障碍早期诊断；视、听、体感诱发电位异常也是脑损伤的佐证之一。

头颅MRI检查：此检查为脑发育缺陷、脑损伤提供了形态学证据，虽与临床功能障碍不一定平行，不是诊断脑瘫所必须，但在鉴别诊断中，对排除其他疾病或诊断其他疾病，都提供了比较有效的直接证据。

其他辅助检查可根据需要进行，如脑电图、肌电图等。

五、早期评估诊断方法的临床应用体会

（一）姿势及姿势反应检查是脑瘫早期诊断的关键

脑瘫临床姿势、反射、肌张力、运动异常的因果关系是：脑损伤或脑发育缺陷造成反射异常，反射异常又引起肌张力异常，在这个基础上就表现出了姿势和运动的异常。在符合脑瘫诊断条件的前提下，如果婴儿已明确存在姿势异常，绝大多数可证实其他三个方面异常也存在。也就是自发姿势异常及姿势反应异常往往是把其他三个方面异常也涵盖在内了，而且姿势异常的表现早于运动发育落后。因此脑瘫的早期认出，主要是观察自发姿势异常及引出姿势反应异常。

对新生儿及婴幼儿姿势和运动的动态录像观察，也称新生儿全身运动质量评估（GMs），就是通过姿势、运动早期发现异常。但有些异常完全靠自发暴露还不够，激发常常能较快引出。

检察时如孩子紧张、哭闹等，肌张力、反射、运动等结果常不能

　　反映真实状况，而自发姿势异常及姿势反应异常受影响较小，甚至紧张、哭闹可作为激发因素，使异常表现得更明显。

　　扶走时足跟不着地不一定是脑瘫的尖足，不要有此表现就诊为脑瘫。鉴别没有肌张力增高的生理性足跟不着地及肌张力增高所致的病理性尖足，一是病理性尖足时均有足背屈角异常；二是根据足跟抬起的程度，足跟抬起大于等于30°一般是病理性。因判断扶持迈步状况及足背屈角检测均可能有误，此两项检测最好全做，一致时增加结果的确定度，不一致时均应再复查。

　　扶走时由于下肢肌力差、关节松有时两腿相绊并不是脑瘫的剪刀步。

　　肌张力检测受多种因素影响，不同检查者施加力度不一，检查时孩子的体位、状况不一，一次测准还是多次重复等均影响结果。对紧张的孩子检查用时较长或多次重复，可使结果比实际严重；对放松的孩子多次重复可使结果比实际轻，因为检查亦是一种牵拉手法治疗。

（二）足背屈角检测

　　3个月以下婴儿足背屈角检测在判断肌张力异常上意义重大。传统的观点认为，足背屈角仅在纠正月龄4个月后再查，其理由是因为妊娠最后数周，宫内压力逐渐加大，足背屈角在足月婴儿出生时减小至接近0°，出生头几个月足背屈角才逐渐增加到相当于28周早产儿的40°~50°，第4个月以后足背屈角大于80°为异常。即婴儿1~3个月足背屈角很小，较难查出异常，应该在纠正月龄4个月后检查。然而，往往由于专业照护机构的增加，家庭对高危风险的重视程度增加，小于3个月的婴儿高危风险筛查中，也可查出足背屈慢角大于等于90°的异常情况，如果是高危儿、早产儿或者有其他风险因素的婴儿，就应该非常重视这种足背屈慢角的变化。如果小于此值也不代表可以排除风险，归入正常，纠正月龄4个月后应再复查确认。蕾波的观点是，小于3个月的婴儿，足背屈角异常，应该引起高度重视，采取积极有效措施，提早干预。这种早期干预不是过度医疗，也不是过度恐慌，是及时启动保险机制。选择好的干预方法，既不增加家庭负担，也不会造成婴儿不良体验，反而促进正常发育。对高危儿、早产儿即使足背屈角在正常范围，也应该在纠正月龄4个月后复查确认，排除异常。

（三）上肢肌张力检测的可用指标

脑瘫上肢功能障碍最常见的是肩关节内收发紧、肘关节屈曲发紧、屈腕、手握拳发紧、拇指内收等。屈腕、手握拳发紧、拇指内收可在姿势检测中明确观察到。肩外展角、肘伸展角及前臂旋后回弹角的检测不仅可对上肢肌张力定量，还可分出主要是胸背肌肉痉挛还是肱二头肌痉挛，便于干预指导，优于过去常用的围巾征检测。

六、身心统合状态评估

身心统合状态评估是儿童脑瘫康复训练的基础性评定，共四大能区16项70级。评定结果可确定康复训练的起点、康复方案和康复目标，特点是在每项评定中都增加了精神活动因素的关注。所有躯体运动功能的评定，均观察这项运动的心理趋动及主观意愿，即"主观想做什么、完成意愿的动作水平"。这是实现蕾波康复治疗的两大特点（纠正异常的精准性和功能训练的统合性）之一功能训练的统合性的基础。也是区别于其他康复方法的独特之处。

（一）粗大运动功能评定

婴幼儿可以采用蕾波粗大运动功能评定，基本上依据发育规律，按照抬头、翻身、坐、爬、走的顺序，重视身心统合状态进行综合评定。评定包括：俯卧位主动抬头（3级）——首次控制局部躯体（头）；主动去翻身（5级）——首次移动整个躯体；稳定独坐（5级）——首次上身直坐位与外界交往；主动爬（3级）——速度与激情下的躯体移动和受限；直立行走（6级）——与成人一致性地带动躯体活动。

（二）精细运动功能评定

婴幼儿可以采用蕾波精细运动功能评定，核心理念是：双手功能评定就是评定儿童想去摆弄物品时，可以用双手去实现的能力。评定包括：不同体位有手参加的眼口手应物评估（3级）——首次认识到双手可以被使用；主动用手在桌前应一物操作（5级）——首次使用双手摆弄物品；桌前双手主动配合应多物操作（4级）——变化发生，创造也就发生；用笔画（4级）——真正创作出新品。

（三）口腔运动功能评定

婴幼儿可以采用蕾波口腔运动功能评定，口腔运动主要是两个方面：进食咀嚼吞咽和言语表达。评定包括：进食（3级）——口周组织统合性地纳入食物；言说（9级）——主动用语音与人交流。

（四）社会交往功能评定

婴幼儿可以应用蕾波社会交往评定。评定的重点是儿童与他人的主动互动功能。这里首先是儿童要区别出自己和他人，要有自我边界感。同时还要对他人有兴趣，并在社会环境中，也就是社会规则下与他人有效互动。评定包括五大项：母婴互动（2级）；认识他人（4级）；认出自己（5级）；理解规则（5级）；同伴交往（4级）。

第四节　小儿脑瘫的康复治疗

一、康复单元及疗程设计

蕾波康复法是目前应用于小儿脑瘫康复治疗，比较成熟，效果明显的方法之一。经过25年的临床实践，系统化和标准化已经完成。蕾波法康复治疗小儿脑瘫的最佳适应范围是2岁以内，特别是1岁以内的脑瘫、脑损伤、神经运动发育落后的康复治疗和早期干预。康复效果能够短期明显见效的是6个月龄以内的病理性高肌张力和痉挛性瘫痪、徐动型脑瘫。针对一些3岁以上，康复治疗较晚，关节韧带挛缩明显的脑瘫患儿，应该选择综合康复治疗方法，包括外科手术方法及其他有创治疗。蕾波法可以作为综合康复治疗方法中，以降低肌肉张力、痉挛和挛缩，配合外科手术，作为术前、术后的主要辅助康复治疗方法。

蕾波康复评定40项（小儿神经运动检查16项、姿势肌动学评定8项、身心状态评定16项），是康复单元及疗程、康复方案设计的基础。这一评定是个性化的阶段性、综合性评定，是康复起点确定、康复目标设定的依据，相应个性化、标准化的，与之配套的蕾波纠正异常方案、统合训练方案及功能训练方案可对应选择，清晰精准指导训练师按治疗方案和疗程设计实施康复训练，也是康复治疗效果判定及康复方案调整的依据。康复单元根据患儿评估情况可以组合成"纠—统—训""纠—统""纠—训""统—训"等不同组合形式。这种灵活的组合形式，有效针对、训练精准、可调可控。临床可应用儿童身心状态首诊评估表和儿童康复训练方案表来完成"纠—统—训"单元设计（详见第六章第一节）。这种单元的"纠—统—训"方案标准化，可以实现计算机程序管理。本书第三至第七章内容详细介绍了儿童脑瘫康复治疗训练的全部内容，可根据临床实际情况参考。

二、保障重症脑瘫能走的四项措施

蕾波法对重症脑瘫大运动的康复目标是，早期应用并坚持的，达到姿势较好独走；来诊偏晚，只要没有髋关节完全脱位或其他严重情况的，也能达到独走一段距离或扶助行器迈步，不留不能立位移动的重症残疾。为保障重症脑瘫经康复训练后能够达到"直立行走"的目标，蕾波康复训练的主要措施有：

（一）尽早应用蕾波推点运动疗法精准纠正反射、肌张力、姿势和运动异常

（二）尽早开始的迈步意识和立位肌力训练

1.迈步意识和促迈步训练

迈步意识训练：从新生儿期开始，扶持孩子双腋下躯干稍前倾半悬吊状站立，操持者缓慢向前迈步并让孩子左右重心转换，带动、激发其迈步。每次3~5步，每天2~3次。扶持迈步有踏步反射的，训练会使踏步反射转化成正常迈步；没有踏步反射的可激发出踏步反射；迈步激发出尖足、剪刀步或其他异常的，每次先用推顺按摩、点穴纠正异常后再进行迈步训练。

视频 8-1
抱位髋关节屈
伸训练

2. 抱位髋关节屈伸训练

让孩子面朝前，操持者抱住其髋部，用玩具、语言引导孩子弯腰90°再立起，重复数次。训练髋关节屈、伸及腰背肌肉力量。适合从5～6个月开始。

3. 大球扶坐滚动训练

扶坐在大球上滚动、颠弹，训练髋关节屈曲，助坐、助平衡。适合从6～7个月开始。

视频 8-2
扶站髋关节屈
伸腰背肌训练

4. 大球扶蹲颠弹训练

扶持蹲在大球上颠弹，促进髋、膝关节屈伸及增加下肢肌力。适合从7～8个月开始。

5. 扶站髋关节屈伸腰背肌训练

让孩子面朝前站在地面，操持者坐在地面从后面抱住孩子髋部，引导孩子弯腰90°拿玩具，训练髋关节屈、伸及增强下肢及核心肌群肌力。适合从9～10个月开始。

视频 8-3
扶持坐起训练

6. 扶持坐起训练

让孩子坐在适宜高度的小凳或台阶上，扶持其做起立—坐下的动作，训练髋、膝关节屈、伸及下肢肌力。适合从9～10个月开始。

7. 扶膝蹲起训练

让孩子蹲在地面，操持者坐在其后扶膝协助孩子做蹲下—起来的动作，训练髋、膝关节屈、伸及下肢肌力。适合从10～11个月开始。

视频 8-4
扶膝蹲起训练

8. 俯卧大球双足交替着地及足跟先着地向足掌滚动

孩子俯卧大球，前后滚动大球，足着地时协助双足交替着地及足跟先着地向足掌滚动，训练行走左右下肢交替持重及迈步时足跟先着地向足掌滚动的正确动作。适合从10～11个月开始。

视频 8-5
扶蹲重心由足
跟向足掌滚动
训练

9. 扶蹲重心由足跟向足掌滚动训练

扶持孩子蹲在地面，操持者跪在其后，扶持孩子重心由足跟向足掌滚动，训练行走时足跟向足掌滚动的迈步动作。适合从10～11个月开始。

视频 8-6
扶髋穴位刺激
迈步

10. 扶髋穴位刺激迈步

立位，双手扶持孩子骨盆，拇指压于大腿前上方的髀关穴，其余四指压于臀部外上1/4的环跳穴，左右重心转换，交替前后施压抬起侧促其向前迈步。适合从10～11个月开始。

11. 站足面带动迈步

孩子面朝前扶站在操持者足面带动其迈步，促进迈步意识形成。适合从10～11个月开始。

12. 扶立交替踢足底迈步

孩子面朝前扶站，操持者扶孩子双腋下稍提起，交替踢孩子足底促其迈步，促进迈步意识形成。适合从10～11个月开始。

视频 8-7
扶立交替踢足底迈步

13. 扶立交替扶踝迈步

一人扶持孩子面朝前站立，另一人蹲下扶孩子双踝交替迈步前进，促进迈步意识形成。适合从10～11个月开始。

14. 三人扶持矫正蹲起训练

两人坐在孩子两侧，用双足固定孩子足踝在正确位置，用双手扶持膝关节在正确位置，第三人扶持孩子上肢，做慢蹲一慢起的动作。适合1岁后不能独走，下肢有多处异常的脑瘫患儿。

视频 8-8
扶立交替扶踝迈步

注：以上训练中的月龄，出生3个月内的早产儿为纠正月龄；出生4～6个月的早产儿纠正一半；出生7个月以上的早产儿不再纠正。因为出生后的各种信息输入远远多于宫内，孩子发育落后应较快赶上，未能较快赶上的要针对主要原因干预，月龄纠正过久会降低目标。

（三）适时辅用立板和坐起椅

20多年临床实践证明，我们推出的立位促通立板和坐起椅，不仅可协助锻炼肌力，稳定下肢骨、关节，也可协助矫正许多异常，是助力重症脑瘫走起来的有效器件。因其价廉、操作简单，帮助了不少经济困难的家庭。具体操作详见第三章第六节相关内容。

（四）规避不利于正确独走的训练项目

1. 1岁后应以立位训练为主，不是会爬了才能练走

临床上普遍存在"爬好了再练站走"的现象，往往见到许多一岁半以上，不能扶走的重症脑瘫孩子，还在那占用宝贵的时间以爬行训练为主。可能的结局就是能爬不能立位移动，造成脑瘫的终生直立行走残疾。

埃塞俄比亚的"爬行村"和不少狼孩/兽孩只会爬不会走，重要原因就是在孩子立位行走关键期只向脑输入了爬行信息，中枢的错误模式已固定，再输入立位移动信息就很难了。所以，直立行走的训练应该贯穿于脑瘫患儿康复训练的始终，从新生儿的踏步反射开始，尤其是一岁半了还不能扶走的小儿，要及时进行直立位持重训练，不能在爬行训练上占用主要训练时间。

2. 会独走后要重视纠正异常和力弱肌群的肌力训练

不是走的越多越好，较重脑瘫会走后一般都还有不同程度的姿势异常，应在保持孩子行走兴趣和每天有一定量独走的同时，注意纠正姿势异常和进行力弱肌群的肌力训练。有的脑瘫孩子能走了，但未注意异常的纠正，结果使错误姿势固定，遗憾留下残疾。

3. 不要进行跪立、跪走、膝手四点支撑的常规训练

人类运动进化的最大特征是直立行走和解放上肢，用手使用工具。跪立、跪走、膝手四点支撑是向脑输入了错误信息，时间稍长可在脑中形成错误模式并被固定，阻碍立位移动模式的形成，造成一些孩子只能跪走或爬行，不能立行。功能性磁共振图像证实，外周的信息输入可在脑形成相应的模式，正确信息输入可形成正确模式、阻抑异常模式；错误的信息输入可形成错误的模式、阻抑正常模式。

国外有学者研究证实，脑中错误的模式持续存在6个月以上，就较难祛除。临床也观察到，出生后6个月内开始应用蕾波康复法治疗的脑瘫，多数可康复到基本正常；1～2岁后开始的，多数留有不同程度的残疾，主要因素是大脑错误模式较难祛除，次要因素是外周肢体的损伤。

跪立、跪走、膝手四点支撑不仅不利于立位迈步意识培养，还可减弱已有的迈步意识。我们见到多个不能独走的孩子，经过应用蕾波法强化足立位训练后姿势较好地走了起来，以及多个已能扶走或独走的脑瘫孩子，回当地进行跪立、跪走、膝手四点支撑训练后又不能立位移动，有的孩子还发生了髋关节脱位。

跪位、跪走、膝手四点支撑时的体位踝关节不负重、膝关节非正常负重，可造成踝、膝关节异常；此种体位还可加重尖足孩子的足跖

屈痉挛、促进跟腱挛缩，促进腘绳肌、髂腰肌等痉挛、挛缩。较久的膝手四点支撑还可造成腕部变形。跪立、跪走更容易引起屈髋，是非常不利于骨盆保持正常的后倾、抗重力伸展体位，不利于正常行走必须的跨膝关节的腘绳肌和股四头肌训练。

卧/坐位向半跪位—立位转换训练中，引导、扶持过渡的半跪位/跪立是必要的，但作为训练项目跪立、跪走弊多利少。

有的运动评定方法中有较大篇幅的跪立评定，容易误导跪立位的异常要用跪立的方法训练，这也是目前有些机构对早期训练的孩子仍用跪位训练的因素之一。

4. 不要旋转关节、过度牵拉、过多被动活动

分析有髋关节半脱位或脱位的脑瘫孩子，多数也都有髋关节旋转及过度牵拉的历史。日常生活中髋关节的主要运动功能是前屈、后伸、内收、外展、旋内、旋外。不是职业需要不要训练旋转，特别是婴幼儿关节肌肉尚未发育完全，对此关节的旋转或过度牵拉极易把股骨头韧带、髋臼横韧带、髂股韧带、髂耻韧带、坐骨韧带等拉松，甚至损伤，促成髋关节半脱位以致全脱。

婴幼儿不要旋转髋、肩、手足的腕关节，对旋前圆肌痉挛的适度牵拉是必要的。对年龄较大的脑瘫儿童为缓解关节粘连可适度旋转牵拉。

5. 注意踝足矫形器等可促进跟腱挛缩的弊端

正常迈步是先足跟着地，然后由足跟向足掌滚动，足掌蹬地向前迈步。踝足矫形器不利的一面是影响这个动作完成，如果长时间穿着可由于跟腱制动而促其挛缩。有些脑瘫孩子穿上踝足矫形器能够独走几步了，对迈步意识和肌力训练有好的一面，但注意不宜久穿和依靠，要每天脱下用推顺按摩、点穴纠正异常。脑瘫应首选推顺按摩、点穴纠正异常和穿机能鞋训练迈步。

6. 不用学步车且不过早应用助行器

临床观察到，运动发育落后的孩子及脑瘫孩子学走时用学步车，常常带来诸多不良影响。正常孩子独走必须具备三个基本条件，一是能站立持重，二是有迈步意识，三是立位移动时能保持平衡。学步车

不利于平衡能力的获得，常常这些孩子借助学步车可走，脱离就不能独走。学步车引导的也不是正常的迈步，脑瘫有尖足的孩子，常常趴在学步车上，用脚尖蹬地前进，加重尖足。因此对运动发育落后及脑瘫孩子学走不要用学步车。

同理，扶助行器行走仅在孩子确定已不能独走时才应用。助行器是残疾人的辅助工具，不是训练工具。重症脑瘫通过应用蕾波法训练能够独走的最大年龄是6岁，5～6岁以下的脑瘫如果没有严重的骨、关节问题，都要首选进行独走训练，不成功时再扶助行器进行训练。

三、小儿脑瘫家庭应对

（一）"脑瘫"不可怕，态度很重要

临床上经常可以看到，当小儿"脑瘫"降临到不幸的家庭时，很多父母会采取一些不冷静、不科学方式。其一是不信，盲目认为孩子只是发育较晚，或者仅是喂养问题，过一个阶段会自动追赶上来，尤其是一些早产儿家长会不够重视。其二是恐慌，好像天塌了一样，整日忧虑，看不到希望，失去信心，不接受必要的、合理的治疗干预，有的还要放弃孩子。其三是过度，会带着出生不久的婴幼儿奔波往返各大医院之间，反复多次进行各种检查，包括头颅核磁检查。夫妻间也会由于对此疾病的敏感度不同，而产生矛盾；到处打听灵丹妙药，尝试各种干预方法等。这些不良的态度和采取的错误方法对脑瘫患儿的治疗康复是十分有害的。

家长不要被"脑瘫"二字吓坏，而是要尽早开始并坚持正确的干预。这时需要全家人在短暂的时间之内，能够迅速地恢复理智和心态，调整情绪，接受事实，积极面对。脑瘫和感冒等其他疾病一样，可以较轻，也可很重，不是都要瘫。我们知道"脑瘫"孩子的大脑还处于发育期，如能早期诊断，早期干预，发育中的大脑可以通过代偿、重建、旁路建设等方式，修复大脑神经功能，大多的"脑瘫"孩子可以不"瘫"。所以，"脑瘫"这个名称随着当今科学进步显得不甚恰当。事实上，一些较小婴儿被诊断"脑瘫"

后，的确给家长带来了较大的精神负担。能否换个叫法呢？比如，一段时间比较流行的"脑瘫倾向""发育落后""脑损伤"等，虽然在表面上迎合了部分家长的心理，但实际上也引起相当一部分家长的重视程度不够，没能全时段、全身心地投入治疗，预后效果不理想。有的家长会埋怨说，要是当初就告诉是"脑瘫"，我们就全力以赴了。对当时诊断了"脑瘫"的孩子，虽一段时间内给家长带来了刺激和压力，但经过专业咨询，科学认识，正视现实，调整心态，绝大多数家长能完全按照科学的干预康复方案进行，效果都非常好。所以，作为医生会如实地告诉家长关于孩子的病情，认真进行沟通和交流，任何对家长刺激过大或未引起家长足够重视的情形，都会影响后续的康复治疗。从另一个方面来看，我们的前辈应用这个名称已多年，用这个关键词来查阅，可以找到大量珍贵的资料，用这个词来进行国际交流，也可以知道其他学者的最新研究进展。因此前辈留给我们的这个名称不能变，只是我们医务人员和家长要正确认识它。作为医生和家长，都要正视现实，要正确的与疾病抗争，不要怕"脑瘫"这个名称，要怕的是"脑瘫"认出晚了，要怕的是在治疗的最佳时间段没有应用科学的干预方法。

（二）正确理解"脑瘫倾向"

由于脑瘫的早期表现不明显，尤其是出生后3个月内，由于父母对新生命到来的喜悦及面对高危儿的准备不足，对婴幼儿的脑损伤、脑瘫诊断的接受程度存在很大差异，临床上出现了"脑瘫倾向"的诊断。作为普通家长如何理解？虽然目前仍有人主张脑瘫1岁后诊断，但根据临床实践及近年国内外文献，多数学者建议脑瘫应该早期诊断，即使不能早期诊断，对异常的姿势、运动、肌张力和反射也应当早期认出，尽早进行干预。一般情况下，出生后3个月内专业医师可以认出异常，6个月时可以进行专业诊断。往往在6个月左右，细心的家长已经发现异常的存在。大量临床资料证明，小儿脑瘫早期进行正确干预，是获得最佳疗效的关键措施，而早期认出就是实施此措施的前提。过去对一些已有脑瘫征象的幼婴，曾称之为脑损伤综合征、中枢性协调障碍等。由于临床观察到有脑损伤病史，又有临床异常的脑损伤综合征，不一定最后均是脑瘫，亦可能是其他疾病，所以早期干预治疗方法不尽相同。目前业界确定中枢性协调障碍不能应用于小儿脑瘫的早期诊断。关于脑损伤或脑损伤综合征，应该是包括脑瘫在内的，智力障碍，听视觉障碍，心理行为障碍等一组症候群，脑瘫也称为，以运动功能障碍为主要临床表现的脑损伤综合征，所以临床上应用"脑损伤综合征"来替代"脑瘫"诊断也不准确。"脑瘫倾向"的诊断标注，一般应用于出生3个月左右的首诊孩子，存在不典型的脑瘫四种异常，排除其他原因，尚未达到脑瘫诊断标准的。诊断医生加以"脑瘫倾向"标注，目的是实施负责任的治疗性诊断过程，希望按"脑瘫"进行康复治疗，一个月复查。如果脑瘫征象仍存，又找不到其他原因，符合脑瘫诊断条件及标准，即诊为脑瘫，继续治疗。一个月复查时脑瘫征象已无的孩子有两种可能，一是干预治疗有效，极早实施的干预中止了不太严重的神经细胞的凋亡，恢复了中枢功能及上、下神经元的通路；另一可能不是脑瘫。虽然诊断性治疗有"过渡治疗"的嫌疑，但干预方法主要是手法干预为主，传授家长在家庭中进行。对后种情况是有助无碍，既促进了婴儿的生长发育，也不增加家长经济负担。而对前者的益处远不止事半功倍，常常是完全不同的结局。作者对200例标注"脑瘫倾向"的婴儿随诊，绝大多数均为脑瘫。按蕾波推点运动疗法干预一个月复诊时，多数脑瘫征象已明显减轻，但仍可检查出异常，如扶持迈步尖足已不显，但足背屈角仍异常等。实践证明"脑瘫倾向"作为主要诊断的一个标注，不仅可提醒临床要实施诊断性干预治疗，对家长也有一个接受诊断的过渡和树立康复信心的过程。

（三）积极面对"发育落后"

许多脑瘫的孩子都存在"发育落后"，或者在诊断"脑瘫"前，大多都有"发育落后"的诊断。有的家长很重视，个别的家长存在"过度焦虑"；也有很多家长重视程度不够，认为发育有早有晚，属于正常；甚至妈妈的重视，被爸爸视为过度敏感。发育落后是指在生长发育过程中出现速度放慢或是顺序异常等现象。严格意义上讲，小婴儿发育指标/里程碑延迟1～3个月以上仍未出现的，或落后于同种族、同性别、同年龄生长发育曲线2个标准差的均可被认为是发育落后，也有称之为发育迟缓。发病率在6%～8%。发育落后的评估有许多量表，也有许多家庭自测的方法和量表，有些专业网站上也可以进行家庭自测咨询。需要提醒家长的是，当自测没有达到发育指标和里程碑标志，出现相关的风险信号时，就要寻求专业机构和专业医生的帮助，进行专业的发育评估，尤其是要进行小儿脑瘫的排查和发育监控管理。小儿脑瘫存在发育落后，但发育落后不一定是脑瘫引起。所以临床上不用"发育落后"来定义小儿脑瘫。在正常的内外环境下儿童能够正常发育，一切不利于儿童生长发育的因素均可不同程度地影响其发育，从而造成儿童的生长发育落后。发育落后可以是单纯的运动发育落后、语言发育落后、认知发育落后、智力发育落后，也可以是全面发育落后。有原发性和继发性区分。人的生长发育是指从受精卵到成人的成熟过程。生长和发育是儿童不同于成人的重要特点。生长是指儿童身体各器官、系统的长大，可有相应的测量值来表示其的量的变化；发育是指细胞、组织、器官的分化与功能成熟。生长和发育两者紧密相关，生长是发育的物质基础，生长的量的变化可在一定程度上反映身体器官、系统的成熟状况。继发性的发育落后大多是其他疾病影响造成，如宫内营养不良、小于胎龄儿、早产、感染、营养代谢障碍等，某些致病因排除后，可以实现追赶性生长发育。原发性的病因复杂不清，大多同基因改变有关。对"发育落后"正确的选择是积极面对，严密监控，持续管理，有效促进。

（四）选择康复治疗方法和机构的建议

鉴于"脑瘫"康复治疗的长期性和艰巨性的特点，康复治疗方法和手段也就比较繁杂，总结起来有理学疗法（PT/OT/ST），药物、手术、中医、功能训练等。由于各种康复机构良莠不齐，在选择康复干预时，容易造成家长的疑惑和选择困难。在选择前，下面这些提示可能会帮助家长判断和选择。这些提示仅针对现阶段科学技术发展水平，无意贬低任何有效的干预方法和手段。随着科学技术的发展将会证实和发现更多方法和技术的有效性。

1. 对高压氧治疗的认识

高压氧治疗是指在高气压环境中呼吸纯氧或高浓度氧的一种治疗方法。在应用于小儿脑瘫或脑损伤治疗中虽个别报道有效，但缺乏学术界的普遍信服和认可。因为实验室研究结果证实，大脑缺血缺氧后短期（大约2小时内）开始高压氧治疗多数有效，超过48小时以后，则无效，所以高压氧治疗的窗口期很短，加之目前对高压氧的长期毒副作用认识不清，治疗条件不规范，疗效判断指标不一致，高压氧在小儿脑瘫康复治疗中，还缺乏主流的一致性认识。

2. 对神经干细胞应用的认识

近年来干细胞移植修复神经细胞损伤成为神经科学的研究热点，理论上，神经干细胞可以代替体内已经死亡的神经细胞，修复损伤的神经功能。临床治疗也有个别报道。然而，大家要十分清楚干细胞的应用目前仍处于实验室阶段和个别的临床实验阶段，大量的问题没有清楚。如干细胞的体外诱导培养无法做到产出的细胞完全一致，这种随机产生的细胞移植给患者，远期效果是难以想象的；无法证明移植体内的干细胞与周围细胞建立起功能性突触连接，产生功能性作用；干细胞存在的致瘤性问题等。临床上如果应用，医院应当告知患儿家长这些风险并签订知情同意书。

3. 对神经营养药物的认识

目前临床上应用神经营养药物的经验主要来源于成人或外周神经损伤，婴幼儿缺乏大规模的多中心临床研究。实验室动物模型和临床效果不佳，可能与给药途径、局部药物浓度等因素有关。这些神经保护营养药物不可直接注入脑，需要外周给药，受到血液和大脑组织之间存在"血脑屏障"的严重影响，绝大多数药物是不能通过"血脑屏障"的，或者通过量非常有限，即使是神经营养性药物的作用也是非常有限的。

4. 对治疗方法利弊得失的评估

任何有创治疗，包括静脉输液、肌肉注射、穴位封闭、针灸、电针，对婴幼儿来说都是不良刺激和不良体验，严重的创伤会影响其性格、气质、行为的发育，有些损伤的影响在某些方面并不低于大脑的原始损伤。因此要综合评估疗效和进一步损伤的利弊得失。

5.对干预时机及方法的选择

发育中的大脑可以有修复、重建、代偿的机能，通过外周的刺激和训练，可以促进这些机能按照正确的轨迹代偿重建。大脑发育成熟前，越早干预，治疗效果越好。一般情况下，家庭参与越多，孩子越容易配合，效果越好。

6.对机构的选择

康复训练的时间安排、往返路途远近、机构环境、经济费用都是要考查和考虑的因素。无论最后怎样选择，都要全力以赴地投入，且要有持久作战的心理准备。理想的结果是，家长投入1~3年的时间和精力，换取孩子一生的健康幸福；甚至，只要预后能够达到理想状态，家长可以奉献出更多的时间和精力。正确的康复治疗方法选择之后，坚持就是胜利。

第九章

自闭症及自闭倾向

孤独症谱系障碍（Autism Spectrum Disorder，ASD）简称孤独症，与自闭症同义，是一组以社交沟通障碍、兴趣或活动范围狭窄，以及重复刻板行为为主要特征的神经发育性障碍。

在20世纪70年代和80年代，每2000名儿童中就有1名患有自闭症。根据美国疾病控制与预防中心（CDC）2011—2013年的调查结果，这一数字跃升至1/80，2019 年的数据跃升至1/54。其中：每34个男孩当中就有1名被诊断患有自闭症。每144 个女孩当中就有1名被诊断患有自闭症。男孩被诊断出患有自闭症的可能性是女孩的四倍。

中国自闭症发病率达0.7%，目前已约有超1000万自闭症谱系障碍人群，其中12岁以下的儿童约有200多万，并且每年以20万的速度增长。

蕾波法本着早诊断、早干预的原则，不断探索总结出一套独特有效的自闭倾向早期辨识和干预管理的整体策略。通过跨学科团队共同参与的模式，提供多视角的干预策略。在实施层面，以家庭干预为主的"一评三训一督"循环单元干预管理模式，站在支撑、帮助母亲的角度，在全面评估下教授母亲专业的干预方法，并由初始的评估师和随后的督导治疗师多点、多角度地关注干预症状的动态变化。让家庭干预方法专业而有专属个案的特色，同时避免了父母忽视遗漏早期自闭倾向的发现和变化判断。

对转入自闭症系统密集训练的儿童，训练策略已经转到治疗中心为主的"共同空间"治疗模式，在四大能区身心统合训练中通过"一对一、多对一、一对多"的训练形式，着重营造治疗师和儿童的共同空间、小朋友之间的共同空间，在共同空间内引导开展游戏治疗。针对母婴关系模式，特别增加了母婴同在的精神分析框架下的谈话治疗，和儿童精神分析个案治疗。

第一节　自闭症概述

一、定义及发病现状

在《中华儿科杂志》2017年第12期发表的文章《孤独症谱系障碍儿童早期识别筛查和早期干预专家共识》（以下简称《共识》）中有明确表述：孤独症谱系障碍简称孤独症，与自闭症同义，是一组以社交沟通障碍、兴趣或活动范围狭窄，以及重复刻板行为为主要特征的神经发育性障碍。

美国儿科学会（AAP）2020年1月发布的《孤独症谱系障碍儿童的识别、评估和管理》中对孤独症谱系障碍的描述为：孤独症谱系障碍是一种常见的神经发育障碍。在美国报道的患病率为1/59（约1.7%），与之前的报告相比发生率由1/155（2007）增加到1/59（2018）。约40%的孤独症谱系障碍儿童有智力障碍。

另据2020年3月26日，美国疾病控制与预防中心（CDC）发布的美国自闭症2020年报告指出，尽管自闭症最早可在2岁时被可靠诊断出来，但大多数儿童仍在4岁后才被诊断。31%的ASD儿童有智力障碍（IQ<70），25%处于临界范围（IQ为71~85），而44%的智商得分在平均水平及以上（即IQ>85）。自闭症影响所有种族和社会经济群体。少数族裔的群体往往被诊断的时间较晚。早期干预提供了支持健康发展并在整个生命周期中带来收益的最佳机会。

中国自闭症发病率达0.7%，目前已约有超1000万自闭症谱系障碍人群，其中12岁以下的儿童约有200多万，并且每年以20万的速度增长。

自闭症发病率的增加一方面是诊断技术的提高，确诊年龄低龄化，也与不断变化的诊断标准密切相关。

二、最新研究进展

1943年，里奥·坎纳（Leo Kanner）医师引入"早发性婴儿孤独症"的概念用来描述婴儿1岁前出现倒退的病理现象。最初的案例描述显示，婴儿非器质原因地存在一种智力缺陷，却有着"令人吃惊的、聪明的面部表情"。这些孩子的家长往往对细节特别关注而缺乏感情。这些婴儿从出生开始不能与周围的人或情景建立正常的联系，并排斥所有接近他的外部事物。坎纳相信这些孩子从开始就将外部世界作为一种威胁。其他的任何人的每个行动都被感知为一种侵扰（包括喂食、照顾孩子身体，或仅仅只是他人在场）。

自此，几十年来有关自闭症的案例报告越来越多。针对自闭症的病因、诊断和治疗的研究也不断更新。在一些人看来，用"自闭症"而不是"孤独症"，是因为他们认为，自闭症的孩子并不孤独。只是他的家人觉得他没有跟他们交流，而认为他们是孤独的。

2016年何瑜玢的《儿童孤独症的研究进展》中提到，有研究表明，儿童孤独症与2q13、SLC25A12基因多态性、OXTR基因、FMRI基因、NRXNI基因等有关。而有人总结了2020年的自闭症相关的基因研究论文，根据对超过35000个基因序列的分析，自闭症高度相关基因的数量从65个增加到102个。另外，同一外显子上的基因突变，表现出相似的自闭症特质。该研究发现，同一基因发生突变的谱系人士，如果DNA突变发生在同一外显子区域（即基因的蛋白质编码区域），那么他们的认知能力和行为方式都更加接近。而同一基因的不同区域有突变的人士，他们的认知和行为能力则不尽相同。同类的另一篇论文则介绍了一种预测工具，试图预测外显子中的不同突变，如何决定该基因可表达的蛋白质异构体的数量。外显子是基因中编码蛋白质的DNA片段，但是大多数蛋白质可能拥有多个外显子，而同一个基因可能翻译出多种同源异构体蛋白。

在更早一些的报道中，国外关于双生子的研究发现：同卵双生子同患孤独症的发生率为30%～90%，而异卵双生子同患孤独症的发生率为0%～5%。流行病学调查表明，孤独症同胞患病率为5%～10%，均在一定程度上提示该病存在遗传学基础。但目前有研究显示，只有大概10%的孤独症患者可用遗传综合征和已知染色体异常来解释其病因。

　　以前的自闭症生物机制研究，大多是在基因层面进行。近年，在蛋白质层面，甚至代谢物层面的研究都有所增加，这有助于诊断的生物标记物的发现。

三、蕾波法侧重在ASD早期症状的辨识和干预

（一）ASD确诊时年龄偏大

　　根据上述概念和研究进展看，诊断存在主观性和延误的情况，1岁发现问题较早，但是3～4岁才获得诊断，干预的关键期可能错过。正如《共识》中提道："对于ASD这个症候群疾患，目前因为缺乏明确的生物学标记物，临床上主要依赖医师对患儿ASD特征行为观察和家长对行为的描述进行诊断，这使诊断存在一定的主观性和困难。豪林（Howlin）和 阿斯格瑞恩（Asgharian）对英国 770 个家庭研究发现，超过1/4的ASD患儿的父母及1/3的阿斯伯格综合征（AS，孤独症的一种亚型）患儿的父母被告知孩子发育正常。许多医师不能发现幼儿期ASD的症状，导致诊断延误，并失去在关键的早期几年得到干预的机会。虽然50%的ASD患儿的父母在孩子1岁左右时发现问题，12%～76%的父母报告孩子在1岁存在ASD症状，但通常3～4岁才获得诊断。"

（二）ASD需早辨识、早干预

　　对于ASD儿童，国际公认早识别、早干预，对改善ASD儿童的社交、认知、语言及适应性上均有良好的效果。因为，神经生物学研究证实，年幼的大脑具有经验期待和经验依赖的突触形成，即可塑性，后天恰当和丰富的环境因素可使有先天发育障碍的ASD患儿大脑重回正常发育轨道。

　　这些相关的科研数据显示，以及近几年社会对自闭症的认识程度越来越普遍，自闭症已经不是一个罕见病。在早期辨识和早期干预中，有两点非常重要：

　　（1）如何界定问题的"早期"辨识：医疗界和孩子父母需要共同重视，并有效地做到早期问题的辨识，尤其是家长不要有"等一

等""大一些"也许就会没事的念头。在2岁以前，孩子的行为问题不那么明显，社会化机会不多，即使常规儿童保健检查中提示有些ASD行为要引起重视，仍然可能有父母选择忽视这些信息，或者选择四处求证，纠结在孩子是不是正常上。父母无法面对有一个"自闭症"的孩子，即使早期发现了ASD症状，也没有及时实施有效的干预。

（2）如何界定干预中的"恰当"干预：需要一个从出生开始的0~3岁长程、系统的连续干预管理策略，真正帮助、教授、督促、支撑家长，让早期有自闭倾向（有诊断ASD的症候群的一些症状，但不完全达到诊断标准）的孩子尽早进入早期干预的工作中，其中这个干预有效实施和落实管理是关键。

（三）蕾波法侧重自闭倾向的干预管理策略

配合系统密集的康复训练策略，从出生即开始，并融入不同视角，确保早期、恰当、有效。

1.干预管理策略从出生开始

大量的临床观察发现，从出生后即开始的自闭倾向的辨识及随即进行的养育策略调整的干预，是事半功倍的。甚至在2岁以后不发展到符合自闭症诊断标准的自闭症儿童，即症状较轻，或部分症状消失。

因此，蕾波法倡导从出生即开始有计划地连续评估，及时辨识出自闭倾向，并将这些婴儿纳入自闭症早期倾向人群，进行为期2年的系统长程干预管理中。这个干预管理是循环单元的模式，在任何一个单元中有可能发现自闭症倾向不易消除的人群，还会再纳入自闭症系统、密度高的康复训练中。

2.干预管理策略在《共识》的方法基础上增加了新的干预视角

这个针对自闭倾向和自闭症的"长程循环单元干预管理+系统高密度康复训练策略"就回答了"恰当"和"早期"的问题。在更多地参考《共识》中的针对国家三级保健机构设置的ASD筛查诊断干预流程中认可的方法的同时，还借鉴并适当采纳了儿童精神发生学理论和儿童精神分析理论对自闭症的工作方法。

《共识》中推荐的干预方法是在医疗的视角下，依据循证医学的验证而提出的。蕾波法以此为基础，之所以还要结合儿童精神发生学和儿童精神分析对自闭症的工作方法，是因为在大量的临床实践中发现，干预早期自闭倾向的方法更多是在解决母婴关系中的养育欲望问题和母婴关系模式。这是仅仅依靠教育的方法不能很好解决的问题，必然涉及母亲早年自己的成长经历中，她的母亲和她的互动模式，以及她的母亲的养育欲望问题，这些很多时候是在无意识层面运作的。这些专属的代际传递的养育欲望，在这个母亲养育新生的孩子时会有重复，却往往被忽略。加上现实的一些与孩子出生有关的特定事件，以及孩子特殊的遗传特质等因素，使得早期的养育过程中母亲对婴儿与外界进行信息和物质交换的窗口的足量刺激和恰当回应出现障碍。

而这类婴儿也天生存在与外界交换信息的信号比较微弱的特征，这也让母亲认为孩子自闭，不愿意与人交往等主观的判断；或者刚好孩子的安静给母亲更多的时间处理自身的养育困境。经常是母亲发现了一些孩子的不正常情况，反复在网络或群体中查询、询问，以便求证孩子是正常的，不敢面对或不愿面对实际的问题；或者根本没把这类情况当作问题。这些都使母亲不会投注精力去细致观察和敏感、及时地回馈婴儿发出的信号。因此这类婴儿在出生后不久就表现出一些自闭倾向。

通过母婴一起的言说工作，母亲讲出一些想说的话，同时被婴儿听到。真实的养育欲望和母亲自身的困难通过母亲自然、不掩饰的语气、语调、情绪、身体形象，尤其是面部表情在这个特定的工作环境下随着话语得以呈现。临床中经常听到母亲说：之前从来没有想到自己是这么想的，而且有些话一直认为是不能对孩子说。这些含带母亲自身成长经历的事件和母亲自己的分析，以及母亲对婴儿的期待和担心，包括讲出自己的苦恼和痛苦的话，被婴儿捕获，也被理解。这个理解可能就松动婴儿的各种紧闭状态，使得目光、声音带着信息得以传递；乳头、养育者的手、怀抱，带着情感的物质能量和神经刺激能量得以获取，而不仅仅是生理饥饿的温饱解决。

第二节　自闭症诊断干预简介

一、自闭症诊断

（一）DSM-5自闭症的诊断及解释

1.社交（实际的）沟通障碍诊断标准

（1）语言和非语言沟通的社会使用存在持续的困难，表现在以下几个方面。

①在使用以社交目的的沟通上有缺陷，如适合社交场景的问候和分享信息的方式。

②改变沟通方式以适应场景或听者需要的能力受损，如根据在教室里和操场上的不同场合讲不同的话，跟孩子和成年人讲不同的话，并避免使用过于正式的语言。

③遵循谈话和讲故事规则的困难，如在交谈中轮换，发生误解时换种说法，懂得怎样使用语言和非语言的信号来调节互动。

④理解没有明确说明的（如推理）和非字面的或模棱两可的语言意思（如成语、幽默、隐喻、依赖于背景来解释的多重意思）的困难。

（2）缺陷导致在有效沟通、社会参与、社会关系、学术成就，或职业表现方面单项或混合的功能性局限。

（3）症状始于早期发展时期（但缺陷可能并没有充分表现出来，直到社会沟通的需要超出其受限制的能力时）。

（4）症状不能归因于其他生理或神经系统的状况，或在这些范畴或在字词结构和语法方面的能力低下，并且不能用自闭症谱系障碍、智力残疾（智力发展障碍）、全面性发展迟缓，或其他精神障碍更好地解释。

2.自闭症谱系障碍诊断标准

（1）在跨越多场景的社会沟通和社会交往上存在持续性缺陷，现时或历时地表现出下列几项。

①社会情感互动存在缺陷，如从异常的社交方式和不能进行正常一来一往方式的对话，缺乏兴趣、情绪、或感情的分享，到不能发起

或响应社会互动。

②用于社会交往的非语言沟通行为存在缺陷，如从拙劣整合的言语和非言语沟通，异常的眼神接触、身体语言或理解手势和使用手势的缺陷，到完全缺乏面部表情和非语言沟通。

③发展、维持和理解关系存在缺陷，如从难以调整行为去适应不同的社会环境，共享想象性游戏或交友困难，到对同伴缺乏兴趣。

（2）受限制、重复性模式的行为、兴趣或活动，现时或历时地表现出以下至少两项。

①刻板或重复运动的动作、使用物品，或讲话（例如，简单运动刻板、排列玩具或翻转物品、仿说、特异的话语）。

②坚持千篇一律，僵化固守常规惯例，或仪式化的模式或语言非语言行为（例如，对微小的变化极端痛苦难忍，过渡困难，僵化的思维模式、问候礼仪，坚持走同样的路线，或每天吃同样的食物）。

③高度限制、依恋的兴趣，且异常强烈或集中（例如，强烈的依恋，或着迷于不寻常之物，过度受限或固执的兴趣）。

④对感官输入有过高或过低的反应性或对环境中的感官因素有异常的兴趣（例如，对疼/温度的明显冷漠，对特定的声音或质地有不良反应，过度嗅闻或触摸物体，对灯光或运动的视觉迷恋）。

（3）症状必须存在于早期发展时期（但缺陷可能并没有充分表现出来，直到社会沟通的需要超出其受限制的能力时，或可能被后来在生活中习得的策略所掩盖）。

（4）症状导致现时的功能运作在社交、职业或其他重要领域临床上严重受损。

（5）这些症状不能用智力发育障碍或全面发育迟缓更好地解释。智力障碍和孤独谱系障碍疾病常常并发，只有当其社会交流水平低于其整体发育水平时，才同时给出孤独谱系障碍和智力障碍两个诊断。

①符合广为接受的DSM-4中自闭症、阿斯伯格症、或待分类的广泛性发展障碍诊断的个人，应当给予自闭症谱系障碍的诊断。在社交沟通方面有明显的缺陷，但其症状并不符合自闭症谱系障碍标准的个人，应对其进行社交（实际的）沟通障碍的评估。

②详细说明：（详见DSM-5附加规范）。

A使用附加规范来确认相关的药物或基因状况。

是否具有伴随的智力缺陷；

是否具有伴随的语言缺陷；

是否与已知的药物或基因状况或环境因素有关。

B使用附加规范来确认相关的神经发育、心理或行为障碍。

是否具有其他神经发育、心理或行为障碍。

C与孤独症谱系障碍相关的紧张症使用附加规范来确认是否存在并发的紧张症。

是否具有紧张症（涉及与其他精神障碍相关的紧张症的诊断）。

3.解释

2013年5月18日，美国精神病学会发布了精神疾病诊断统计手册第五版（Diagnosis and Statistical Mannual of Mental Disorders-fifth Edition，DSM-5）。DSM-5正式提出ASD的概念，提出ASD核心缺陷有2个领域得以被识别：（1）社交沟通和互动，（2）限制性的，重复性的行为模式。

DSM-5允许在ASD人士中诊断出其他共现障碍，例如，智力障碍、语言障碍、行为障碍，注意力缺陷、多动障碍、焦虑症。DSM-4的诊断分类还存在几个类型，包括：阿斯伯格症、未特定的广泛性精神发育障碍（PDD-NOS）、儿童瓦解性障碍、一般自闭症。DSM-5则归类到一个谱系，一个诊断。

不论年龄，接受过ASD评估的孩子应该进行对认知心理教育、适应能力和语言能力（包括实用语言或社交语言）的标准化评估。

（二）DSM-5早期识别的建议

建议继续在儿童9、18和30个月大时使用经过临床验证的工具进行发育筛查。

ASD可以在儿童18个月大时被诊断，并且有循证干预措施。对更新工具的研究有望将诊断年龄降低。

除18、24个月的ASD筛查外，建议对儿童进行持续的发育和行为监测。在学龄前进行持续的发育监测很重要。

具有正常智力的孩子可能在学校的环境要求不断提高，直到他们的社交能力差异变得明显时才能得到诊断。

ASD的风险增加因素：ASD同胞、早产、曾暴露于致畸剂（如丙戊酸）等。

（三）诊断相关的解释

当通过筛查或监测发现发育障碍（包括 ASD）的风险增加时，应将儿童转送诊断性评估。大多数 ASD 儿童还会有其他发育问题。

标准要求评估多种发展方向，包括：认知，沟通，运动和适应能力。可以通过团队评估来完成，包括：心理学，言语和语言，作业疗法，物理疗法和特殊教育。

只要怀疑有 ASD 或没有其他发育滞后，就可以通过早期干预计划，学校系统或适当的保险资助评估者来进行此类评估。

应针对所有发现的发育迟缓儿童进行干预，而不应等进行ASD 诊断后才干预。诊断前就应该开始干预。

早期有效干预：只要有明显的需求，就应对与 ASD 相关的交流、适应和行为问题进行干预，就是越快越好的意思。家庭成员参与的早期密集干预是最有效的。

从DSM-5诊断标准和早期识别看出，最早的筛查年龄在9个月，最早的诊断年龄在18个月。但是从临床经验看，2个月左右的小婴儿就已经表现出不主动投注目光给母亲或者代母亲执行养育的人。3个月没有对来到孩子面前的熟悉的养育者，尤其是母亲投以微笑。因此，自出生后即开始关注自闭倾向并给予干预是非常必要的。经过恰当的关注和干预，就可能在早期处理症状，减轻症状，甚至有可能回归正常的发育轨迹。

二、筛查、诊断、干预流程简介

（一）《共识》中给出的儿童孤独症谱系障碍筛查诊断干预流程

《共识》中已清晰地给出了自闭症谱系障碍的筛查诊断干预流程。在此作简单地介绍。

1. 0～3岁儿童孤独症谱系障碍筛查诊断干预流程（图9-1）

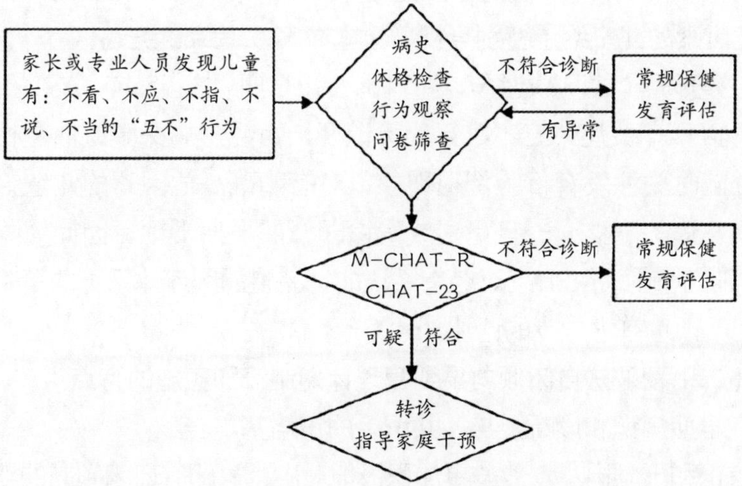

图9-1　0～3岁儿童孤独症谱系障碍筛查诊断干预流程图

2.对上述流程图的解释

从发现"五不"起始，进入此流程图的儿童初期是常规保健发育评估中或养育者发现有"五不"（具体参阅《共识》详细解释）行为的儿童，经过三轮评估检查最终诊断的。诊断后开始干预。这"五不"行为标识对在2～3岁前早期发现ASD儿童具有强有力的证据。

（1）关注儿童发育倒退现象。

即出现社交和沟通行为发育轨迹的异常。由于倒退发生的时间在1～2岁为多，因此诊断的时间会比"五不"行为标识发现时间部分有延后。

（2）疑诊ASD。

ASD早期行为识别标志尚不能构成ASD诊断。《共识》强调早期标志疑诊ASD，务必在给予初步干预指导的同时，进行全面的观察和评估或转诊有条件医院进行进一步的ASD诊断、评估。

（3）ASD发生的高危因素。

由于ASD病因不明，大多数学者认为其发生是基因与环境的共同作用，被纳入研究的环境因素众多，但多数没有定论。但有2条是已被明确的ASD高危因素：①有患ASD的兄弟姐妹，②有精神分裂、情绪障碍或其他精神及行为问题家族史者。《共识》强调儿科医师应对有这2条高危因素的儿童给予特别重视，建立档案，追踪随访。

3. 整体看《共识》已经非常清晰地提出早期"恰当"辨识ASD的流程

即以早期关注"五不"行为标识开始，经常规保健评估及相关筛查，并随时关注发育行为倒退现象，对有明确高危因素的儿童给予特别重视，追踪随访，一旦可疑或确诊即开展早期干预。因此《共识》中在早期筛查诊断ASD上已经有系统的、完整的医疗体系下的策略，至于如何干预也有进一步的论述。

（二）蕾波法自闭倾向早期管理计划制订和实施的特点

在早期辨识和诊断上与《共识》的策略基本一致。

辨识和干预同步。蕾波更加积极地对出生后即有自闭倾向的婴幼儿开展了"一评三训一督"循环单元、干预同步的系统管理策略；对训练进步缓慢的儿童在协助诊断的同时开展跨学科联合评估，并添加密集强化训练。以期更大可能地在早期干预的窗口期使自闭倾向的儿童回归正常轨迹，并持续至2岁。这是有具体实施和项目管理的方案，参比常规医疗保健下的三级筛查管理方案，更细致、更积极和一体化。

中国ASD筛查诊断及干预策略、蕾波法自闭倾向管理策略，以及ASD诊断干预国际策略对比（表9-1）。

表9-1 中国ASD筛查诊断及干预策略、蕾波法自闭倾向管理策略、ASD诊断干预国际策略对比简表

策略	中国ASD筛查诊断及干预策略	蕾波法自闭倾向管理策略	ASD诊断干预国际策略
初筛/筛查	1.心理行为预警征象筛查表、CHAT-23-A、M-CHAT-R 2.常规保健医生进行 3.自3个月龄开始，1次/2～3个月	1.蕾波身心状态评定 2.主管治疗师/儿童发育评估师进行 3.自出生后开始，1次/月	1.M-CHAT、CSBS 2.医生进行 3.9个月龄、18个月龄、30个月龄进行
复筛	1.有预警征象1条、CHAT-23-A阳性结果、M-CHAT-R中等风险均进入复筛 2.儿保医生进行 3.进行CHAT-23-B、M-CHAT-R/F复筛	1.评定后有自闭倾向即刻进行有效干预 2.1～2个循环单元干预后自闭倾向没有改善进入再评估 3.由诊断自闭症资质的医生进行自闭倾向再评估 4.1次/1～2个月	筛查阳性转入诊断

续表

策略	中国ASD筛查诊断及干预策略	蕾波法自闭倾向管理策略	ASD诊断干预国际策略
诊断评估和适合性评估	1.CHAT-23-B阳性、M-CHAT-R/F访谈筛查阳性、医师/家长/老师等怀疑ASD的儿童进行诊断评估 2.ASD诊断评估资质的机构进行 3.评估内容 临床基本信息评估 诊断性评估（ADI-R、ADOS） 发育评估（PEP-3等） 适应性行为能力评估（文莱量表或婴儿—初中生社会生活能力量表） 其他：家庭功能评估、父母能力评估、相关干预资源评估	1.协助诊断 ①再评估结果需要ASD诊断的进入诊断评估 ②由ASD诊断资质的医生进行 ③量表同左栏（3.评估内容） 2.联合评估 儿科医生、治疗师、儿童精神分析家、教师共同参与的医/康复—心理—教育跨学科联合评估，邀请家长参与	1.观察：STAT、ADOS 2.诊断访谈（ADI-R）、社交障碍（DISCO）、发育维度诊断（3di） 3.症状评估：CARS、SRS、SCQ 4.儿科医生、精神科医生、心理咨询师共同参与的多学科合作的诊断方式
干预	1.计划及目标监测 ①改善核心症状：社交沟通能力、模仿能力、游戏能力等 ②减少或消除问题行为，如自伤、影响患儿健康安全的重复刻板行为等 ③促进患儿全面发展：包括运动能力、生活自理能力等 ④处理相关共患问题：如睡眠问题、胃肠道问题等 2.方法 ①强调动机及分清轻重程度的社会交往训练 ②行为疗法的行为训练 ③结构化教育与随机化训练的日常生活能力训练	不同于等待ASD确诊后的干预，自出生后即开始的自闭倾向干预管理策略 1.基于监测自闭倾向动态变化的"一评三训一督"循环单元干预策略 ①一评：蕾波身心状态评估辨识自闭倾向 ②三训基于自闭倾向的家庭训练干预，每周调整1次 ③一督：以支撑母亲和汇总信息、了解自闭倾向一个循环的动态变化状态为目的的养育干预效果督导 2.循环单元干预不理想即进入联合评估下的专业密集强化训练 ①身心统合操 ②游戏性互动手操作 ③医—教—心理专业人员共同参与的社会性互促训练 ④基于儿童精神发生理论的儿童精神分析框架下的心理治疗 ⑤基于养育欲望的母婴内在的谈话治疗 3.确诊ASD后的干预同左栏（2.方法）	1.父母参与儿童的干预治疗（通过建立共同注意、避免过于主导来提高孩子互动的主动性） ①发育个体差异关系模型（DIR）或地板时间 ②早期社交互动（ESI） ③早期丹佛模型（ESDM） ④共同注意力象征游戏（JASPER） ⑤学龄前孤独症沟通试验（PACT） 2.自然主义行为发育干预（应用行为分析ABA），强调使用自然发生的结果而不是食物来强化儿童游戏、社交和沟通的主动性 ①早期成就（Early Achievements） ②加强社会环境教学（EMT） ③早期丹佛模型（ESDM） ④附加教学（IT） ⑤共同注意力象征游戏（JASPER） ⑥关键回应治疗（PRT） ⑦ImPACT项目（培训父母作为沟通老师） ⑧互动模仿训练（RIT）、社交、情绪管理和互动支持（SCERTS）

对表格的解释：

（1）目前有关ASD的干预策略有很多种，尽管《共识》和DSM-5均提出不必等确诊ASD即应尽早开始干预，但是从表格中可以看出初筛后的干预强调常规保健下的父母教育，重视预警信号。在第一年的3、6、8、12个月龄定期筛查。筛查阴性结果不代表完全排除孤独症谱系障碍，如果父母没有注意到孩子发育的滞后，筛查量表的敏感度也不足以检验出这些孤独症谱系孩子。阳性结果也不一定指明是孤独症谱系障碍，其他发育障碍也可能造成分数高。

（2）由于ASD是症状诊断，假阴性和假阳性不可避免存在，这就对进一步的干预策略有一定的影响。因此会不断地筛查、诊断。在两次筛查诊断之间的干预实施由于各种原因缺乏管理，尤其是0～3岁的婴幼儿。

（3）蕾波自闭倾向循环单元干预管理策略（以下简称蕾波管理策略）强调早期辨识出自闭倾向，并针对自闭倾向同步进行干预，采取的是家庭干预和现场学习指导为主。同时在定期评估之间增加专业人员对干预策略实施的督导，主要目的就是专业地、及时把控自闭倾向问题的动态变化和干预者干预中的回馈和问题解决。不拘泥于设定的定期评估间隔，结合实际情况调整下一单元的评估时间，使得干预方案实施和症状变化评估管理得以恰当有效进行。

（4）蕾波管理策略还强调依据干预进展情况组织联合评估。联合评估是医学、康复学、心理学、教育学跨学科专业人员共同参与的评估，并邀请家长参加。联合评估目的指向干预方案的有效实施上，从不同领域提出建议，不仅仅建议采取行为疗法，而是医学主导的多学科参与的方案讨论和调整，目的就是解决自闭倾向的动态变化轨迹。

（5）尽管干预月龄可能与DSM-5诊断月龄有一定时间差，但是蕾波的干预管理就是聚焦在症状的变化上，并且采取长程循环单元管理策略，每个单元1个月左右，持续至2岁以上。其间，任何连续2个单元症状变化停滞，即转交ASD诊断资质的医生或转入ASD诊断资质的医疗机构进行诊断。

（6）蕾波管理策略不同于《共识》和国际常用的循证医学下的行为干预疗法，它在于增加了儿童精神发生理论指导的儿童精神分析方案。①对可以独坐桌前操作和自行摆弄物品的婴幼儿，在有自闭倾向的认出后即刻开展一对一个案工作，让精神分析家或儿童发育咨询师来倾听孩子的表达（不仅指言语表达），并让儿童主体的表达有安全、可释放、被感知、有接纳的空间。此空间母亲不在场。②同时提供母婴同在的基于母亲养育欲望梳理的谈话治疗。母亲谈论一切与孩子的养育有关的话语，理解自己的养育模式的由来，在把可能的话语讲出来后，婴儿在听到（用婴儿的方式理解）后症状会有进一步的改善，尤其在母婴互动的信息互换上。这是在主体表达为基础的治疗下的期待变化，是真实的母亲—婴儿的主体间的相遇。婴儿主体在母亲代际欲望推动下接纳母亲主体的信息，进入社会性的互动。这不是仅仅教育父母应该怎样做，或者训练婴儿要怎么重复某个社会化行为，而是一种人类生命体之间精神能量的自然吸引。

（7）蕾波法管理策略中，治疗师均是接受过儿童精神发生学学习的，具有康复师资质的专业人员，在实际干预中以捕捉到儿童的社会性交流信号为基础，以此带着干预目标地进行游戏互动，是儿童、治疗师、家长共同在场为主要目的。行为训练的策略放在其次。

（8）表格中涉及的各种问卷、筛查评估表不在此详细列出，请参见自闭症相关书籍介绍。

第三节　蕾波法自闭倾向干预方案实施要点

一、自闭倾向首次早期辨识

以下任何一项首次确认均进入蕾波法自闭倾向干预管理中：

（1）高危儿，尤其是出生后有新生儿科住院经历者。

（2）GMs评估结果为扭动运动阶段：PR、CS、Ch，不安运动阶段：F±、AF、F-。

（3）存在ASD高危因素。

（4）胎儿期、围生期、婴儿早期母亲养育问题筛查问卷（自制）1项阳性；

（5）"五不"，尤其是"不看"，并排除疾病问题的9个月龄内的婴儿；

（6）其他：任何父母担心孩子有自闭倾向的9个月内的婴儿。

1和4两项均可能在母婴早期关系中出现问题，多发在婴儿拥有由于出生后的疾病而住院治疗的经历，出现精神创伤性记忆；或者更多地暴露在不良的环境下，比如嘈杂、持续光污染、少陪伴、规律进食等"侵入性"环境而使婴儿更少地主动投注给外界互动性或者请求性信号，更多的是被动接纳和沉浸在自我安抚的空间。出院后母亲如果本身就存在各种焦虑、内疚、抑郁等问题，如果没有得到有效的处理，面对小婴儿可能会出现更多的养护操作，或者不知所措地忽略，也有可能母亲自我评价养育能力欠缺而交给他人代养等情况。这些并没有处理的母婴各自由特殊经历导致的精神心理的问题，一方面母亲渴望理想状态的婴儿或理想状态的自己抚养，另一方面又被各种问题困扰，再面对相对被动的婴儿，就可能出现互动的问题（忽视、不理解、过度）。这些都需要一种打断，一种支持母亲为主的新的方式的介入。

2、3和5这几项是循证医学下的神经发育障碍高风险筛查项。其中2可预测早产儿和小婴儿的神经发育结局，艾因斯皮勒（Einspieler）等研究发现，高危婴儿第1个月的家庭录像中GMs评估表现异常者中，将有68%（17/25）发展成为ASD。扎佩拉（Zappella）等对18例在2周岁诊断为ASD儿童的6个月龄内的家庭录像进行GMs评估，研究发现，2个月龄内被评估为PR的婴儿有60%发展为ASD，3～5个月龄内被评估为AF的婴儿有90%以上发展为ASD。3和5两项是《共识》中提到ASD筛查中明确的两个重要项目。

6是主观判断，只要父母有此担心，无论是否筛查评估有阳性指标，都应该进行至少1个循环单元的干预。由于蕾波法自闭倾向干预管理方案特殊的设定，使得有更专业的团队和父母一起面对并处理他们发现的现象。避免盲目地开展训练。

二、"一评三训一督"循环单元

（一）"一评"

对儿童。采用蕾波身心状态评定，评估目前儿童在粗大运动、精细运动、口腔运动、社会性四个功能区的身心状态，突出在评估每一状态中的情绪、目光和意愿。比如，在评估3个月龄内的婴儿俯卧抬头的身心状态，不仅侧重考量抬头的稳定与高度，而且要看在完成过程中的整个躯体状态，是僵硬、松软、懈怠，还是柔软、活跃的。同时看婴儿的面部表情是松弛、淡漠，还是多变。当完成俯卧抬头后是否有目光一致的转头观望找寻的动作及对眼前出现的人是否投以关注，包括目光、声音和身体活动变化，等等。同时记录1次GMs。详细评估项目见本书上篇第二章第四节身心状态评定。

对母亲。评估还要看母亲和婴儿的实际互动，以哺乳、换尿布、帮助孩子翻身等操作；提供母亲认为有问题或认为非常好的事件的录像，主要是喂奶、面对面交流、逗引；要评估母亲和孩子安静环境里说话的情景。

对有母婴关系问题的家庭，需要确定是否、何时需要联合评估。

（二）"三训"

每周1次训练，每次30分钟或依据实际情况安排。根据"一评"的内容，制订训练目标。内容主要包含上篇第四章身心统合训练内容，比如，对有躯体整体状态问题的，可以教家长抚触统合操、球上运动操、节奏健脑操；对互动差的可以教家长被动手操，和在各种身心统合操中的情绪表达，及识别儿童一切活动中的目光找寻信号，在目光找寻视野内加入母亲的笑脸和交流的声音，不放弃每一秒对母亲目光的撇过。与母亲一起确定如何回应儿童的声音信号，对任何一次的儿童发起的主动身体互动都要仔细辨认争取恰当回应。每周统计训练时间，争取达到每周20小时家庭有效训练。

（三）"一督"

倾听。在40～60分钟/次的时间里，首先是倾听，听母亲讲述训练过程中的成就、困难及发现的问题。不管这些事情是否已经在"三训"中讲过，是否已经改善，凡是母亲想说的都可以说。之所以是倾听，主要是给母亲一个充分讲话的空间，不是答疑解惑的教育。在关键的引起督导治疗师注意的地方，可以请母亲多讲一些。这里是两个成人的精神相遇，都有帮助孩子的共同欲望。督导治疗师的理念是：母亲需要讲出话语，让孩子听到，也让她自己听到，还有让一个不去评判、教育、否定她的督导治疗师听到。这对母亲是个精神支撑；对孩子是精神建构的需要。

针对母亲质疑或发现的儿童四大能区的问题，进行现场、在线、录像观看，请母亲或直接操作进行必要的检查。对评估时发现的问题的动态变化趋势并结合新出现的问题作出判断：（1）有ASD症状改善不明显，分析可能的原因，解释给母亲，并根据情况联系联合评估或ASD线下诊断评估。（2）症状如期改善，和母亲交流，恰当预测，调整期望值在合理的水平。（3）记录并与三训治疗师沟通，汇总情况，讨论下一步方案调整。

预约下一循环单元的工作时间。

三、联合评估

首个循环单元"一评"之后，由评估师提议组织跨学科联合评估，不局限在训练目标如何制订，而是要从不同专业的角度确定是否增加母婴关系谈话治疗、儿童精神分析工作。这个联合评估需要儿童精神分析家或精神分析受训经历的儿童发育医生参加。母亲参与评估过程最后的解释环节。

2个循环单元之后，症状改善不明显，由督导治疗师组织跨学科联合评估，调整训练目标或转入密集强化训练，增加小组互促课。需要儿童教育专业人员参加。母亲参与评估过程最后的解释环节。

循环单元之后，由督导治疗师与评估师讨论，若共同认为需要进一步诊断ASD，则由督导治疗师联系相关诊断资质的医生或医疗机构进行ASD诊断。督导治疗师可根据情况陪同参与诊断过程，以便提供评估、督导时的一些相关信息。

四、密集强化训练方案

（一）家庭干预与机构干预的转移

与家庭为主的循环单元方案有效及时地衔接。在"一评三训一督"的循环单元中发现、联合评估的结果建议及ASD专业诊断后，或在2个循环单元干预中症状动态变化不大，或出现了新的自闭倾向，需要改变以家庭为主的干预方式，转入以专业训练为主的密集强化训练方案中；在联合评估中确定需要调整母婴关系和需要转入以专业为主的密集训练方案中。这些自闭倾向的儿童如果继续采取家庭为主的干预方案，可能会出现干预效果继续不如意的现象。因此，不必等诊断为ASD后再转入密集强化训练。

（二）"共同工作"的方案

强化训练须一人一案，为治疗师和儿童搭建一个共同相处的场所为首先目标。每天，治疗师和家长均对孩子进行针对自闭倾向干预或自闭症干预的工作，每周每个治疗师需要与儿童共同工作10～15小时，同时指导家长按照计划再每周工作10小时以上。总体工作时间比循环单元方案增长约5小时/周，但是治疗师执行的工作时长比例明显增加，这也体现了"密集、强化"的概念。

"共同工作"这个词的选用是提示这个方案并非是单纯的治疗师训练问题儿童的模式，而是治疗师和儿童共同工作的模式。因为单纯训练、治疗的理念从精神分析的视角看一方是权威主体，一方是被治疗的客体，治疗师站在权威的位置来实施的治疗工作，问题儿童需要顺应、服从和接受，这是需要儿童有能力接受才可达成的治疗关系。而面对自闭症儿童或者很轻的自闭倾向的儿童，完全治疗的思路不仅进展不如预期，而且还可能会使治疗的信号被自闭症儿童判读为新的侵入性信号而更加关闭与外界交往的窗口。即使某些行为可以被训练出来，其中有多少是儿童主体获得身心统合状态后的主动请求、互动发起的信号，这是需要仔细判读的。

蕾波共同工作的理念是两个主体相遇，治疗师尝试在儿童能接纳的情况下逐渐加入儿童的空间，即使没有互动，在共同空间下或者在儿童活动的空间下逐渐近距离、少肢体活动的操作，最终引出儿童加入治疗师的活动或者治疗师加入儿童的活动；并不强调训练儿童目光注视治疗师的脸等策略，而是强调共同工作的状态。在此期间治疗师是有意增加在儿童目光范围内的主动注视儿童的行为。期待两个目光的相遇，两个声音的相遇，交替操作某些物品，在儿童的想象游戏中（比如玩厨房、医院模拟玩具等）一同想象性地操作。等待并积极寻找儿童发出的各种信号，尽量以儿童的方式回应。比如看到儿童玩打针的游戏，治疗师在身体动作幅度尽量小的状态下逐渐接近儿童的操作空间，拿起一些东西和儿童一起创造打针情景。只要儿童不快速离开，治疗就在一点点展开。最终，儿童接纳一个他人的存在，并一起玩打针的游戏。

从大量的报道中可以总结出：即使是全球范围内更多被采纳的行为疗法中也一样提倡父母或治疗师与儿童"共同注意"，避免过度主导。研究证明，低强度的教父母如何干预孩子的训练就可以快速影响孩子的社交和沟通，但需要因人而异的方案。之所以提低强度是针对高强度而言的，因人而异的方案也是在说，不是低强度就是唯一策略，还要考虑孩子的实际情况。因此，蕾波提倡治疗师与儿童的共同工作关系，不仅有儿童精神主体表达的理念，也和很多训练方法一直提倡的注意事项一致。

因此，蕾波的密集强化干预方案中，首先的"共同工作"就是强调在整个的工作现场中，需要的两个主体的相遇，不仅仅在关注点上，是全方位在场，是自闭症的孩子能够把治疗师纳入他/她的工作空间而言的。这是需要治疗师有很强的加入儿童空间的欲望，是需要在原有的康复知识背景下添加儿童精神分析理论的。

（三）循环单元的密集与强化

"一评三训一督"的循环单元干预方案是以家庭为主的策略，是从出生开始介入的，专业人员参与的方案，力求尽可能地避免一些症状的忽略，并不是早期就贴上"自闭症"的标签，但也不是等待家庭发现的策略，是在两者之间。蕾波专业人员和家长一起检测、管理某些症状，一起面对一些问题，用积极的手段进行恰当的干预，边干预边评估动态考量的方案。但是整个循环单元的模式，要求家长完成20小时/周的共同时间。而治疗师参与其中1～2小时/周。如果此模式进行一段时间后评估出需要调整，就会采取"密集、强化"的策略。这是指治疗师参与的时间和内容要远远大于循环单元干预策略。

（四）儿童精神建构过程中积极的干预策略

尽管从形式上看，方案仍然是由发育个体差异关系模型为参照的蕾波功能训练方案（参照上篇第五章相关内容）。治疗师也进行粗大运动、精细运动、口腔运动和社会化功能的身心统合训练。但是针对自闭倾向和自闭症儿童，更多的是用精神发生学的视角看个体差异化的地方。因为蕾波的理念在于任何行为（症状也是行为）都是有主体结构下的欲望驱动的。这个欲望背后的发生学的不同点，是介入干预的关键。

儿童精神结构的建构是参考四川大学教授、精神分析家、被称为"中国精神分析第一人"的霍大同教授的理论（具体内容请参考《精神分析笔记》）。在霍大同教授看来，出生是胎儿从子宫内的水环境到气环境的转换。出生后与要负责完成信息和物质交换而延续生命相关的眼睛、鼻子、耳朵、嘴巴、皮肤、肛门等的"开口"处需要打开。这个打开首先是生物学意义的，或者说是反射性的、本能的。作为人类的抚养来说，存在一个完成这些交换的重要客体——母亲的位置。

有着成人精神活动的母亲，在做母亲养育自己的子女的代际欲望推动下在新生婴儿面前哺乳、更换尿布、怀抱婴儿、带着情感讲着各种希望婴儿听到的话语、注视着婴儿，并热衷而敏锐地发现婴儿的生长变化。这一系列做母亲的行为甚至是大众共识的，无需教授的，自看到自己的婴儿出生就被激发的积极正面的母性行为。这个位置可以是生物学的母亲，也可以是其他任何一个执行母亲功能的人来代替。

总之，对新生婴儿来说，这个母亲养育行为实施的过程帮助婴儿打开与外界交往的窗口，婴儿也在生理需求满足之外，和这个母亲达成了一个母婴关系特定的模式，获得了这个母亲位置的人提供的人类的各种精神活动的信息。随后婴儿将这些信息在精神器官（详见《精神分析笔记》有关精神器官的解释）内部进行加工，并发出人类共用，实际上是母亲理解的声音、话语；情绪表达，并且整合了自己的形象，完成精神对躯体的整体认知。人的一阶精神结构就搭建完成了，婴儿依据和母亲的互动也接纳了母亲的养育欲望和母亲的规则要求。当然依据霍大同教授的理论模型，还有进一步与性别相关的二阶人格结构需要再搭建。这是有一定的时间发生概念的。

自闭症就是这些开口处没有打开，儿童没有和母亲建立有帮助精神建构意义的有效互动。注视、呼唤、主动进食、游戏、情感表达等行为没有在母亲和儿童之间循环进行。儿童可以接受常规的生活照料，也可以有拒绝的行为，但是不关注另一个他人，除母亲之外的任何行为，也就是形成了自闭症儿童特有的精神结构。而且随着时间的延长，越缺乏互动，儿童越不使用这些开口与外界交流，尤其是使用语言进行言说表达，并以自己的方式生活。这在常规社会是很难进入主流教育系统，很难找到自食其力的生存机会的。

蕾波的干预治疗方案中强调发现儿童使用开口处释放的信号，即使很微弱的信号，一旦被治疗师捕获，也是促成有效治疗的重要的机会。后续针对这个信号的恰当回应也是更加重要的地方，不能让干预减灭这些本身就很微弱的互动信号。有儿童互动信号必定要回应，这一点可能从治疗师的经验出发，会比母亲更容易做到。而且治疗师对于儿童来说是一个新的他人，只要产生关注时，婴儿不好依从与母亲相处的模式进行预判的，往往产生了新鲜感，也给母亲提供了一个新的示范模板。

第四节　总结

ASD自1943年里奥·坎纳医师首次引入"早发性婴儿孤独症"概念以来，70多年来针对ASD的诊断、评估、干预持续不断地变化着，作为一种神经发育障碍的疾病，尽管相关的病因学研究发现ASD是多基因相关疾病，但是也存在环境、遗传等多因素的影响，但是尚无确定的生物学标识物。诊断至目前为止仍是以症候群的描述为主，存在着一定的主观性。如何早辨识、早干预，回归正常生活工作轨迹是医学/康复界、教育界、心理/精神分析界多领域共同关注的。

在医学界，最新的诊断DSM-5确诊年龄仍然偏大，美国平均确诊年龄为4.2岁，相比发达国家，包括中国在内的发展中国家对于ASD的认识和诊断干预水平明显滞后，相关资源严重匮乏，儿科医师在ASD的诊治方面还存在很多不足，造成中国ASD患儿诊断平均年龄普遍偏大，早期干预率低。

多年来，蕾波法在针对中枢神经系统损伤相关的疾病干预治疗过程中，本着早诊断、早干预的原则，不断探索，总结出一套独特的有效管理自闭倾向早期辨识和干预管理的整体策略，并针对干预管理效果不理想的婴儿，及时组织联合评估，用跨学科团队共同参与的模式研究针对每一个ASD早期问题的多视角干预策略。在实施层面，以家庭干预为主的"一评三训一督"的循环单元干预管理模式，站在支撑、帮助母亲的角度，在全面评估下教授母亲专业的干预手法，并由初始的评估师和随后的督导治疗师多点、多角度地关注干预症状的动态变化。随时出现问题，及时组织相关评估和协助进一步的诊断。让家庭干预方法专业而有专属个案的特色，同时避免了父母忽视、遗漏早期自闭倾向的发现和变化判断。对转入自闭症系统密集训练的儿童，训练策略以转到治疗中心为主的模式，治疗师直接参与训练的时间比循环单元干预模式增加4~5倍。在方法上除了在四大能区身心统合状态的功能训练中着重关注营造治疗师和儿童共同空间，引导开展游戏治疗外，针对母婴关系模式，特别增加了儿童精神发生学理念下的母婴同在的精神分析框架下的谈话治疗，和儿童精神分析个案治疗；着重在母亲养育欲望的代际传递模式的梳理，理解；以及儿童精神建构下的儿童精神分析治疗；同时，在早期即组织了3人以上的社会性互促课。

多角度、多视野、长程系统管理及密集强化训练的整体策略，临床实施以来，仍有不少婴儿在干预管理训练中被诊断为ASD，但是大部分纳入管理的儿童都有症状的改善和部分症状的消失。由于临床数据的不足，尚未完成相关数据的统计。随后，蕾波致力于开展早期辨识自闭倾向同步干预的队列研究，未来2~3年后将有相关的研究结果呈现。

第十章

蕾波法在其他儿童神经肌肉疾病中的应用

儿童神经系统疾病按部位分类有中枢性和周围性，按疾病性质分类有损伤、感染、遗传、基因突变等。中枢性神经疾病：脑瘫（Cerebral Palsy，CP）；脑积水（Hydrocephalus）；脊髓性肌萎缩（Spinal Muscular Atrophy，SMA）。周围神经疾病：臂丛神经损伤（Brachial Plexus Injury，BPI），又称产瘫（Birth Palsy）；急性感染性多发性神经根神经炎，又称吉兰—巴雷综合征（Guillain-Barrés Syndrome，GBS）等。这些疾病严重影响神经肌肉运动。

神经肌肉运动需要三个环节：①运动神经元（神经细胞）发出运动指令；②运动指令通过神经肌肉接头传到肌肉；③正常的肌肉接受运动指令而运动。三个环节缺一不可，任一环节出了问题都会影响神经肌肉运动。第一环节的代表性疾病，如脑瘫（中枢性）、臂丛神经损伤（周围性）；第二环节的代表性疾病，如重症肌无力；第三环节的代表性疾病，如进行性肌营养不良等。三个环节的疾病最终都表现为肌肉萎缩和无力。蕾波康复法针对肌肉萎缩和肌无力有独到的康复干预训练方法。其"推、点法"能有效改善受累部位组织的血液循环及营养环境，防止肌肉组织萎缩和挛缩，刺激肌肉功能收缩，提高运动功能力量。

第一节　脑积水及脑积水引流术后

一、疾病概述

一般所说的脑积水（图10-1），主要是指脑内积水。有人谓之的"脑外积水"是因为脑损伤后脑萎缩或脑发育缺陷引起的脑外脑脊液相对较多，也称为脑外间隙增宽。脑内积水，是指由于各种原因所引起的脑脊液分泌过多、脑脊液循环受阻或者吸收障碍而导致脑脊液在脑室系统蓄积，使脑室扩大、脑实质受压。

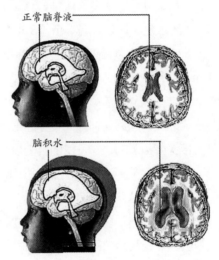

正常脑脊液

脑积水

图10-1　脑积水示意图

脑积水主要临床表现有：①头颅形态改变。头颅形态改变是本病最重要的体征，即头颅增长速度的增加，头围增大常在出生时或出生不久即出现且呈进行性加剧，在一定时间内连续测量头围，有明显改变。头颅与躯干生长比例失调，头颅过大而重，以致垂落胸前。患儿呈头颅大、颜面小、前额突出、下颌尖细的容貌。②颅内压增高，前囟扩大、膨起，孩子直立抱时前囟仍显饱满；头围增长速度大于同龄正常儿或头颅明显增大；颅缝可分开，轻叩头部可有"破壶声"；由于颅内压增高，静脉回流受阻，故头皮静脉明显怒张。③神经功能障碍。患儿早期生长发育正常，后因三脑室后部的松果体侧隐窝扩张，压迫中脑顶盖部可出现眼肌麻痹，表现为双眼球下旋，上部巩膜时常暴露，可见眼球下半部常落到下眼睑下方，称之为"落日症"，是先天性脑积水的特有体征。患儿头部控制力差，也会表现为行走缓慢且不稳，严重时行走、站立都有困难。由于脑积水造成脑萎缩或脑发育缺陷，发育迟缓、神经运动发育障碍，肢体姿势运动异常；还会表现为智力障碍，早期出现记忆力减退、言语减少、计算力下降，随病情发展，可出现缄默、情感障碍、意志力减退等，并逐渐发展为痴呆。

许多脑瘫婴儿由于脑损伤后脑萎缩或脑发育缺陷，颅脑核磁可表现有脑室系统的扩大，此时的脑室扩大是由于脑实质减小、多余空间由脑脊液补充所致。这种情况的"脑积水"是非梗阻性或称交通性的，颅内压是基本正常的。通过"推点"干预及功能训练，可促进脑组织生长、发育、代偿，"脑积水"可以减轻，甚至恢复到基本正常。

在梗阻性脑积水中，按脑脊液通路受阻部位可分为：①由室间孔或第三脑室梗阻引起一侧或两侧脑室脑积水；②由中脑导水管梗阻引起两侧侧脑室和第三脑室脑积水；③由第四脑室梗阻引起两侧脑室和第三脑室脑积水，以及中脑导水管扩张；④由第四脑室正中孔和侧孔梗阻引起侧脑室、第三脑室、中脑导水管，以及第四脑室的脑积水等。

结合颅脑核磁改变，有助于鉴别梗阻性和非梗阻性脑积水。如不伴有第三脑室扩大、脑室角锐利的双侧侧脑室增大，常是脑实质损伤的非梗阻性脑积水；一侧或两侧脑室角钝圆的侧脑室增大常有部分梗阻，应注意颅内压是否继续增高，继续增高应及时分流，分流术后尽早开始"推点"干预及功能训练。

二、康复治疗实施要点

蕾波康复法主要介入非梗阻性脑积水及脑积水分流术后各种功能障碍，主要干预方法有：

（一）蕾波纠正异常

针对肢体运动姿势障碍，按照姿势肌动学进行异常精准评定，并参照本书第六章内容，针对精准定位的异常运动、姿势、肌张力和异常反射，给予"推点"干预及功能训练。尽早开始，每天3~4个单元，每个单元45分钟左右，直至功能基本正常。

（二）蕾波统合训练

以蕾波头疗为基础，促进头颈部静脉和淋巴回流，减轻颅内压力。取仰卧位，颈后垫枕，分别转头暴露左颈部及右颈部。辅用蕾波精油/啫喱或医用耦合剂自耳后乳突部沿颈淋巴走向缓慢、不间断推顺至锁骨上窝数次，于颈淋巴结处轻缓点压。每天2~3个单元。主要目的通过改善脑部微循环，减轻脑积水，促进神经运动发育和功能恢复。临床见过脑室内压力不是迅速上升的梗阻性脑积水，通过"推点"干预及功能训练，脑积水转为非梗阻性且明显减轻的多个病例。理论推测可能是干预改善了脑的微循环及干预一时增大的颅内压，冲开了脑脊液循环中较轻粘连、阻塞部位。经临床实践证明推点手法可以改善颅内微循环和淋巴循环。

（三）蕾波功能训练

由于各种原因所引起的脑脊液分泌过多、脑脊液循环受阻或者吸收障碍而导致脑脊液在脑室系统蓄积，使脑室扩大、脑实质受压，临床多有脑瘫等神经运动发育落后和障碍的表现。通过蕾波身心状态评定16项，可以明确蕾波的粗大运动功能训练、精细运动功能训练和口腔运动功能训练的方案，按照"纠—统—训"的康复单元实施。针对眼肌麻痹的"落日症"，可用眼肌操（见本章第七节）和蕾波头疗的相关手法进行干预治疗。

第二节　脊肌萎缩症

一、疾病概述

脊肌萎缩症，又称脊髓性肌萎缩（Spinal Muscular Atrophy，SMA）或进行性脊髓性肌萎缩症，是一类由脊髓前角运动神经元和脑干运动神经核变性导致肌无力、肌萎缩的疾病。多是常染色体隐性遗传，小部分为基因突变引起。根据发病年龄和肌无力严重程度，临床分为婴儿型、青少年型、中间型和成人型。共同特点是脊髓前角细胞变性，临床表现为进行性、对称性，肢体近端为主的广泛性弛缓性麻痹与肌萎缩。智力发育及感觉均正常，发病越早，预后越差。

婴儿型又称Werdnig-Hoffman病，出生后6个月内发病，主要特征是严重的肌张力低下、全身肌无力、肌肉萎缩、腱反射消失，可累及舌肌、面肌、下颌肌（图10-2）。严重的会出现呼吸衰竭和喂养困难，部分严重的新生儿可有先天性关节挛缩，多数患儿在2岁内死于呼吸衰竭，预后差。

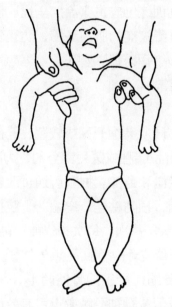

图10-2 脊肌萎缩症婴儿型示意图

青少年型又称Kugelberg-Welander病，婴儿期表现正常，多在出生18个月后起病，早期运动发育正常，可独走。进行性肌无力呈近端分布，肩带肌特别容易受累。独走时间延迟，延髓肌很少受累。容易有肌束纤维颤动，最容易有舌肌的颤动。预期寿命不缩短或轻度下降。

中间型又称Dubowitz病，多在出生后6~18个月起病，进展较婴儿型慢，早期通常可以吸吮，吞咽和呼吸功能正常。主要为进行性肌无力，最终会严重残疾。尽管寿命缩短，但多数可以活到成年期。

成人型即晚发型，18岁之前发育正常，多在18岁后起病，逐渐出现四肢近端肌肉无力，运动障碍进展缓慢，不影响预期寿命。

二、康复治疗实施要点

由于当前可治疗脊髓性肌萎缩症的药物尚不能广泛使用，因此，定期物理治疗（PT）、正确使用支具或矫形器、规律运动训练等积极的康复治疗仍是目前干预、延缓疾病进展的主要手段。即使今后应用"可治疗药物"，康复训练仍应贯穿治疗全程。蕾波推点疗法及适宜的功能训练对减轻脊肌萎缩症的肌肉萎缩、防止软组织及关节挛缩、促进运动功能有明显的治疗和预防效果。

（一）蕾波纠正异常

1.四肢推顺

脊肌萎缩症常以下肢肌萎缩开始或较著，一般下肢是第一重点。蕾波推顺要辅用蕾波精油/啫喱或医用耦合剂，力度达到肌层，反复从足趾向心性地推至腹股沟和臀部。推顺可通过改善肌肉、神经微循环等环节，阻抑肌肉萎缩，预防粘连、挛缩。上肢推顺要从指端开始推至肩部。以上推顺均每天3~4次，每次20分钟左右。

2.背部推顺及点压蕾波脊神经触激点

脊柱侧弯是脊肌萎缩症严重的骨骼畸形，不能行走的患者更易发生。背部推顺及点压蕾波脊神经触激点可有效增加核心肌群力量，利于坐、站、走功能训练，预防脊柱侧弯。蕾波推顺要从骶部沿脊柱两侧推至颈椎及整个背部肌肉，整个脊椎两侧的脊神经触激点都要点压。虽然该病是脊髓前角运动神经元和脑干运动神经核变性，但通过点压蕾波脊神经触激点，增强了脊神经根传入、传出信息信号，刺激了脊髓前角运动神经元代谢活跃，达到了改善神经肌肉营养代谢的目的。

（二）蕾波功能训练

通过蕾波身心状态评定16项，可以明确蕾波的粗大运动功能训练、精细运动功能训练和口腔运动功能训练的方案，按照"纠—统—训"的康复单元实施。需要强调的是，按发育规律进行/追赶的功能训练中立位功能训练最为重要，11～12个月的孩子就要增加立位矫正立板及坐起椅训练、扶持矫正蹲起训练等，无迈步意识的还要增加扶髋穴位刺激行走训练。

（三）蕾波拨法及微创针刀治疗

早期应用蕾波推点治疗可有效预防组织粘连、挛缩，开始应用蕾波推点疗法较晚的脊肌萎缩症，多有组织粘连、挛缩，对其中较轻者，推点增加拨法常可使之减轻或纠正，较重者需增加微创针刀治疗，微创术前、后仍需应用推点手法进行康复治疗。

第三节　中枢神经感染性疾病

一、疾病概述

中枢神经感染性（Central Nervous System Infections）疾病是病原生物侵犯中枢神经系统的实质、被膜及血管等引起的急性或慢性炎症性疾病。其病原体有病毒、细菌、真菌、螺旋体、支原体、寄生虫、立克次体等。感染途径包括血行感染、直接感染和神经干逆行感染等。

中枢神经感染性疾病可分为脑膜炎（Meningitis）、脑炎（Encephalitis）、脊髓炎、中枢神经系统慢性感染（包括进行性风疹全脑炎、库鲁病等）、脑脓肿、硬脑膜下脓肿、硬脑膜外脓肿、颅内化脓性血栓性静脉炎，还包括主要累及中枢神经系统的狂犬病、脊髓灰质炎（Poliomyelitis）等。

脑膜炎、脑炎可发生于任何年龄，无明显的性别、地区性和季节性的差别。临床表现有发热、头痛、呕吐、颈项强直、痫样发作、意识障碍及谵妄、幻觉等精神症状。因其损伤神经部位不同，还可能出现局部神经功能缺损的表现，如神经支配区的感觉障碍、运动障碍及斜视、复视、失明、腱反射不对称等病理性神经反射。

后遗症多为一侧上肢瘫痪或双上肢瘫痪，可伴有智力减退，记忆力、定向力减退，失语等表现。由于药物或者治疗不及时，少数患者会引发癫痫。

脊髓灰质炎（图10-3），是由脊髓灰质炎病毒引起的，临床特征为分布不规则和轻重不等的迟缓性瘫痪，轻者无瘫痪出现，重者会因呼吸肌麻痹而死亡。脊髓灰质炎按病变部位可分为脊髓型、脑干型和脑炎型，以脊髓型最常见。在发热和肌肉疼痛处于高峰期时，突然发生瘫痪，或者从轻微瘫痪开始，逐渐加重。可表现为四肢瘫痪，尤其是下肢瘫痪，多数为单个肢体的瘫痪。病损累及脊髓前角灰质，临床上常常表现为肢体软瘫。

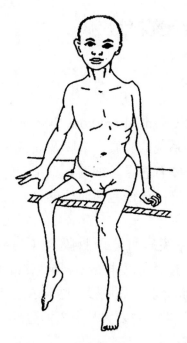

图10-3　脊髓灰质炎示意图

临床治疗主要是消灭或抑制病原体，这常常需要外力的介入，如抗菌药物及清除病灶等。激发或促使机体的体液及细胞免疫机制有适度的改善，以增强防御及修复能力也很重要。另外，校正或调节病理生理机制以减轻炎性反应对靶器官的损害，保护脑及脊髓的功能，注意水电解质的平衡及急性期过后的康复治疗等亦是极为重要的辅助手段。

二、康复治疗实施要点

蕾波康复法可介入的环节是脑炎、脑膜炎炎症控制，生命体征平稳，病情暂时稳定；脊髓灰质炎急性期过后应立即开始蕾波法干预，来控制瘫痪的发生及发生的程度。

主要干预方法有三个。

（一）蕾波纠正异常

脑膜炎、脑炎后期多表现为上运动神经元损伤的硬瘫，阻抑肌肉痉挛的手法是重点。脊髓灰质炎表现为病损累及脊髓前角灰质的软瘫，应以增肌力促运动，点压脊神经触激点的手法为主，特别是瘫痪肢体对应的脊髓段。按照姿势肌动学评定结果，主要针对无力肌或力弱肌，参照本书第三章内容的"推点"纠正异常和功能训练。每天3～4个单元，每个单元45分钟左右，直至使硬瘫的痉挛肌肉解痉降张力；软瘫的肌力增强，功能基本恢复正常。

（二）蕾波统合训练

针对认知、言语、视、听障碍情况，以蕾波头疗和"眼—口—手协调操""眼—体—口协调操"等方法，促进相关症状改善。取仰卧位，颈后垫枕，分别转头暴露左颈部及右颈部。辅用蕾波精油/啫喱或医用耦合剂自耳后乳突部沿颈淋巴走向缓慢、不间断推顺至锁骨上窝数次，于颈淋巴结处轻缓点压。每天2～3个单元。主要目的是通过改善脑部微循环和淋巴循环，增强局部免疫抗炎功能，促进智力和行为发育。

（三）蕾波功能训练

针对炎症后遗症，可根据肢体姿势运动障碍及蕾波身心状态评定16项情况，分别应用相应的蕾波康复方法进行干预，可促进神经运动发育和运动功能恢复。开始较晚的除肌肉萎缩外，还常有软组织粘连、挛缩，应增加拨法加以纠正和改善。

第四节　外周神经损伤

一、疾病概述

外周神经损伤可分为开放性损伤和非开放性损伤。前者一般伴发于软组织的开放性损伤，引起神经的部分截断或全截断；后者并发于软组织的钝性非开放性损伤，引起神经干的挫伤、压迫或牵张，在神经内发生小的溢血和水肿，髓鞘水肿和变性。外周神经损伤的结果主要是神经麻痹，表现为感觉功能障碍，即感觉减弱或丧失；运动功能障碍，即受神经支配的肌肉运动机能减弱或丧失，表现为肌肉弛缓无力，丧失固定肢体和自动伸缩的能力；肌肉萎缩，即神经营养失调与患肢运动不足造成有关肌肉在病后一段时间出现萎缩，表现为肌肉凹陷、体积缩小。

外周神经损伤的主要原因是外伤，如：牵引性损伤，最常见的是出生时臂丛损伤；其他外伤包括切割伤、压迫性损伤、枪伤、辐射伤、缺血性损伤等。临床儿科多见的外周神经损伤是臂丛神经损伤（Brachial Plexus Injury，BPI）（图10-4），主要是由于胎儿臂丛神经在分娩过程中因牵拉或压迫所致，临床表现主要是伤侧上肢功能障碍。上臂型主要表现是患肢下垂，肩不能外展，肘部微屈和前臂旋前；前臂型常在出生后多日才发现，主要表现是患侧手大小鱼际肌萎

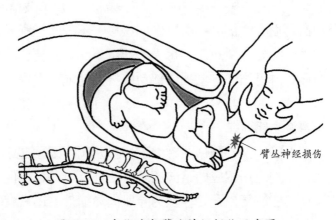

图10-4　产伤造成臂丛神经损伤示意图

缩，屈指深肌肌力减弱，常有臂部感觉障碍；如颈交感神经受损，则上睑下垂，瞳孔缩小；全臂型主要表现是全上肢完全瘫痪，感觉消失。目前对新生儿臂丛神经损伤主要治疗是针刺、按摩、固定、功能训练，对完全离断的手术吻合后进行康复。对于新生儿臂丛神经损伤，大部分可自行康复，少数患者出现终生功能障碍。

二、康复治疗实施要点

外周神经损伤康复治疗早期主要是营养神经，消除疼痛、肿胀，防止关节僵硬、肌肉萎缩，还有恢复运动和感觉功能。在康复训练方面，可以通过蕾波推点疗法、神经肌肉点刺激、关节运动训练等，促进肌肉的受损恢复，增强肌力，还有解除关节僵硬，预防肌肉肌腱的粘连、挛缩。康复的目的主要是促进神经再生，恢复神经功能，恢复运动感觉。蕾波康复法可介入的环节是，外周神经损伤确诊后即可进行，即使需要对离断神经手术吻合，术前、术后施以蕾波推点疗法，也有利于手术的成功和术后康复。

蕾波纠正异常：对损伤的外周神经及其支配的肌肉等软组织应用推顺法，沿着神经、肌肉走向，向心性的推顺，可通过推出瘀血、引来新血、促进淋巴回流等环节，有效改善受损外周神经的神经内溢血、水肿和髓鞘水肿、变性；改善受损外周神经支配肌肉的微循环，保证肌肉神经营养，预防肌肉萎缩。对相关的蕾波脊神经触激点进行点压，可促进损伤的外周神经修复和功能重建，改善瘫痪肌肉的肌力和主动运动功能。

针对新生儿臂丛神经损伤的推顺，上肢要从指端开始推至肩部反复多次。基于臂丛神经是由脊神经颈5～8和胸1前支组成，点压颈、上胸部脊髓触激点，可通过刺激臂丛的上段神经促其恢复。在此基础上进行被动、引导、主动的上肢功能训练及统合训练。每天3～4个单元，每个单元30～50分钟。

针刺治疗外周神经损伤不如蕾波的推点手法效果明显，针刺主要是通过刺激受损部位的神经反应，来激发或抑制机体相应的生理生化反应，促进神经生理功能的兴奋或抑制来达到康复治疗目的。动物实验研究观察到完全离断某外周神经后，在该神经支配区进行针刺，就没有预期的神经生理反应，刺激不应答。

蕾波推点不仅对臂丛神经损伤效果更好，对其他外周神经损伤效果亦更佳。北京精诚博爱康复医院"蕾波法推顺治疗小儿腓总神经损伤"报告证实，蕾波推点疗法在应用于外周神经损伤康复治疗中有明显效果。

外周神经损伤应用蕾波法干预治疗，最主要的目的是增加受损神经肌肉的血液淋巴循环，改善神经肌肉营养环境，纠正神经麻痹，预防肌肉萎缩。所以，蕾波的推点应被首先使用，并非常适宜的方法。蕾波统合训练和功能训练则应根据外周神经损伤的部位、神经麻痹程度、肢体肌力、肌张力等具体情况，经过蕾波身心状态（粗大运动、精细运动、口腔运动）评定16项而对应采取统合、功能训练方法。

第五节　神经系统脱髓鞘疾病

一、疾病概述

神经纤维分为无髓鞘神经纤维和有髓鞘神经纤维。有髓鞘神经纤维如植物神经节前纤维和较大的躯体神经纤维，其轴索有一个外鞘，称为髓鞘（Myelin Sheath，图10-5）。髓鞘由髓鞘细胞的细胞膜构成，主要成分是脂质及蛋白质，既保护轴索，又具有对神经冲动的绝缘作用，可加速神经冲动的传导。髓鞘厚的纤维冲动传导亦快。在髓鞘遭到破坏时，传导速度减慢。神经传导也受温度的影响，在髓鞘脱失时体温的升高可引起传导阻滞。临床上多表现为肌肉运动瘫痪、感觉障碍或自主神经失调等。

神经系统脱髓鞘疾病是以神经髓鞘脱失为主，神经元胞体及其轴索相对受累较轻为特征的一组疾病，病因为：①免疫介导，如多发性硬化、急性感染性多发性神经根神经炎；②病毒感染，如进行性多灶性白质脑炎、亚急性硬化性全脑炎；③营养障碍，如脑桥中央型髓鞘崩解症；④缺氧，如迟发性缺氧后脱髓鞘脑病、进行性皮质下缺血性脑病。一般临床上诊断脱髓鞘疾病时多指免疫介导的脱髓鞘疾病，包括多发性硬化、急性感染性多发性神经根神经炎等。

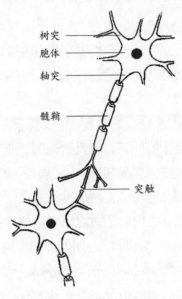

树突
胞体
轴突
髓鞘
突触

图10-5　髓鞘示意图

急性感染性多发性神经根神经炎，是由病毒感染或感染后，以及其他原因导致的一种自身免疫性疾病。其主要病理改变为周围神经系统的广泛性炎性脱髓鞘。临床上以四肢对称性弛缓性瘫痪为其主要表现。感觉障碍常为首发症状，以主观感觉障碍为主，多从四肢末端的麻木、针刺感开始。检查时牵拉神经根常可使疼痛加剧，如克尼格（Kernig）征阳性。肌肉可有明显压痛，双侧腓肠肌尤著。客观检查可有手套、袜套样或三叉神经支配区的感觉减退。感觉障碍远比运动障碍轻，是本病特点之一。肢体瘫痪常是四肢呈对称性下运动神经元性瘫痪，且常自下肢开始，逐渐波及双上肢，也可从一侧到另一侧。通常在1～2周内病情发展到最高峰，以后趋于稳定。瘫痪一般近端较重，四肢肌张力低下，腱反射减弱或消失，腹壁、提睾反射多正常，少数可因锥体束受累而出现病理反射征。起病2～3周后逐渐出现肌萎缩。较重患者可出现躯干肌瘫痪、颅神经麻痹、自主神经功能障碍等。急性脊髓炎急性期也呈弛缓性瘫痪，但常有锥体束征及横贯性感觉障碍，且括约肌功能障碍较明显，脑脊液蛋白和细胞均有轻度增高或正常。

二、康复治疗实施要点

急性发作期或复发期：卧床休息，以利病情缓解；给予瘫痪肢体适当的被动运动，以防关节僵硬及疼痛；根据肌动学评定进行推点干预及功能训练。

蕾波纠正异常：脱髓鞘疾病主要异常表现是，感觉减退和障碍、下运动神经元软瘫、肌张力低下、腱反射减弱、肌肉萎缩及颅神经麻痹等。蕾波推点手法针对这类以软瘫为主要表现的疾病，效果明显。推点可以促进血微循环和淋巴回流，增加神经肌肉营养，改善感觉减退症状。针对四肢肌张力低下，可以通过点压相应的神经触激点，增强肌力和神经肌肉兴奋性。所以，精准的受损神经肌肉定位就显得尤为重要。

蕾波统合训练和功能训练则应根据脱髓鞘疾病的部位、神经麻痹程度、肢体肌力、肌张力等具体情况，经过蕾波身心状态（粗大运动、精细运动、口腔运动）评定16项而对应采取统合、功能训练方法。

第六节　遗传疾病及基因异常疾病

一、疾病概述

遗传疾病是指由于遗传物质改变（如基因的突变或染色体畸形）而造成的疾病。人类已发现约4000种，而且每年新发现的遗传病约100种以上，这也是严重危害人类健康的因素之一，而且程度不同地代代相传。

（一）遗传疾病

遗传病主要分为单基因遗传病、多基因遗传病和染色体病。在这4000多种遗传疾病中，临床上可以见到多一点的有：先天性甲状腺功能低下、苯丙酮尿症、葡萄糖-6-磷酸脱氢酶（G6PD）缺乏症、半乳糖血症、遗传性粗皮病、21-三体综合征及其他染色体异常、先天性畸形足、先天性髋关节脱位、脊柱裂、脑积水等。

先天性甲状腺功能低下常见于过期产，表现为多睡少动、喂养困难、四肢凉、体温低、可有鼻梁低平、眼距宽、舌头大、颜面黏液性水肿等特殊面容。甲状腺功能减低症的症状出现的早晚及轻重程度与残留甲状腺组织的多少及甲状腺功能低下的程度有关。先天性无甲状腺或酶缺陷患儿在婴儿早期即可出现症状，甲状腺发育不良者常常在出生后3～6个月后出现症状，其主要特点是智能落后、生长发育迟缓、生理功能低下。

苯丙酮尿症临床表现主要为智力低下、头发黄稀、尿和汗有特殊臭味、走路不稳、肌张力高。

葡萄糖-6-磷酸脱氢酶缺乏症临床表现主要为服用磺胺类、呋喃类及蚕豆而发生溶血。

半乳糖血症临床表现主要为肝脾肿大、肝硬化、白内障、智力差。

遗传性粗皮病临床表现主要为粗皮病样红色鳞状疹、小脑共济失调、氨基酸尿。

21-三体综合征，也称唐氏综合征。临床表现主要为智力、运动发育落后，可有眼距增宽、通贯手、先天性心脏病等。

进行性肌营养不良，临床表现主要为缓慢进行的肌无力和肌萎缩（详见本章第十三节）。

（二）基因突变疾病

基因是具有遗传效应的DNA片段，基因突变大多数会导致疾病，造成基因突变的因素很多，环境、饮食、药物、精神中许多因素都可导致基因突变。由于染色体是基因的载体，染色体的任何改变一般都会导致基因的异常，因此染色体异常本质也可属基因异常范畴。基因异常也是儿童脑瘫发病的高危因素。

2019年*PLOS Genetics*杂志有文章称，编码SLIT2的基因突变可通过激活母体的免疫系统而导致早产。蒋榆辉等观察到新生儿黄疸的发生与Gly71Arg突变密切相关；葡萄糖-6-磷酸脱氢酶（G6PD）缺乏症是引起新生儿黄疸的原因之一，这是一种遗传性酶缺陷病，实质是G6PD

基因突变。冯永亮等研究HBsAg阳性孕妇及其新生儿同时或任一携带HLA.DR3，易导致乙型肝炎病毒（HBV）宫内感染，提示HLA.DR3是HBV宫内感染的易感基因。

研究显示遗传性血栓形成基因、细胞活素基因、载脂蛋白E基因及其他基因是脑瘫的易感基因。李小燕在研究中观察到易感基因UGTIAI TATA突变与高胆红素血症及不随意运动型脑瘫具有明显的相关性。《柳叶刀—神经病学》杂志有文章称，已经发现6个单基因变异与脑瘫相关；肌张力障碍型脑瘫主要为基因异常所致；遗传性痉挛性共济失调（ARSACS）等疾病虽明确诊断后不属于脑瘫范畴，但基因检测前常常被诊断为脑瘫。还有许多在临床上不明原因脑瘫，基因突变和染色体异常应该是考虑的主要因素。

二、康复治疗实施要点

在运动、智力发育落后的孩子中，遗传代谢疾病和基因突变的比例并不少，除了代谢疾病要有相关的饮食、药物治疗外，尽早应用蕾波康复法，可明显促进运动、智力发育。

运动、智力发育落后，即使没有明确病因诊断，也应该早期开始应用蕾波法进行康复干预。不要等所有可能因素查清楚再开始干预。就目前医学发展水平和疾病的复杂性，往往好多短时间内是查不出原因的。但是，基因突变、染色体异常的康复效果与干预开始早晚密切相关。

临床疑似或已查出有基因、染色体异常或诊为遗传、代谢疾病的，首先家长不要紧张，不要对康复失去信心。对有基因突变、染色体异常的孩子进行早期、正确干预多数效果仍然是好的，即便是重症也会有进步。

遗传及多种基因异常疾病多数表现为智力和运动发育落后，蕾波的"身心统合"康复理念及"纠—统—训"康复训练单元，都非常适合这类疾病的康复训练，尤其是蕾波统合训练中的头疗、交叉模式操、球上运动操、眼—耳—口—手协调操、小组互促课等特色康复治疗方法更加适合这类疾病的康复治疗。

第七节　视、听觉障碍

一、视觉障碍

由于脑视觉中枢发育缺陷或损伤，致新生儿不追光、不视物。视觉诱发电位检测多异常，眼底检查常见视神经发育不良等，此种情况常称为皮质盲。早期适宜的光信息刺激可促进视中枢和视通路发育，恢复视力，否则可致盲或留下不同程度视觉障碍。

1.推、点触激点

推、点头部枕区和点压视相关神经触激点，如睛明穴等。

2.光信息刺激

如红光手电（手电筒包裹红布）光刺激（图10-6），对注视红球不好的，在孩子觉醒时用红光手电引导注视，每天10～20次，每次30秒左右。多数3～5天就会出现注视，甚至追视红光，巩固1～2周后可改为与之对视的说笑，图片、红球等视信息输入。

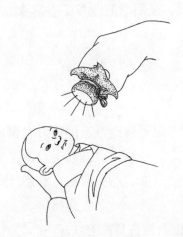

图10-6　红光手电光刺激示意图

3.瞳孔对光刺激

对皮质盲的孩子宜加瞳孔对光刺激。早期适宜的光信息刺激可促进视中枢、视通路发育，促进视力恢复，否则可致盲或留不同程度视觉障碍。瞳孔对光反应刺激是用适宜检测瞳孔对光反应、较聚光的手电，在较暗的环境中，照一侧瞳孔刚缩小时，移至另一侧瞳孔，约各1秒，休息2秒再重复，每组5次，每天20～30组，两组间隔最少5分钟。出现注视、追光，改为前述光刺激。手电光不能太强，红光手电较为适宜，应预防视网膜光损伤。

二、斜视

婴幼儿脑瘫并发先天性斜视的约占脑瘫孩子的一半，其中部分患儿需施行斜视手术矫正。需要手术矫正的多在2岁左右进行，有斜视的脑瘫孩子，2岁前除应到专业眼科检查、治疗外，在康复中应及早增加干预斜视的方法。不少孩子用这些方法就能纠正，目前临床应用有一定疗效的主要方法有：

（1）眼肌操：扶头部不动，用玩具、红光手电等引导相对力弱的眼肌收缩，如最常见的内斜，相对力弱肌是眼外直肌，要引导眼球向外、向颞侧转。

（2）固定头不动，从斜前方让孩子看喜欢的视频，引导孩子眼球转向力弱侧眼肌。

三、听觉障碍

听觉障碍除及时专业耳科检查、治疗外，蕾波推、点也有助于听觉障碍康复。

主要康复治疗方法是推、点头部颞区和点压听相关神经刺激点，如听宫穴等。

应尽早增加能促进听觉恢复的方法：

（1）声音刺激：较大声音的说话；不同频率的声响，如装有豆子小塑料瓶的摇晃声、摇铃声、竹板声等。

（2）外耳道触觉刺激：可用头发、棉花丝等刺激外耳道。

（3）音乐疗法等。

每天3～4次，每次5～10分钟。

第八节 先天性喉软化

一、疾病概述

1942年杰克逊（Jackson）首先描述了一组吸气时声门上组织向内塌陷的临床病理生理现象，提出喉软化症（Laryngomalacia）的命名。后有人称之为先天性喉喘鸣、先天性喉软骨软化病。

本病是一种婴儿常见的疾病，多数婴儿出生时呼吸尚正常，于出生后2周~2个月逐渐发生喉鸣，多为持续性或间歇性加重。喉鸣仅发生在吸气期，可伴有吸气性呼吸困难。亦有平时喉鸣不明显，稍受刺激后立即发生。有的与体位有关，仰卧时加重，俯卧或侧卧时较轻。多数患儿的全身情况尚好，哭声无嘶哑，不是急性喉炎。

由于妊娠期营养不良，胎儿缺钙，致使喉软骨软弱，吸气时负压增大，使会厌软骨两侧边缘向内卷曲接触，或会厌软骨过大而柔软成杓状（图10-7）。两侧杓状会厌襞互相接近，喉腔变窄成活瓣状震颤而发生喉鸣。吸气性杓状软骨脱垂为另一原因。这种患儿之喉鸣并非因喉软骨软弱所致，而是当吸气时杓状软骨向前、向下转动，其上的极度松弛的声门上软组织坠入喉口引起喘鸣。喉喘鸣仅发生于吸气时，喉阻塞和喘鸣的程度决定于声门上软组织坠陷的程度，常因活动、啼哭等刺激使喘鸣或呼吸困难加重，俯卧位声门上组织前移使喘鸣减轻，因上呼吸道感染黏膜充血水肿而加重。

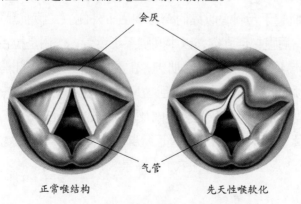

会厌

气管

正常喉结构   先天性喉软化

图10-7 正常喉与先天性喉软化示意图

研究显示喉部解剖结构缺陷、神经肌肉异常及炎症因素等与喉软化症的形成密切相关。母体维生素D等缺乏是喉部解剖结构缺陷因素之一。因此对喉软化症孩子都要补充足量的维生素D、钙及其他营养素。但临床见到不少孩子充足补充后改善并不明显。近年研究显示，神经肌肉功能不全或缺陷是另一个重要因素。如茎突咽肌、腭咽肌、舌骨舌肌和二腹肌等协调运动起到扩张声门的作用，这些肌肉功能低下就会导致喉喘鸣。

二、康复治疗实施要点

先天性喉软化一般在2~3岁常能自愈。平时注意加强营养，补充足量的维生素D、钙及其他营养素。预防受凉及受惊，以免发生呼吸道感染和喉痉挛，加剧喉阻塞。在等待自愈期间，应用蕾波推点疗法干预治疗，这是最佳选择。蕾波推点疗法可以改善微循环，促进神经肌肉和软骨发育，改善声门上软组织代谢，减轻内陷，从而达到提前自愈的效果。

咽壁的肌层由咽缩肌和咽提肌两组横纹肌组成。咽缩肌包括上、中、下三部，呈叠瓦状排列。当吞咽时，各咽缩肌自上而下依次收缩将食团推向食管。咽提肌位于咽缩肌深部，肌纤维纵行，起自茎突（茎突咽肌）、咽鼓管软骨（咽鼓管咽肌）及腭骨（腭咽肌），止于咽壁及甲状软骨上缘。咽提肌收缩时，上提咽及喉，舌根后压，会厌封闭喉口，梨状隐窝开放，食团越过会厌进入食管。

舌骨舌肌起于舌骨，收缩时牵舌向后下外侧。二腹肌前腹起自下颌骨二腹肌窝，后腹起自乳突，以中间腱系于舌骨，作用是拉舌骨向上。

蕾波推点不易精确到每个小肌肉，主要方法同舌外肌的推点干预手法相同。在前颈部进行推顺时，取仰卧位，颈后垫枕，头后仰充分显露前颈部。辅用蕾波精油/啫喱，着力到肌肉及软组织的中下部，推压应自下颌骨开始，经舌骨上肌群、舌骨、舌骨下肌群达胸骨柄上窝。反复3~6次，每天2~3个单元。点压的主要相关穴位有廉泉穴、人迎穴等。

第九节　先天性斜颈

一、疾病概述

先天性斜颈（图10-8）又叫作胸锁乳突肌挛缩性斜颈，是指出生后5天到2～3周察觉到胸锁乳突肌有肿块，患儿头偏向肿块的方向，下颌转向健侧。发病率约为0.3%～1.9%。在检查一侧胸锁乳突肌中，摸到肿块呈梭形或形状不规则，可随肌肉移动；如摸不到肿块，也可摸到一侧肌肉呈条索状发硬，两侧对比，患侧胸锁乳突肌挛缩变短。病情继续发展可出现各种继发畸形，患侧颜面短而扁，健侧长而圆，双眼、双耳不在同一平面，严重者导致颈椎侧凸畸形。经过积极治疗，大多可在6～12个月痊愈。先天性斜颈的真正原因，至今尚不清楚。目前多归因于产伤、胎位不正、血运受阻及遗传因素等。

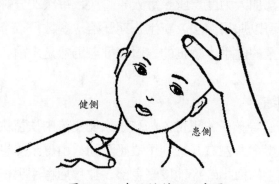

图10-8　先天性斜颈示意图

二、康复治疗实施要点

由于先天性斜颈的病因和发病机制尚未完全阐明，目前仍缺乏病因治疗。先天性斜颈出现包块的原因除产伤或子宫内位置不良引起局部缺血外，还有可能与脑瘫时紧张性头偏斜类似，是宫内脑损伤致一侧胸锁乳突肌痉挛—微循环瘀滞、出血造成。一般先天性斜颈可以通过物理治疗的方式，而早期应用蕾波推点手法则是优先选择和效果明显的干预方法。

1.蕾波推点疗法的应用

（1）推点双侧胸锁乳突肌。取仰卧位颈后垫枕，头部稍后仰，头面偏向健侧，充分暴露包块侧。沿胸锁乳突肌走向均匀涂抹蕾波精油/啫喱，一只手扶患儿头枕部，以拇指固定要推压侧乳突，此为胸锁乳突肌一个起止点，另一只手以拇指指腹部自乳突部开始推压至胸锁乳突肌锁骨起止点处，力度作用在整个肌肉。同时点压肌肉两端的腱器官。以推出陈血引来新血，改善微循环，降低肌痉挛为主要目的。同法推点健侧胸锁乳突肌，点压该肌中部的神经肌肉接点。增强其对抗患侧、维持颈正中平衡力量。

（2）推点双侧斜方肌。取俯卧位，自斜方肌枕部起点向下、外推至斜方肌止点，反复多次单向、双向推压。双侧可同时推压，亦可两侧分别推压。

以上推点手法，痉挛肌在两端肌肉—肌腱移行部加大力度点压，拮抗肌肌腹中部加大力度点压。每天4~5次，每次20分钟。触及锁条粘连、挛缩，可以加用拨法。新生儿期开始，多数1~2个月可纠正。开始较晚或较重的需手术矫正的，蕾波推点仍然是术前、术后的辅助治疗方案。

2.功能训练

用玩具等引导孩子头正位，与孩子亲切交流中扶持头正位或稍向健侧等。出生半个月左右开始利用喂奶时间，由母亲使患儿平卧于膝上，并用一只手的拇指轻轻地按摩患部，数秒后再用另一只手将患儿头颈向患侧旋动，以达到对挛缩的胸锁乳突肌具有牵引的目的。如此每天5~6次，每次持续0.5~1分钟，轻症患儿可在3~4个月以内见效。

第十节　髋关节发育不良

一、疾病概述

小儿先天性髋关节发育不良，又称发育性髋关节发育不良（Developmental Dysplasia of the Hip，DDH），包括髋关节脱位、半脱位和髋臼等发育不良。先天性髋关节脱位，中国发生率为1‰左右，女孩、臀位产、剖宫产者较多；其他类型髋关节发育不良发生率更高。此病在婴幼儿期症状不明显，可有臀纹不对称和髋关节活动时存在响声，一般都出现的是"咔嗒"的声音。之所以会出现这样的声音，主要是因为婴幼儿的双侧股骨头从骨盆的关节窝中不断滑进滑出，这在临床上又被称之为髋关节不稳定。长时间的髋关节发育不良状况，可能会导致人的关节活动出现不对称的状况，如：膝盖不等高，两腿不等长，髋关节外展受限等（图10-9）。行走后可造成患者的步态异常。随着生长发育，脱位的髋关节损伤加重并不可逆，可造成患者持续跛行，其伴发的骨关节炎则会导致疼痛，影响患者的日常生活。部分患者可伴有先天性肌性斜颈、足部畸形等症状。

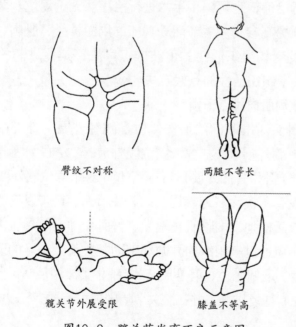

臀纹不对称　　　　　　　两腿不等长

髋关节外展受限　　　　　膝盖不等高

图10-9　髋关节发育不良示意图

髋关节发育不良又称为髋关节不稳定，X片常以髋臼指数增大为特点，多数采用髋关节外展位而随之自愈，约1/10发展为先天性髋脱位，还有少数病例持续存在髋臼发育不良，年长后出现症状。髋关节半脱位，X片有髋臼指数增大，髋臼覆盖着部分股骨头，这是一种独立的类型，可长期存在而不转化为全脱位。髋关节全脱位，股骨头完全脱出髋臼。

脑瘫合并髋关节异常的比例很高。有学者统计，3～12个月、12～24个月、24～36个月三组脑瘫儿合并髋臼发育不良、髋关节半脱位等异常的分别占40%、53%、46%。因此每个新生儿家长都要关注孩子髋关节发育，脑损伤、脑瘫孩子更应重视髋关节发育。

二、康复治疗实施要点

髋关节发育不良的治疗，针对2岁以内的患儿可使用自动复位法、牵引复位法等保守治疗，也可使用非甾体类的药物、营养关节软骨的药物进行治疗，也可采用手术进行治疗。无论复位、药物或手术治疗，都必须提高参与髋关节活动功能的周围神经、肌肉、韧带和骨组织的正常发育和组织活性。蕾波推点疗法正是促进髋关节组织发育，提高髋关节组织活性的有效方法。

（一）髋周肌肉推点干预

保持股骨头对准髋臼的最佳体位是髋轻外展、外旋位，一般仰（俯）卧位，髋外展45°左右，立位髋外展25°左右。因此推点干预时，取仰（俯）卧位，髋外展45°，足立位训练取立位髋外展25°。

髋关节发育不良大多为髋周肌肉、关节囊、韧带发育不良。临床表现为髋关节囊松弛、内收肌角增大、臀肌松弛。髋周肌肉及其他软组织的推点，可通过软组织的微循环带动髋关节微循环的改善、促进髋关节的发育。取俯卧位，髋外展45°，辅用蕾波精油，以髋关节为中心，上下、左右往复推顺，并在髋关节周围加力点揉。5～10分钟/次，每天4～6次。

髋关节脱位常有髂腰肌、大腿内收肌张力增高，阔筋膜张肌和臀中肌、臀小肌等大腿外展肌肉力弱，推点时要特别注意对两组肌群的不同手法。

针对髋外展、外旋相关肌群（图10-10）推点，以增强肌力为目的。臀中肌、臀小肌自髂骨翼外面至股骨大转子。阔筋膜张肌：自髂前上棘一移行于髂胫束至胫骨外侧髁。取俯卧位，髋外展45°，辅用蕾波精油，沿膝关节外侧的胫骨外侧髁，经股骨大转子，至臀部髂前上棘，"三向九推"。点压部位为髋外展触激点。

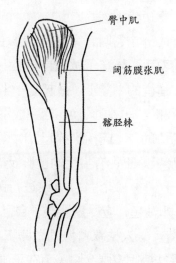

臀中肌

阔筋膜张肌

髂胫棘

图10-10　髋外展肌群示意图

针对髂腰肌、内收肌等痉挛肌的推点，以减轻内收肌群痉挛为目的。取仰卧位，髋外展45°，辅用蕾波精油，沿膝关节内侧关节下起始经腹股沟连续推至耻骨，轻缓"三向九推"。可在膝关节上下内侧、耻骨上用力点压2～3秒。

（二）按发育规律矫正足髋持重训练

迈步意识训练。从新生儿开始扶持立位迈步训练可使孩子髋、膝、踝关节及下肢发育得更好，可比一般孩子早走1～2个月。婴幼儿就诊时，如有迈步意识，每天都要扶持迈10步左右；没有迈步意识的，每次推点治疗后，从后面扶持腋下足立位、稍前倾、左右转换重心促其迈3～5步。

促踏步反射转化成正常迈步。脑瘫儿早期进行迈步训练时，对肌张力过高的孩子可诱发尖足、剪刀步提前显现。注意是"诱发提前出现"，不是"诱发出现"。实际上，这种提前显现的"尖足""剪刀步"反倒使治疗干预提早进行"精准纠正异常"，可将下肢强直样发紧的发展趋势引导到迈步动作上，不仅可预防肌肉萎缩、肌腱挛缩、骨关节变形，阻抑异常步态，而且较易在脑中以正确模式代替错误模式；同时，对下肢关节尤其是髋关节的发育，有着促进和良好的体验。针对髋关节发育不良的患儿，应先进行推、点纠正异常，再进行促踏步反射转化成正常迈步训练。

坐起训练。孩子7～8个月时，家长可仰卧在床上或垫上，让孩子骑在一侧大腿上，扶持双手引导孩子做站起—坐下的动作。孩子10～11个月时，可扶持其坐在适宜的小凳上，做起立—坐下的动作，训练髋、膝关节屈伸，下肢持重和坐—立位转换。若完成不好，可用可矫正固定小腿和足异常的坐起椅协助。坐起椅训练起立时膝内弓的膝间加垫，有足内/外翻的用适宜楔形板矫正；有尖足的楔形板垫于前脚掌。

蹲起训练。孩子10～11个月，应该进行蹲起训练。引导孩子慢蹲、慢起，蹲至90°即站起，应尽量让孩子自己完成。蹲起姿势异常或完成不好，应予扶持。一人扶双臂协助做蹲下—起立动作，另两人坐于垫上用双足、双手扶持固定踝、膝关节在正确位置上运动。

站立训练。孩子10～11个月，应进行促通立板矫正站立。足间距肩宽，轻外旋站于立位促通立板，用绑带固定下肢；有足内/外翻的用适宜楔形板矫正；有尖足的楔形板垫于前脚掌；有膝反张的膝后加垫。每天2～4次，每次20分钟左右。数日后增加弯腰90°拾取玩具后立起的髋关节屈伸及腰背等核心肌群训练和松解一侧下肢绑带的踢物、跨步站训练。在上述干预基础上，可以重点训练不用任何器具的独站。

独走训练。孩子12～14个月应重点训练独立行走。

已发生髋关节脱位的，在应用手法或手术复位后固定治疗。复位后固定期间对髋周裸露软组织进行推、点可阻抑髋周肌肉废用性萎缩、促进髋关节发育。

我们观察到，有些脑瘫孩子仰卧在垫子上牵拉按摩后肌张力已下降，内收角已增大，足背屈快慢角差已减小，但站起来扶走又出现尖足、剪刀步；对这些孩子改成上述立位功能训练同时牵拉按摩，再扶走时，多数尖足、剪刀步就明显减轻了，显示处于立位持重状态下的上述治疗，对抗立位持重状态下出现的异常效果更好。

第十一节 马蹄内翻足

一、疾病概述

先天性马蹄内翻足（Talipes Equinovarus，图10-11）是常见的先天性足部畸形，由胚胎发育异常或胎儿足位置不正导致，可为单侧或双侧，占先天性足部畸形的80%左右，发病率约为1‰。先天性马蹄内翻足的主要临床表现是出生即可见的足下垂、内翻、内收等畸形。马蹄足内翻共分为3个分度的畸形级别：Ⅰ度即足掌前外侧负重，Ⅱ度即足跟骨外侧负重，Ⅲ度即足背或足外侧负重。其中Ⅲ度马蹄内翻足的治疗难度较大。

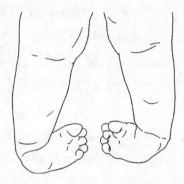

图10-11 马蹄内翻足示意图

二、康复治疗实施要点

通过分析脑瘫尖足、肌性足内翻的发生、发展过程，与先天性马蹄内翻足相比有许多共同之处，均是脑损伤或脑发育缺陷所致的小腿、足部神经、肌群发育失衡造成，只不过脑瘫的异常在出生后才显现，马蹄内翻足的异常在宫内即已形成。因此，将康复治疗脑瘫尖足、肌性足内翻有显著疗效的蕾波推点运动疗法，用于先天性马蹄内翻足，同样可以见到可喜的效果。

治疗前要先对异常进行精准评定，痉挛肌：小腿后侧胫骨后肌、腓肠肌、比目鱼肌等。腓肠肌：自跟骨至股骨下端的内上髁、外上髁。比目鱼肌：在腓肠肌下面，自跟骨至小腿胫、腓骨上端后面。胫骨后肌：在比目鱼肌下面，自足底至胫骨、腓骨上端后面。拮抗肌：小腿前胫骨前肌，腓骨长、短肌等，拮抗肌力弱甚至萎缩。胫前肌：自足跖骨沿胫骨前外至胫、腓骨上端。腓骨长、短肌：自足跖骨沿腓骨外侧至腓骨外上端。尚未足持重的婴儿即使X片显示足部的各块骨头位置上有些异常，多也是可逆的，应尽早按姿势肌动学分析结果精准干预痉挛肌和拮抗肌，以及相应的肌腱和筋膜。足持重前干预效果会非常明显。

主要干预方法如下：

（1）蕾波推点：辅用蕾波精油/啫喱，着力于肌肉层，按照拮抗肌、痉挛肌的蕾波推点方法，沿肌肉走向由肌肉远端起止点推至近端起止点3遍，达到推出瘀血、引来新血目的，然后为牵拉肌纤维、刺激神经、穴位向心或离心推压数次，最后在力弱肌中部的神经肌肉接点、痉挛肌两端肌肉肌腱移行部的腱器官点压1～2下。每次20分钟左右，每天3～5次。每次推顺后均用适宜足托及绑带固定足踝于90°正位。

（2）蕾波拉法：患儿取仰卧位，屈膝，右手拇指、食指和中指握住并固定踝关节，无名指和小指分握于足底并固定跟骨。左手可握于右手上，增加牵拉力度。缓慢用力向下、向外牵拉跟骨（图10-12），矫正到胫骨和跟骨延长线重合，足背屈角逐渐矫正到90°，向正常的踝关节解剖位置趋动。如有空间可以稍过度牵拉到外翻5°～10°，手法固定约2分钟，放松，再继续矫正，反复操作。每次10分钟，每天1～2次，重度者每天3～4次。

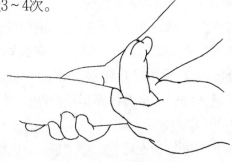

图10-12　跟骨牵拉示意图

（3）蕾波拨法：姿势肌动学评定中如有某处粘连、挛缩的，加用拨法。

（4）微创针刀疗法：比较重的粘连、挛缩可加微创针刀疗法。已经造成骨骼异常的应该手术矫正，术前、术后应用蕾波推点方法，可明显提高疗效。

第十二节　脐疝及腹股沟疝

一、疾病概述

脐疝是指腹腔内容物由脐部薄弱区突出的腹外疝。脐位于腹壁正中部，在胚胎发育过程中，是腹壁最晚闭合的部位。脐部缺少脂肪组织，使腹壁最外层的皮肤、筋膜与腹膜直接连在一起，成为全部腹壁最薄弱的部位，疝囊通过脐环突出的疝叫作脐疝。婴儿多发。

腹股沟疝分为斜疝和直疝。斜疝是指腹腔内脏器通过位于腹壁下动脉外侧的腹股沟管深环突出，向内下、向前斜行经腹股沟管，再穿出腹股沟浅环，甚至进入阴囊的一类腹股沟疝，占腹股沟疝的95%。右侧比左侧多见，男女发病率之比为15∶1。从发生机制及发生时间来看，腹股沟斜疝分为先天性和后天性；从疾病发展过程及程度来看，分为易复性疝、难复性疝、嵌顿疝及绞窄疝。腹股沟斜疝易发生嵌顿，如不及时治疗，可能会引起严重的并发症。

腹股沟直疝是腹脏内脏自腹壁下动脉内侧的腹股沟三角直接脱出形成的疝，好发于中老年人和体弱者，与直疝三角区的肌肉和筋膜发育不全、肌肉萎缩退化及腹内压力升高等诸多因素有关。巨大斜疝使腹股沟管后壁强度明显减弱或缺如也可并发直疝。

二、康复治疗实施要点

婴儿脐疝、小儿腹股沟斜疝主要与腹部肌肉等软组织发育缺陷有关，尽早应用蕾波推点可促进肌肉等软组织生长，促进脐疝、腹股沟疝治愈。

（一）脐疝

1.蕾波推点

婴儿脐疝（图10-13）疝环主要在腹直肌中部，辅用蕾波啫喱或医用耦合剂推顺腹直肌，应自耻骨联合，力度达到肌肉，不间断地推压至剑突，反复4~5次，每天2~3次。注意腹白线两侧肌肉均应推到。

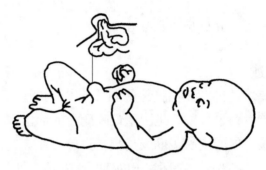

图10-13　脐疝示意图

每次推压后点压脐周穴位：中脘穴、气海穴、关元穴、天枢穴等。

中脘穴位于上腹部，胸骨下端和肚脐连接线中点，约脐中上4寸；气海穴位于腹正中线脐下1.5寸；关元穴位于脐下3寸；天枢穴位于腹中部，距脐中2寸（图10-14）。

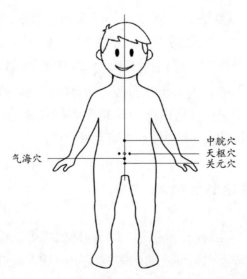

图10-14　中脘穴、天枢穴、气海穴、关元穴示意图

2.按照发育规律进行运动功能训练

特别是腹肌训练。腹肌训练5个月前的婴儿可采用拉坐训练等，5个月后改为抱位腹肌、腰背肌训练，10个月后增加立位腹肌、腰背肌训练等。一般每天3~4次，每次5~10分钟。

抱位腹肌、腰背肌训练（图10-15）是婴儿面朝前，抱婴儿髋部，用玩具、语言引导其弯腰90°，然后抬起至直立位反复数次。

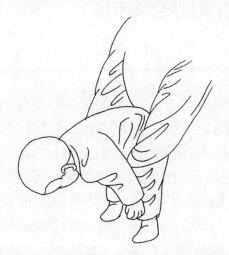

图10-15　抱位腹肌、腰背肌训练示意图

3.其他注意事项

（1）避免孩子哭闹增加腹压，所有干预在孩子情绪不好时不要强迫进行。实施前和实施中要和孩子亲切交流，注意保持温暖的环境、温热的手和用具。

（2）训练间期不推点时，可加适宜的疝带。

（3）营养是基础，特别是维生素A、维生素D、钙、蛋白质的补充。

（二）腹股沟疝

推顺主要是患侧腹外斜肌。腹外斜肌为宽阔扁肌，位于腹前外侧部的浅层，起始部呈锯齿状，起自下位8个肋骨的外面，肌束由外上斜向前下方，后部肌束向下止于髂嵴前部，上中部肌束向内移行于腱膜，经腹直肌的前面，并参与构成腹直肌鞘的前层，至腹正中线止于白线。

较重腹股沟疝虽不能单用此法治愈，但此法可减轻缺损，作为术前准备利于手术。腹股沟发生嵌顿时应急诊手术。

（三）其他疝

可针对不同情况推顺腹肌及腹部软组织，早期应用亦有助益。

第十三节　进行性肌营养不良

一、疾病概述

进行性肌营养不良（Progressive Muscular Dystrophy）是一组遗传及基因突变导致的肌肉变性病，临床主要症状是运动发育迟滞、步态异常、肌肉萎缩无力，还可有中枢神经系统、心脏、骨骼等部位受累。不同类型的发病时间、进展速度、严重程度有很大差异。

临床以假肥大型肌营养不良最为多见，表现为患者出生后走路时间晚，6～7岁以后症状逐渐加重。强直性肌营养不良主要表现为患者的面肌、咀嚼肌和胸锁乳突肌等会变得萎缩。面肩肱型肌营养不良主要表现为患者的面部表情肌、肩部肌肉和肱二、三头肌无力。眼咽型肌营养不良双侧上睑下垂，通常较为对称，咽喉肌力弱，吞咽困难，病情进展缓慢。远端型肌营养不良表现为上肢或下肢远端肌肉首先出现肌肉萎缩，特别是双侧手肌，下肢胫前肌和腓肠肌。

二、康复治疗实施要点

影响远端骨骼肌，尤其是上肢、下肢远端，应用蕾波推点手法干预，可以改善远端肢体的微循环和营养状态，防止或延缓肌肉萎缩的进度。肢体远端的肌肉走行表浅，蕾波推点易达效果。方法是大面积由肢体远端向心推压肌肉和软组织，保证力度能够深达骨面，对肌肉和软组织达到挤压的效果。推走陈血（淋巴、组织液及代谢废物），引来新血（营养物质），改善营养，减轻萎缩。

　　头颈部肌肉，表情肌、咀嚼肌、咽喉舌肌、胸锁乳突肌等也是该病的累及范围。由于头颈肌肉窄小、偏深或有大血管相伴，普通手法按摩难达效果。蕾波头疗辅用蕾波精油对眼周、咀嚼、吞咽、构音相关小肌肉的精准推、点，是蕾波推点的特色。

　　该病并发跟腱挛缩、髋关节脱位比例较高，而蕾波推点运动疗法防治跟腱挛缩、髋关节脱位方法独到，效果更好，因此进行性肌营养不良的孩子应尽早应用该法。

　　在治疗进行性肌营养不良过程中我们观察到，该病的肌肉萎缩、假性肌肥大与运动功能均明显改善，是否该法还能减轻或阻抑该病主要病理环节有待进一步观察研究。

第十一章

蕾波法在儿童和青少年体态调整中的应用

体态（Posture），指全身的位置关系，是人们刻意或自然摆放身体各个部位之间的方式。良好的体态要求身体各部位保持在正确的位置上，不仅能够体现形体气质，更确定身体健康，不良的体态会导致软组织疼痛，关节活动障碍或全身不适。

儿童体态异常常见的表现大多是围绕人体重力轴线发生的前后、左右及旋转，如：颈部扭转、圆肩驼背、脊柱侧弯、高低髋、骨盆前倾、骨盆后倾、X形腿、O形腿、足内/外翻等。有些体态异常是遗传、营养或疾病造成的，而大部分的体态异常是由于不良的生活习惯造成的。

尤其是儿童、青少年，正处于生长发育的旺盛时期，随着学业压力增大，运动锻炼时间减少，长时间的桌前、床上单一不良姿势的持续，易造成体态异常。目前国内儿童青少年体态异常的发生率偏高。2018年，王春阳在国内青少年体态调查现状分析中统计，4~6岁扁平足发生率为24.8%；中小学脊柱侧弯发生率为3%；驼背发生率超过50%。2020年，甄志平在北京市不同体态儿童体质发育情况研究中统计，O/X形腿发生率为59.5%；高低肩发生率为42.8%；骨盆异常发生率为22.5%。

体态异常最主要是预防，保持良好的生活习惯和适应劳作的正确体姿，非常重要。

蕾波康复法中"推、点、拨、拉、动"手法，可用于体态异常的肌肉、韧带纠正、调整，增加营养，改善组织环境，防止挛缩。本章从体态异常的角度，本书第七章从姿势异常的角度，分别介绍了一些针对性的干预训练方法。

第一节 体态异常概述

体态（Posture）的基本定义是指全身的位置关系——身体的形态，是人们刻意或自然摆放身体各个部位之间的方式。良好的体态要求身体各部位保持在正确的位置上，不仅能够体现形体气质，更能确定身体健康；不良的体态会导致软组织疼痛，关节活动障碍或全身不适。

儿童体态异常常见的表现大多是围绕人体重力轴线发生的前后、左右及旋转，如：颈部扭转、圆肩驼背、脊柱侧弯、高低髋、骨盆前倾、骨盆后倾、X形腿、O形腿、足内外翻等。如果说人体的骨骼是一个建筑物的钢筋框架，那么人体的肌肉就是建筑物的砖和混凝土，框架钢筋的形状虽然一开始有自身正确的形状，但后天砖与混凝土的结合力可以改变框架的基本形状。人体的骨骼也一样，随着后天身体的不当运动和长时间不符合人体力学的发力，导致人身体相对的肌肉力的不平衡，最终出现不良体态。

一、体态异常的原因

造成体态异常的原因很多，大致有5个方面。

1. 先天性因素

遗传及体质因素与身体形态发育有关。如体质性巨人症、体质性生长发育延缓或青春期延迟、家族性矮小等体态异常。

2. 营养或代谢障碍

成年以前患慢性疾病引起严重全身性营养或代谢紊乱时，可致生长发育障碍、骨代谢发育障碍，如血吸虫病性侏儒症、维生素D缺乏性佝偻病、碘缺乏性呆小症等造成严重的脊柱、四肢变形。

3. 中枢神经系统疾病

如脑炎、脑膜炎、结核、梅毒、肿瘤等，发病在婴幼儿及儿童期，可致生长发育障碍及体态异常。

4. 内分泌功能障碍

生长激素、甲状腺激素、胰岛素及性激素与生长发育有密切关系，严重影响骨骼、肌肉和神经发育。

5. 不良的生活习惯

在日常学习、工作、生活中有很多不健康的生活习惯，造成某一异常姿势的生理性持续疲劳，最后发展成病理性的异常体态。

前4种为疾病原因，临床治疗上有许多药物和方法，当然蕾波法可以用作首选的辅助训练手段。本章重点介绍蕾波法在因不良的生活习惯所引发的体态异常调整中的应用。

不良的生活习惯所引发的体态异常是目前最为重要的因素。手机是现在我们必不可少的使用工具，"低头族"越来越多，我们在路上、车站、车上等地点都会看见有人在刷手机。有数据表明，人的头部重量占人体总重量的1/5，这么大的重量一直做一个向下的动作，时间长了就会引发颈部前引的错误体态。圆肩驼背也是一种常见的不良体态，它的形成多由于长时间伏案久坐。这种含胸塌背的状态，是指双肩向前、向内收，上半身形成弧线形，使人胸前肌肉过强、过紧，持续性张力增高，而拮抗肌群持续性牵张疲劳。骨盆是人体的核心，它的问题是容易出现骨盆前倾、后倾，高低髋和旋转。日常不良生活方式能引起这些不良体态，如女孩子长时间穿高跟鞋，有些人坐的椅子设计不科学导致坐姿不正确，还有不良的睡姿等。若两个臀部力量不均衡可导致骨盆旋转状况。腿型不正的原因在于下肢发力不均，导致大腿和小腿内外侧力量的不平衡。可能大多数人认为X形腿是由于内侧过紧导致的，O形腿是由于外侧过紧导致的，其实恰恰相反。由于腿的力量不足或腿的内外侧力量不均衡，保持身体直立平衡时只有腿型的变化才能将身体支撑柱，因此出现了错误的腿型。但错误的腿型不单单只有X形、O形，还有两者同时存在的，也有不良腿型只出现在一条腿上的。良好健康的体态，需要的是身体肌肉达到平衡，当身体的前后、左右的拮抗肌的力量达到平衡，那么就是一个正确体态。

二、体态评定

体态评定一般都以"标准体态"作为体态评定观察结果的比较标准，分别从侧面观、背面观和正面观进行评定（三观评定），以人体中垂线为基准，对比身体位置来评定身体排列。中垂线也就是重力线，是一条穿过人体重心且与地面方向垂直的线。亦称"中垂线三观评定"。

（一）侧面观（图11-1）

从侧面观察身体排列时，我们需要从矢状面观察问题。当身体处于标准体位时我们可以从中垂线上找到以下几个观察点，从上到下依次为：耳垂、颈部中心点、肩峰、躯干中心点、大转子、膝盖中心点稍靠前、脚踝中心点稍靠前。侧面的体态评定，要点是分析身体在直立状态下成一个竖线，上下保持平衡。人体的生理弯曲也必须在这条竖线上体现，生理弯曲分别在颈部、胸部、腰部，以及骶部。

主要评定项：头前引、颈椎弧度、肩关节是否内旋或外旋（罕见）、胸椎弧度（驼背或是下凹）、腰椎弧度（过大或过平）、骨盆前倾和后倾、骨盆前移、膝过伸。

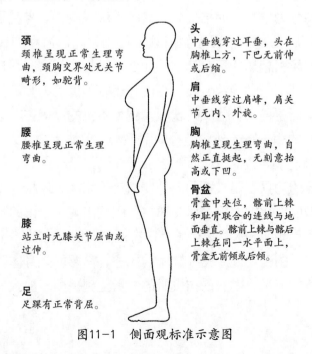

颈
颈椎呈现正常生理弯曲，颈胸交界处无关节畸形，如驼背。

腰
腰椎呈现正常生理弯曲。

膝
站立时无膝关节屈曲或过伸。

足
足踝有正常背屈。

头
中垂线穿过耳垂，头在胸椎上方，下巴无前伸或后缩。

肩
中垂线穿过肩峰，肩关节无内、外旋。

胸
胸椎呈现生理弯曲，自然正直挺起，无刻意抬高或下凹。

骨盆
骨盆中央位，髂前上棘和耻骨联合的连线与地面垂直。髂前上棘与髂后上棘在同一水平面上，骨盆无前倾或后倾。

图11-1　侧面观标准示意图

（二）背面观（图11-2）

当我们从背面观察体态排列时，主要观察身体的对称，我们需从冠状面和水平面寻找问题。重要的标记点和骨标记点应该在头、肩、肩胛骨排列、手臂与躯干间距、脊柱排列、髂后上棘、膝盖和足踝。在背后评定时，脊柱是否是直立、肩胛骨是否在一个水平面、足跟是否平行等应是评定数据。

主要评定项：头有无旋转和侧屈、高低肩、骨盆侧倾、骨盆旋转、膝内翻或外翻、足内翻或外翻。

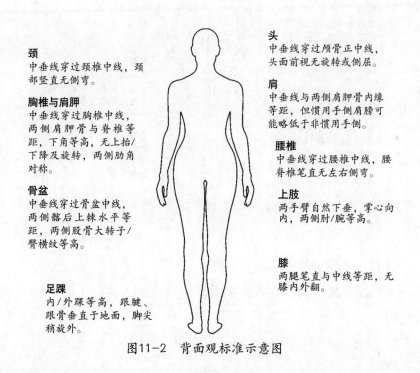

颈
中垂线穿过颈椎中线，颈部竖直无侧弯。

胸椎与肩胛
中垂线穿过胸椎中线，两侧肩胛骨与脊椎等距，下角等高，无上抬/下降及旋转，两侧肋角对称。

骨盆
中垂线穿过骨盆中线，两侧髂后上棘水平等距，两侧股骨大转子/臀横纹等高。

足踝
内/外踝等高，跟腱、跟骨垂直于地面，脚尖稍旋外。

头
中垂线穿过颅骨正中线，头面前视无旋转或侧屈。

肩
中垂线与两侧肩胛骨内缘等距，但惯用手侧肩膀可能略低于非惯用手侧。

腰椎
中垂线穿过腰椎中线，腰脊椎笔直无左右侧弯。

上肢
两手臂自然下垂，掌心向内，两侧肘/腕等高。

膝
两腿笔直与中线等距，无膝内外翻。

图11-2　背面观标准示意图

（三）正面观（图11-3）

正面观和背面观一样主要关注身体的对称，主要观察点为：头、肩、锁骨、肚脐、骨盆、膝盖和脚。将人以中线轴分开左右观察是否两边平衡，如果身体两侧有不对称，高度不在一个水平面上，就可以判断体态异常。

主要评定项：头的侧倾和旋转、高低肩、手臂是否内旋、骨盆高低、膝内翻和外翻、足外八字或内八字。

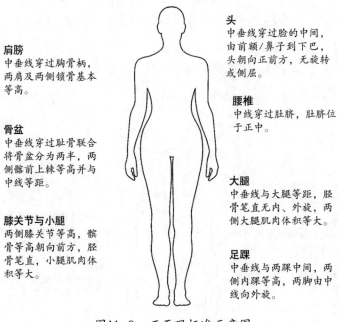

肩膀
中垂线穿过胸骨柄，两肩及两侧锁骨基本等高。

骨盆
中垂线穿过耻骨联合将骨盆分为两半，两侧髂前上棘等高并与中线等距。

膝关节与小腿
两侧膝关节等高，髌骨等高朝向前方，胫骨笔直，小腿肌肉体积等大。

头
中垂线穿过脸的中间，由前额/鼻子到下巴，头朝向正前方，无旋转或侧屈。

腰椎
中线穿过肚脐，肚脐位于正中。

大腿
中垂线与大腿等距，胫骨笔直无内、外旋，两侧大腿肌肉体积等大。

足踝
中垂线与两踝中间，两侧内踝等高，两脚由中线向外旋。

图11-3　正面观标准示意图

（四）正常的关节活动及肌群

1.颈部（寰枕关节、寰枢关节和颈椎关节）活动（图11-4）及相关肌肉

（1）颈部关节屈：头长肌、颈长肌、头前直肌、头外侧直肌、胸锁乳突肌。

（2）颈部关节伸：头半棘肌、颈半棘肌、头夹肌、头后小直肌、头后大直肌、头上斜肌、头最长肌、颈最长肌、颈髂肋肌、斜方肌上部、棘间肌。

（3）颈部关节侧屈（双向）和旋转：胸锁乳突肌、头下斜肌、头上斜肌、头侧直肌、头最长肌、颈最长肌、颈长肌头夹肌、头半棘肌、斜方肌、斜角肌、颈髂肋肌、肩胛提肌、横突间肌。

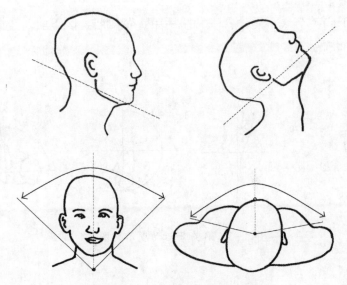

图11-4　颈部活动度示意图

2.肩关节（盂肱关节）活动（图11-5）及相关肌肉

（1）肩关节屈（上臂向前、向上）：三角肌前束、三角肌侧束、胸大肌锁骨头、喙肱肌、肱二头肌短头，前屈70°～90°，前屈上举150°～170°。

（2）肩关节伸（上臂向下、向后）：背阔肌、三角肌后束、胸大肌胸骨头、大圆肌、肱三头肌长头，后伸40°～50°。

（3）肩关节内收（上臂垂直、向身体中线）：背阔肌、胸大肌、大圆肌、喙肱肌、肱三头肌长头，内收20°～40°。

（4）肩关节外展（上臂垂直、远离身体中线）：三角肌侧束、三角肌前束、冈上肌、胸大肌锁骨头，外展80°～90°，外展上举160°～180°。

（5）肩关节内旋：胸大肌、背阔肌、三角肌前束、肩胛下肌、大圆肌、冈上肌，内旋70°～90°。

（6）肩关节外旋：小圆肌、冈下肌、三角肌后束、冈上肌，外旋40°～50°。

（7）肩关节水平前屈：胸大肌、三角肌前束、喙肱肌、肱二头肌短头，水平位前屈135°。

（8）肩关节水平后伸：三角肌后束、背阔肌、冈下肌、小圆肌，水平位后伸5°～50°。

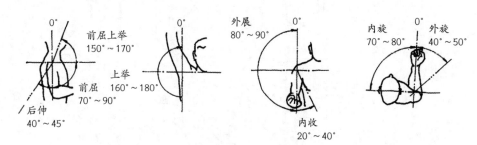

图11-5　肩关节活动度示意图

3.肩胛骨活动（图11-6）及相关肌肉

（1）肩胛骨外展（前进、肩胛骨远离身体中线向前）：前锯肌、胸小肌、肩胛提肌、胸大肌胸骨头。

（2）肩胛骨内收（后退、肩胛骨靠近身体中线）：斜方肌中束、斜方肌下束、菱形肌、背阔肌。

（3）肩胛骨下拉：胸小肌、背阔肌、胸大肌、斜方肌下束。

（4）肩胛骨上提：斜方肌上束、斜方肌中束、肩胛提肌、前锯肌上束、菱形肌。

（5）肩胛骨上旋（肩胛骨下角向侧前方）：斜方肌上束、斜方肌下束、前锯肌下束。

（6）肩胛骨下旋（肩胛骨下角向下、向身体中线）：肩胛提肌、菱形肌、胸小肌、胸大肌、背阔肌。

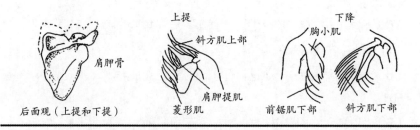

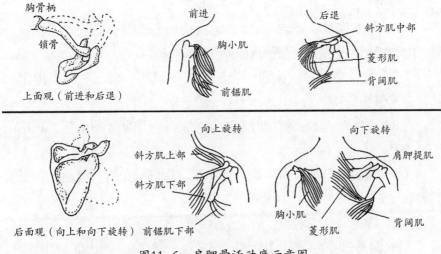

图11-6 肩胛骨活动度示意图

4.脊柱（胸腰关节）活动（图11-7）及相关肌肉

（1）胸部腰部关节屈：腹直肌、腹斜肌。

（2）胸部腰部关节伸：竖脊肌、腰方肌、斜方肌下段。

（3）腰关节侧屈及旋转：腹斜肌、腰大肌、腰方肌、多裂肌、胸髂肋肌、腰髂肋肌、旋转肌、横突间肌。

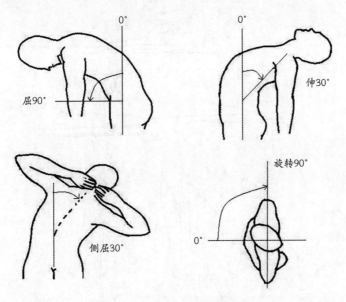

图11-7 脊柱活动度示意图

5.髋关节活动（图11-8）及相关肌肉

（1）髋关节屈：髂腰肌、阔筋膜张肌、股直肌、缝匠肌、内收长肌、内收短肌、耻骨肌，正常值130°～140°。

（2）髋关节伸：臀大肌、半腱肌、半膜肌、股二头肌、内收大肌，正常值10°～30°。

（3）髋关节内收：髋内收肌、耻骨肌、股薄肌、臀大肌，正常值20°～30°。

（4）髋关节外展：臀中肌、臀小肌、阔筋膜张肌、缝匠肌，正常值30°～45°。

（5）髋关节横向内收：内收肌、耻骨肌、股薄肌。

（6）髋关节横向外展：臀大肌、臀中肌、臀小肌、梨状肌、闭孔肌。

（7）髋关节内旋（转动大腿内旋）：阔筋膜张肌、臀中肌、臀小肌、梨状肌，正常值伸髋位40°～50°，屈髋位30°～40°。

（8）髋关节外旋（转动大腿外旋）：上孖肌、下孖肌、闭孔内肌、闭孔外肌、股四头肌、梨状肌、臀大肌、缝匠肌、臀中肌，正常值伸髋位30°～40°，屈髋位40°～50°。

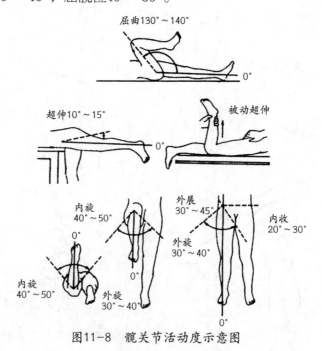

图11-8　髋关节活动度示意图

三、蕾波康复法在体态调整中的应用

（一）姿势肌动学评定的应用

体态异常主要表现为姿势异常，姿势肌动学评定是蕾波法针对各种异常姿势流程化、标准化的精准评定，在神经肌肉疾病的评定诊断中被广泛应用，效果明显，定位精准，操作简便。蕾波姿势肌动学评定8项内容，适合于体态异常评定：

（1）主要存在的体态异常（中垂线三观评定）。受试者是否平衡稳定、受试者是否出现前后左右或者一侧倾斜、头是否在正中位、胸是否在骨盆正上方、各部位是否成比例、肢体与躯干是否等距、是否在舒适体位下进行、患者是否有紧张或压力的心理因素。

（2）是否存在肌张力增高，相关肌肉是哪个或哪些，程度如何，有无粘连、挛缩等。

（3）是否存在力弱肌，具体是哪个或哪些，有无萎缩等。

（4）相关肌筋膜链状况如何，有无粘连、挛缩等。

（5）相关关节状况如何，有无松弛、粘连、脱位、积液等。

（6）相关骨骼状况如何，有无密度下降、变形、骨裂、骨折等。

（7）相关其他软组织状况如何，是否存在炎症、肤色不均、挫伤、瘢痕、肿胀、淤血、出血等。

（8）是否存在反射异常，该反射异常影响的范围和性质。

这8项评定基本覆盖了体态异常的姿势运动病理变化，也精准定位到相关肌肉和肌筋膜链，对骨骼、关节、韧带全面进行了评估，因定位精准，配合蕾波的精准"推、点、拨、拉、动"手法，干预训练效果将有的放矢，事半功倍。本书第二章表2-3中所列的24种异常姿势，除"脊柱问题"以外的头、颈、肩、膝、踝等的体态异常全部包括。可做姿势肌动学评定时参考。

（二）"推、点、拨、拉、动"手法的应用

人体通过神经、肌肉、筋膜、骨骼、关节等方面调整姿势，当出现异常时，也可以通过这5个方面进行干预。目前国内、外纠正体态异常主要应用特定的体操运动和主动或被动的矫正牵拉等。不少异常矫

正效果欠佳，分析效果欠佳的主要因素有三：一是体操和姿势矫正一般都针对了整群的肌肉、筋膜链，往往由于某条肌肉痉挛或肌力减弱导致的异常没有得到更有针对性的干预；二是对已有组织粘连、挛缩等没能有效干预；三是对已有骨、关节的改变没能有效干预。

蕾波康复法的推、点、拨、拉、动可精准干预到每条肌肉，有效拨开粘连、减轻挛缩，对较表浅的骨、关节还可直接通过推压骨表面骨膜微血管，改善骨、关节微循环；对较深的骨、关节可通过推压邻近肌肉等软组织而改善骨、关节微循环。研究证实，骨膜外层表面血管丛，既与骨骼肌的血管吻合，又与骨膜的内层血管网相连，骨骼肌血管体系与骨膜血管体系的吻合不仅使骨具有双重血供，也改善相关肌肉微循环，也是骨、关节微循环改善的基础。骨质疏松是骨、关节变形的重要基础，研究表明，骨质疏松除与维生素D、钙、胶原蛋白等营养物质有关外，也与骨微循环障碍有关。改善微循环可促进骨组织多种细胞生长因子生长、减少和防止骨量丢失、增加骨密度。对较重体态异常应用蕾波推法时，应当辅用医用耦合剂或蕾波精油。蕾波精油是由有效量的川芎精油等组成。已有大量临床及实验研究证实，中药川芎等具有明显活血化瘀、改善微循环、阻抑微循环障碍等作用。分子量很小的中药精油可透皮肤进入体内，明显增强推法改善微循环的效果。用同等力度推压时辅用耦合剂较油类介质可使力度达到更深部位。对体态异常较轻的推顺亦可辅用按摩巾或适宜单衣、有轴承的按摩滚筒等。对体态异常的调整一般宜每天2～3次，每次用时20～30分钟。

本书第七章中列举了27种异常姿势运动异常的蕾波干预治疗方法，其中前19个包括了（除脊柱问题以外）大多的体态异常的干预训练方法。为了保持本书的内容连贯和查阅方便，本章保留了部分与第七章内容重叠部分，完全重叠部分，本章作了链接，读者可以参阅第七章的相关内容。其他虽然重叠，但方法目标有侧重，除蕾波手法外，也介绍了一些有效方法。

第二节　头肩

一、头偏斜

（一）概述

头偏斜（Torticollis）可有紧张性头偏斜及固定性头偏斜两种。紧张性头偏斜是指紧张时头偏向一侧，放松时头回到正位。固定性头偏斜是放松时也偏斜。根据临床表现有侧下头偏斜（头指向一侧肩膀，Laterocollis）、旋转头偏斜（按长轴头旋向一侧，Rotational Torticollis）、头前倾式偏斜（头颈前屈，Anterocollis）、头后仰式偏斜（头颈后仰过伸，Retrocollis）。伴随头偏斜的其他症状有颈痛、胸锁乳突肌紧张增厚、颈椎压痛、头震颤、双肩不平、颈部运动能力下降。

导致头偏斜的原因有：①先天肌肉性头偏斜，出生即可表现，可能与胸锁乳突肌宫腔内发育异常或者生产时损伤有关，由于胸锁乳突肌发育过短或者过度收缩导致头偏向患侧，而下巴指向健侧，有时患侧的胸锁乳突肌可以触及包块，最终包块可能是先天胸锁乳突肌肿瘤。②获得性头偏斜，一般自发自限性的头偏斜是由于胸锁乳突肌或斜方肌痉挛导致，可以自行在1~4周好转，反复的自发头偏斜要考虑牙咬合功能障碍（Dental Occlusal Dysfunction），比如夜间牙关紧闭或磨牙就可以诱发头偏斜。滑车神经性头偏斜是滑车神经（第4颅神经）导致视力的问题而头偏斜代偿。

（二）姿势肌动学评定

头偏斜的一般规律是，紧张性头偏斜是一侧胸锁乳突肌、斜方肌、斜角肌等牵张反射亢进、痉挛或双侧不协调所致痉挛或双侧不协调所致。固定性头偏斜还常伴有粘连、挛缩、钙化、肿物等异常。

如果紧张时头偏向一侧是固定的，一般认为头偏向患侧、下巴指向健侧，主要肌张力增高/痉挛的肌肉是患侧的胸锁乳突肌、斜方肌、斜角肌等；主要拮抗肌是健侧胸锁乳突肌、斜方肌、斜角肌等，拮抗肌是相对力弱肌群。干预时缓解患侧肌群的痉挛，同时增强健侧拮抗肌群的肌力。

胸锁乳突肌起于胸骨柄前面和锁骨的胸骨端，止于颞骨的乳突。由副神经支配，一侧收缩，使头向同侧屈，面转向对侧。两侧收缩使头后伸。

斜方肌是位于上、中背部的表层肌肉，根据其肌纤维走向分成上、中、下三部分。斜方肌起自上项线、枕外隆凸、项韧带及全部胸椎棘突，止于锁骨外1/3、肩峰、肩胛冈。近固定时上部纤维收缩，使肩胛骨上提、上回旋、后缩；中部纤维收缩，使肩胛骨后缩、上回旋；下部纤维收缩，使肩胛骨下降、上回旋。远固定时一侧收缩，使头向同侧屈和向对侧回旋；两侧收缩，使头和脊柱伸直。

斜角肌在胸锁乳突肌和斜方肌之间的较深部，分为前、中、后斜角肌三块组成，有颈神经丛从其间穿过。前斜角肌起于第3～6颈椎的横突，止于第1肋骨内缘的斜角肌结节。中斜角肌起于第2～7颈椎的横突，止于第1肋骨的上缘。后斜角肌起于第4～6颈椎，止于第2肋骨的外面。斜角肌是使颈椎侧屈的主要肌肉。

（三）干预方法

1. 推点

应用蕾波推法着力于肌肉中—下部，从胸锁乳突肌的乳突和斜方肌的后颈部的起点向下不间断地推压至止点。对颈双侧肌肉先向心性推压3次，以推出瘀血、促进淋巴回流、引来新血为主要目地；然后双向推压3次，主要目的是刺激神经、穴位及牵拉肌纤维。

对紧张时头偏向一侧固定的，轻缓推顺患侧的胸锁乳突肌、斜方肌、斜角肌等缓解疼挛；力度较大推顺健侧的胸锁乳突肌、斜方肌、斜角肌等增强肌力。

2. 拨

固定性头偏斜常还伴有粘连、挛缩等异常。推顺过程中应仔细寻找粘连锁条、挛缩部位，推顺后加用拨法。拨开粘连、减轻挛缩后要每天多次活动颈部防止再粘连。

3. 拉

（1）主动及被动颈部牵拉体操，减轻疼挛、增加肌力。如鼓励家长在家中对患儿进行俯卧位下巴抬离地面的练习，俯卧位、坐姿、仰卧位利用玩具光线声音诱导患儿转动头部的练习，一名家长固定患儿，另一名家长扶住头部缓慢拉伸转动的被动活动练习。

（2）拉伸颈部患侧肌肉。

4.动

侧卧，健侧在上，将头部抬离床面，努力将头部保持在中立位，可有效增强健侧拮抗肌肌力。

5.预防与矫正

（1）注意睡眠的体态。

（2）佩戴颈托。

二、高低肩

（一）概述

双肩不等高，称之为高低肩（Uneven Shoulders）（图11-9）。主要是由不良生活习惯引起的。如，长时间用电脑、玩手机、打麻将、偏爱单肩包、喜欢躺着看书、看电视等。腿部长短不一致或脊柱侧弯也会导致高低肩。高低肩严重时，会引起脊柱变形，变形的脊柱可压迫到神经，引起手臂发麻、颈肩痛、头晕、头痛等。

（二）姿势肌动学评定

一般高低肩都有肩部和躯干核心肌群不协调和筋膜链受累，还常有不同程度的脊柱弯曲。具体操作如下：

（1）通过主动及被动肩关节前屈、后伸、旋内、旋外、内收、外展，检查以下肌肉有无张力增高/痉挛、力弱，相关筋膜链有无粘连、挛缩等（图11-5）。

①肩周肌肉：冈上肌、冈下肌、大圆肌、小圆肌、三角肌、胸大肌、胸小肌等。

冈上肌起始于肩胛骨的冈上窝，肌腱

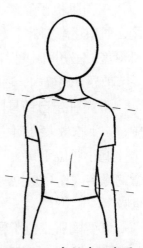

图11-9　高低肩示意图

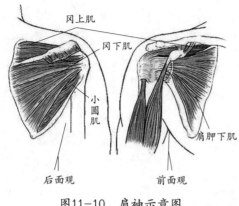

图11-10　肩袖示意图

在喙突肩峰韧带、肩峰下滑囊下面及肩关节囊上面的狭小间隙通过，止于肱骨大结节上部。该肌受肩胛上神经支配，其作用是上臂外展时的起动。冈上肌被斜方肌和三角肌覆盖，其肌腱与冈下肌、肩胛下肌、小圆肌共同组成肩袖（图11-10）。

冈下肌起自冈下窝，肌束向外经肩关节后面，止于肱骨大结节的中部，肌的一部分被三角肌和斜方肌覆盖。近固定时，可使上臂旋外、内收和伸。

大圆肌起于肩胛骨下角背面，肌束向外上方集中，止于肱骨小结嵴。主要作用是使肩关节旋内、内收、后伸。

小圆肌位于冈下肌下方，冈下窝内，肩关节的后面，起始于肩胛骨的腋窝缘上2/3背面，经肩关节后部，止于肱骨大结节下部。部分肌被三角肌和斜方肌覆盖，在上臂充分外展和三角肌后部放松的情况下，可触及肌肉的大部分。该肌受腋神经支配，其作用是与冈下肌协同使上臂外旋并内收。

三角肌位于肩部，呈三角形，起自锁骨的外侧段、肩峰和肩胛冈，肌束逐渐向外下方集中，止于肱骨三角肌粗隆，肱骨上端被三角肌覆盖。三角肌中部纤维收缩使肩关节外展，前部肌纤维收缩可使肩关节前屈并略旋内，后部肌纤维收缩可使肩关节后伸并略旋外。

胸大肌起自锁骨内侧半、胸骨和第1~6肋软骨，肌束向外侧集中，止于肱骨大结节嵴。主要功能是内收、内旋肩关节。

胸小肌位于胸大肌深面，呈三角形，起自第3~5肋骨，止于肩胛骨的喙突。作用是拉肩胛骨向前下方。当肩胛骨固定时，可上提肋以助吸气。

②背阔肌：位于腰背部和胸部后外侧皮下，起自第7~12胸椎及全部腰椎棘突、骶正中嵴、髂嵴后部和第10~12肋外侧面，止于肱骨

小结节嵴。主要功能是近固定时，使肩关节伸、内收和内旋；远固定时，拉躯干向上臂靠拢，并可辅助吸气。由胸背神经支配。

③筋膜链：主要是前面躯干上肢筋膜链、背面躯干上肢筋膜链。

（2）是否有脊柱弯曲和具体弯曲状况。

（三）干预方法

1.推点

根据肌动学评定结果干预。推压两侧肩周肌肉、背阔肌、斜方肌和脊柱两侧。点压蕾波脊神经触激点颈胸段。

注意高低肩是高肩侧及低肩侧均有问题，一侧张力偏高，一侧肌力偏低，张力偏高侧推顺应轻缓，肌力偏低侧力度宜较大。有脊柱弯曲的除推压脊柱两侧肌肉外，还要推压棘突和能触及的部分横突骨面，通过改善骨皮质微循环，促进变形骨的矫正。

2.拨

遇纤维索条等粘连施加拨法。

3.动（图11-11）

（1）提肩运动：配合呼吸做提肩胛骨及放松的动作，先双肩向上提，吸气，持续1分钟，然后放松，呼气。每天2～3组，每组10～20次。肩画圆运动：双肩圆周形正向/反向运动，每天2～3组，每组10～20次。

（2）耳肩伸拉动作：坐姿或站姿，保持头颈成一直线，保持肩部固定、颈部侧屈使耳朵靠向一侧肩部，保持30秒，每侧3次。

（3）肩胛挤压动作：站姿挤压肩胛骨向中心向下，仿佛用肩胛骨夹住一支铅笔，每组10～20次，每天3组。

（4）反向祈祷动作：双手在背后做祈祷动作，指尖可以朝上或朝下转动，尽量保持手掌靠紧，每组维持30秒，每天3组。

（5）弹力带肩部挤压动作：站姿，双手平举拉紧弹力带，从头部绕到背后，保持30秒再原路返回，每组10次，每天3组。

（6）肩关节外旋训练：手持哑铃肘关节呈垂直角度，平举哑铃与肩平行手心朝下，外旋肩关节使手心朝上，重复该动作，每组10～20

次，每天3组。

4.预防与矫正

严重的应用适宜矫形的支具。

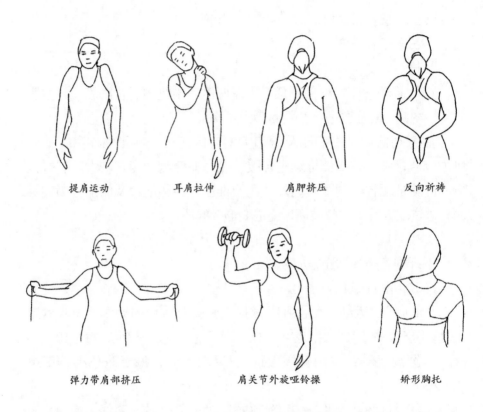

提肩运动　　　　耳肩拉伸　　　　肩胛挤压　　　　反向祈祷

弹力带肩部挤压　　　　肩关节外旋哑铃操　　　　矫形胸托

图11-11　高低肩干预训练示意图

三、肩内收（圆肩）

（一）概述

圆肩（图11-12）就是平时所说的含胸，专业称之为肩内收，是由于双肩向前导致双肩呈现为半圆形状态，是由于肌肉不平衡而引起的症状，长期伏案或学习、每天长时间的低头玩手机、缺乏相应锻炼等是造成圆肩、驼背、颈部前伸的重要因素。

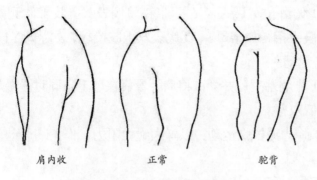

肩内收　　　　正常　　　　驼背

图11-12　圆肩、驼背示意图

（二）姿势肌动学评定

一般规律肩内收主要肌张力增高/痉挛的肌肉是胸大肌、三角肌前束、大圆肌、肩胛提肌；主要拮抗肌是三角肌后束、前锯肌、深部颈屈肌等。肩内收是肩胛骨前突导致，可参考肩胛骨前进、上旋运动的原理。

过多的肩内收动作可导致胸部肌肉、斜方肌上部与肩胛提肌等部位的紧张，而相对力弱的斜方肌中下部、背阔肌、菱形肌等肌肉无法平衡这股力量是肩内收的机理之一。

（三）干预方法

1. 推点

（1）推压胸大肌、三角肌。推顺胸大肌时，力量不宜过大。胸大肌较敏感，力量较大会引起病人强烈不适，反而易引起反抗性张力。

（2）点压三角肌中束中部的肩外展触激点。

（3）推顺大圆肌，推顺的同时增加一些点揉刺激。

2. 拉（图11-13）

（1）利用门框进行胸大肌伸展动作：立于门框前，双手扶门框，肘关节呈90°，双脚一前一后，逐渐把重心从后脚移至前脚使胸肌受到牵拉，维持伸展姿势15～30秒，每天3组，每组10次。

（2）反向肩部伸展：立姿，双手于背后交叉握拳，手向后上方移动至极限同时挺胸，保持30秒，每组10次，每天3组。

3.动（图11-13）

（1）俯卧位"I、T、Y"训练：I代表双上肢于体侧如字母I；T代表双上肢平抬，如字母T；Y代表双上肢抬起，如字母Y；俯卧位I、T、Y姿势轮动。

（2）靠墙站立，并尝试将肩胛骨靠在墙上，同时慢慢外展双臂，然后再降低双臂。

（3）弹力绳扩胸运动：以弹力绳做阻力，作扩胸运动，训练背后肌群。

4.预防与矫正

胸部支架或者运动肌贴（Kinesiology Taping）。

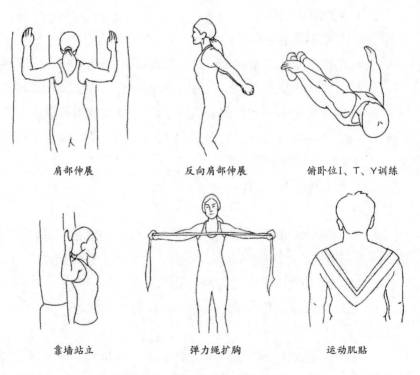

肩部伸展　　　　　　　　反向肩部伸展　　　　　　俯卧位I、T、Y训练

靠墙站立　　　　　　　　弹力绳扩胸　　　　　　　运动肌贴

图11-13　圆肩干预训练示意图

第三节　脊柱

一、头前伸（头前倾）

（一）概述

正常人从侧面观察脊柱有四个生理性弯曲（图11-14）：颈椎前凸、胸椎后凸、腰椎前凸、骶椎后凸。

头前伸（头前倾，Forward Head Posture）是从侧面评定得出的结论。标准的体态侧面评定，是让评估对象自然站立，从侧面观察相应标志点。侧面标志点包括：外耳孔、肩峰、大转子、膝关节前面（髌骨后方）、外踝前2厘米。当这些标志点在一条铅垂线上，就意味着身体的重心和力线是良好的。如果外耳孔不与肩峰、大转子、膝关节前面、外踝前2厘米在一条铅垂线上，而是向前突出的话，就是我们说的头前伸（图11-15）。头前倾会影响上举杠铃的动作。

长期保持不良姿势，如懒散地坐在电脑前，长时间伏案，低头一族等都会导致头前伸。长期处于这种异常姿势的人群会使颈椎生理曲度改变，

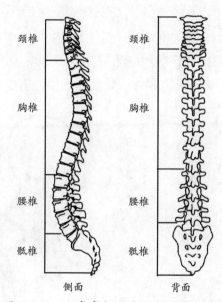

图11-14　正常脊柱的生理性弯曲示意图

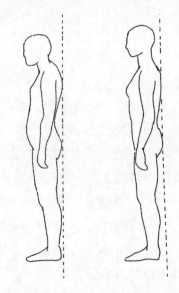

图11-15　头前伸（头前倾）示意图

而颈椎上有供给大脑营养的血管和神经，所以头前伸形成以后，大脑也将长期处于供血、供氧不足的状态。主观感受为精神不振、情绪烦躁、头晕目眩等。如果没有及时有效干预，也会诱发神经根型颈椎病，并加速颈椎病发展的进程。

头前伸是上交叉综合征的典型表现。上交叉综合征（Upper-Crossed Syndrome，UCS）（图11-16）也被称作近端或肩带综合征，具体在姿势上的表现为头向前倾、颈椎前凸增加、圆肩、胸椎后凸增加及翼状肩胛骨。骨盆前倾称为下交叉综合征。

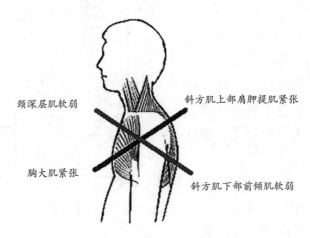

颈深层肌软弱

斜方肌上部肩胛提肌紧张

胸大肌紧张

斜方肌下部前倾肌软弱

图11-16　上交叉综合征示意图

（二）肌动学评定

长期头前伸，头长肌、颈长肌、舌骨上肌群等会被缩短、张力增高，舌骨下肌群、肩胛提肌、菱形肌等会被拉伸、肌力下降。

头长肌覆盖颈长肌的上部，起自第3～6颈椎横突的前结节，止于枕骨底部下面。两侧同时收缩，使头前屈，单侧收缩时使头向同侧屈。受颈神经前支C1～C6支配。

颈长肌上外侧部起于第3～6颈椎横突结节，下内侧部起于上3个胸椎体及下3个颈椎体，止于环枢前结节。双侧收缩可使颈部屈曲。

舌骨上肌群包括二腹肌、茎突舌骨肌、下颌舌骨肌、颏舌骨肌。主要作用除使舌骨固定还可下降下颌骨。

舌骨下肌群位于颈正中线的两侧，延续于胸骨与舌骨之间。

肩胛提肌（图11-17）位于颈项两侧，肌肉向上部位于胸锁乳突肌深侧，下部位于斜方肌的深面，为1对带状长肌，起自1~4颈椎的横突，肌纤维斜向后外下行，止于肩胛骨上角和肩胛骨脊柱缘的上部。肩胛提肌有上提肩胛骨并使肩胛骨下回旋的作用。

菱形肌（图11-17）呈菱形位于斜方肌中部深面，起自第6~7颈椎和第1~4胸椎棘突，止于肩胛骨内侧缘。功能是近固定时，使肩胛骨上提、后缩和下回旋；远固定时，两侧收缩，使脊柱胸段伸。

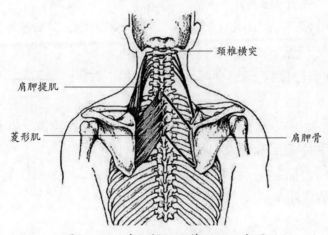

图11-17 肩胛提肌、菱形肌示意图

（三）干预方法

1. 推点

仰卧位，均匀涂抹蕾波精油/啫喱于头长肌与颈长肌处，这两组肌群属于深层肌群，并靠近颈动脉，推时手法应柔和，用拇指指尖沿肌肉起止点缓慢推进，此时受者颈部有压迫感，酸胀感，手法时长不宜过长，2~3次即可。

仰卧位头侧倾，均匀涂抹蕾波精油/啫喱于肩胛提肌处，沿肌肉走向反复推压该组肌肉提高肌力，与痉挛肌相呼应达到力学相对平衡。

2. 拨

触摸有无粘连的索条等，如有粘连施加拨法。

3. 拉

（1）仰卧位，然后从治疗床上抬起头部并保持，也可额部带1千克沙袋，继续此动作，3～5组，每组30秒。

（2）俯卧位，轻轻拉伸头部基底部来拉伸颈部后侧的组织，关键是嘱咐受者内收下颌。

（3）注意站姿和坐姿，尽量保持正确的姿势，不要长时间低头。每天1～2次背靠墙站立，使头部与背部、臀部贴在墙面，保持10分钟左右。通过体操拉伸等锻炼颈两侧的肌肉。睡觉时使用合适高度的枕头，不要使脖子长时间悬空。

4.动（图11-18）

（1）收下巴动作：站立姿势，下巴水平地面，向胸部收缩下巴，努力形成双下巴，保持3秒钟，重复该动作。

（2）仰卧位收下巴：仰卧位姿势，颈下放置一卷毛巾，做收下巴动作。

（3）抵墙收下巴：站立于墙前，头肩背抵住墙体，做收下巴动作，并双手沿墙上举，放松双手时下巴前伸。

（4）颈前屈：一手双指抵住下巴形成阻力，一手抵住头顶形成阻力，作颈前屈动作。

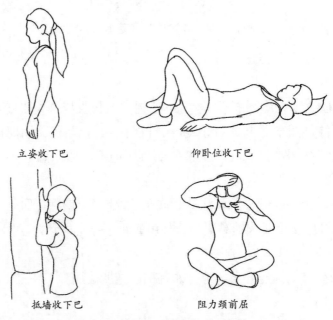

立姿收下巴　　　　　　仰卧位收下巴

抵墙收下巴　　　　　　阻力颈前屈

图11-18　头前伸干预训练示意图

二、颈椎反曲与颈椎侧弯

（一）概述

颈椎反曲（图11-19）是说颈椎失去了原来的曲度，呈现反弓的情况。正常情况下，颈椎是向前有一个弧度的，出现反曲意思就是说颈椎的曲度出现向后有弧度了。颈椎反曲通常多是由于平时睡觉姿势不合适、过度劳累等，也有的是自身发育的问题。通常可能会表现为脖子疼痛、不舒适、僵硬的感觉。

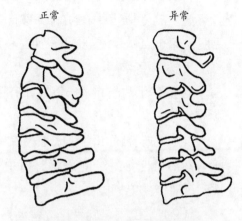

正常　　　　异常

图11-19　颈椎反曲示意图

颈椎侧弯（图11-20）可能由于长期的异常姿势引起，也有可能由腿部长度差异或脊柱侧弯引起颈椎侧弯。侧弯后，头部弯曲一侧的软组织被压迫，相对侧的软组织被拉长，椎间盘和小关节在头部弯曲的一侧被挤压。长期颈椎侧弯体态也影响肩部。

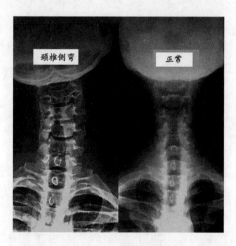

颈椎侧弯　　　　正常

图11-20　颈椎侧弯示意图

（二）姿势肌动学评定

颈椎反曲主要是颈椎局部软组织肌肉、韧带松弛等造成。颈椎侧屈时一般屈侧肩胛提肌、斜方肌上束、斜角肌、胸锁乳突肌张力增高，对侧肌力偏弱。

（三）干预方法

1.推点

（1）推压颈椎棘突和可触及的部分横突骨表面，改善骨皮质微循环。

（2）推压颈椎相关肌肉、筋膜。颈椎侧弯时推压弯侧，肌张力增高，肌肉应轻缓，对侧力度较大。

仰卧头左侧屈位，将蕾波精油/啫喱均匀涂抹在斜方肌上束、胸锁乳突肌，施者固定手在受者头额部，施者手拇指指端立起呈钝刀样，沿肌肉起止点做反复推压5分钟左右；头转成右侧屈位同法推压。

2. 拨

触摸有无粘连的索条等，如有粘连施加拨法。

3. 拉

（1）施者跪在治疗床上，在受者头部一侧，轻轻地压下一侧肩膀，然后再压下另一侧肩膀。将手放在肘关节上方，让受者慢慢将颈部向远离你的方向侧屈。

（2）坐位下，施者站立受者身后，并嘱头向一侧屈，施者手掌放在侧屈这侧的头部，做对抗性训练。

4. 动

适宜动作的颈、臂体操加强颈周肌肉力量。

三、驼背

（一）概述

驼背（脊柱后凸，Kyphosis）是各种因素导致的以脊柱矢状面畸形为主的脊柱畸形，其主要表现为背部向后拱起多见于儿童及青少年。驼背不但影响青少年的生长发育，进展严重的驼背导致胸廓畸形肺组织受压，肺功能下降。驼背不仅影响身高、肺功能，而且外形也给患者心理带去不良影响。临床上大多的驼背与圆肩、头前伸混合存在。

姿势性驼背多发生在青春期前后的少年，男性多于女性，以发育快、身材高大而体质较弱的青少年多见，检查时可见胸椎轻度或中度后凸畸形，头颈向前伸。

休门病性驼背（Scheuermann）是骨骼发育过程中的一种疾病，称为脊椎骨软骨病，全身各部骨骼均可发生，脊柱为好发部位之一，常累及下胸椎数个椎体，使成楔状改变，最常见于12～18岁青少年。老年、骨质疏松、脊柱外伤、椎间盘脱出、脊柱结核、先天性脊柱发育缺陷都会导致驼背。

（二）姿势肌动学评定

驼背虽然已有骨的改变，但肌肉、筋膜异常是其发生、发展的重要环节。

背肌分为背浅肌、背深肌和背部筋膜。背浅肌分为两层，均起自脊柱的不同部位，止于上肢带骨或自由上肢骨。背深肌在脊柱两侧排列，分为长肌和短肌。

背浅层肌位于躯干背面浅层包括斜方肌、背阔肌、肩胛提肌和菱形肌。

背深层肌包括夹肌、竖脊肌、横突棘肌、棘间肌、横突间肌与肋提肌。

上背主要是斜方肌构成，中背主要是背阔肌和菱形肌构成，下背主要是竖脊肌构成，大圆肌和小圆肌的加强可以让肩膀更稳定。

竖脊肌位于背部深处全部椎骨棘突两侧，为两条强大的纵行柱状肌肉。起自骶骨背面和髂脊后，向上分出多条肌束分别止于椎骨、肋骨和枕骨。两侧收缩时使躯干和颈部伸展，一侧收缩使脊柱侧屈。

（三）干预方法

1.推点

（1）推压脊柱、推压脊柱两侧旁开0.5寸，点揉各腧穴来缓解两侧张力。

（2）推压脊柱相关肌肉，针对斜方肌中束做一个重手法推顺，使其放松快速达到减张作用。

2.牵拉

（1）压墙挺胸法：双手上举扶着墙，上半身尽量地往前，形成一个挺胸直腰的姿势，但要注意在做此动作的时候，脚不能动，坚持15秒左右。每天2～3次，每次重复数次。

（2）背手站姿法：双手放到背后十指交叉握紧，接着挺胸直腰。每天2～3次，每次重复数次。

（3）按摩滚筒疗法：利用按摩滚筒来进行治疗，可把按摩滚筒放在背上，然后来回滚动。每天2～3次，每次重复数次。

（4）站立拉伸法：双腿并立站好，双手拿好重物放到背后肩骨的位置，然后，一边做扩胸，一边做松弛运动，通过拉伸的方法从而达到治疗驼背的效果。每天2～3次，每次重复数次。

3.拨

触摸有无粘连的索条等，如有粘连施加拨法。

4.动（图11-21）

（1）婴儿式姿势：膝胸卧位双手尽量前伸（婴儿式），保持5分钟。

（2）前屈式姿势：双脚并拢站立，身体前屈，双手尽量触及地面，保持1分钟。

（3）猫—牛姿势：双膝跪地双手扶地，向天花板弓起脊柱（猫式），放松脊柱使腹部靠向地面（牛式），重复上述动作。

（4）开胸动作：立姿，双手交叉于背后，向天花板方向挺胸，双手向地板方向用力。

（5）高位平板支撑、侧位平板支撑。

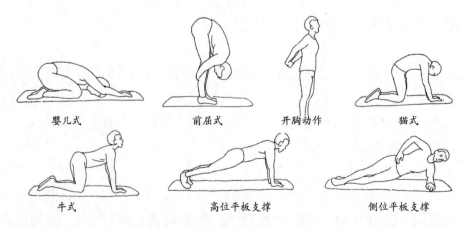

图11-21　驼背干预训练示意图

四、脊柱侧弯

（一）概述

脊柱侧弯（脊柱侧凸，Scoliosis）是指脊柱从冠状位上发生10°或10°以上侧弯畸形。脊柱侧弯主要发生在左右方向的额状面，但还涉及矢状面的问题、水平面的旋转偏移。正常人的脊柱从后面看应该是一条直线，并且躯干两侧对称。如果从正面看有双肩不等高或后面看到有后背左右不平，就应怀疑"脊柱侧凸"。这个时候应拍摄站立位的全脊柱X片，如果正位X片显示脊柱有大于10°的侧方弯曲，即可诊断为脊柱侧凸。轻度的脊柱侧凸通常没有明显的不适，外观上也看不到明显的躯体畸形。较重的脊柱侧凸则会影响婴幼儿及青少年的生长发育，使身体变形，严重者可以影响心肺功能、甚至累及脊髓，造成瘫痪。轻度的脊柱侧凸可以观察，严重者需要手术治疗。脊柱侧凸是危害青少年和儿童的常见疾病，关键是要早发现、早治疗。

脊柱侧弯的类型，按形状分为C形脊柱侧弯和S形脊柱侧弯（图11-22）。C形脊柱侧弯指仅存在一个侧弯；S形脊柱侧弯指存在两个侧弯，通常其中一个为主要侧弯，另一个为次要侧弯。按照骨性是否改变，脊柱侧弯分为功能性和结构性两类。如果平躺时脊柱侧弯消失，或者身体前弯时脊柱侧弯消失，或者知道自己有侧弯后可以有意

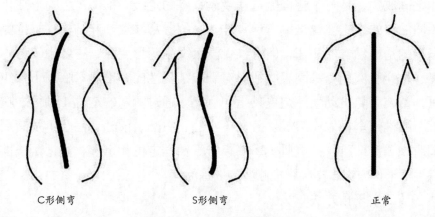

C形侧弯　　　　　　　　S形侧弯　　　　　　　　正常

图11-22　脊柱侧弯示意图

识地改变，叫功能性脊柱侧弯；如果骨骼、韧带结构发生病理性变化，则为结构性脊柱侧弯。结构性脊柱侧弯又有可逆性与不可逆性之分，未治疗的功能性脊柱侧弯可发展为结构性侧弯。如果有确定的病因，则称之为非特发性脊柱侧弯；如果找不到确定的病因，则称之为特发性脊柱侧弯。幼儿、青少年约90%为特发性脊柱侧弯，多为脊柱本身问题。

早期侧弯畸形常不明显，不容易引起注意。生长发育期，侧弯畸形发展迅速，可出现身高不及同龄人，双肩不等高，胸廓不对称，脊柱偏离中线，一侧腰部皱褶皮纹。侧弯畸形严重者可出现剃刀背畸形，影响心肺发育，反复出现呼吸困难及呼吸道感染症状。由于椎体骨骼畸形发育，将对脊髓神经造成牵拉或压迫并出现神经症状。

儿童及青少年脊柱侧弯多为长期背书包或是姿势不合适等原因所致。其他还有特发性、先天性、某些疾病所致等。由于患者脊柱侧弯一般没有自觉症状，当发现小孩有侧弯时，经常为时已晚。早期发现主要靠父母、学校老师和医师体检。平常可进行弯腰试验普查，如果发现一侧高，表明可能存在脊柱侧弯及旋转。如果弯腰试验阳性，应到医院及时就诊。

（二）姿势肌动学评定

影像学检查是最基本的脊柱侧弯的诊断方法，科布（Cobb）角的测量，即选择组成侧凸或者后凸两端（最头端和最尾端）最倾斜的椎体之间成角，是对于脊椎侧弯程度最基本的定级。椎体产生畸形变化（扭曲）的结构性脊椎侧弯是脊椎本身的异常导致。非结构性脊椎侧弯指的是虽然脊柱侧弯，但脊椎骨没有发生畸形变化，主要由姿势不良、神经肌肉病变等因素所致。对于非结构性的脊椎侧弯临床干预纠正，蕾波姿势肌动学评定更具指导意义。通过侧弯的定位（颈椎、胸椎、腰椎或全椎体连续）、分类（左凸、右凸、前凸、后凸）及其周围肌肉（痉挛肌、拮抗肌）、筋膜链等精准定位和定性，制订蕾波推点治疗干预方案，指导脊椎侧弯的训练治疗。

（三）干预方法

脊柱畸形的治疗包括手术治疗与非手术治疗，其中非手术治疗的方法很多，包括牵引、电刺激、推拿、支具治疗等。手术矫形治疗仍然是当前针对病情进行性发展患者的主要治疗方法。蕾波法主要应用于非结构性的脊椎侧弯的治疗，也可以应用于术前和术后的辅助治疗。应用蕾波法也是进行其他运动训练之前，松解降低肌肉张力的有效方法。如很多人肩胛骨两侧肌肉张力不均衡，在这种状态下采用大重量训练会加重侧弯角度。

1. 推点

（1）推压自尾椎棘突和能触及的横突推顺至枕骨大孔，反复推压3次，再于侧弯椎体及其上下数个椎体加强3次，通过改善骨膜微循环影响到整个椎体循环。

（2）推压脊柱两侧肌肉，并根据肌肉是否有张力增高或萎缩，肌筋膜是否有粘连等，采用不同的方法。不仅可增加肌力、缓解痉挛、拨开粘连，还可通过改善脊柱周围软组织微循环有助骨循环改善。脊椎两侧肌肉推顺应连续不间断，从骶椎一侧开始向上连续推压至头颈。

（3）点压侧弯椎体及其上下数个椎体的蕾波脊神经触激点，通过神经调节骨、肌肉微循环。

（4）牵拉C形脊柱侧弯凹侧。采取坐位、站位姿势，与侧弯方向相反，牵拉打开凹侧，使脊柱反向侧弯。

2. 蕾波核心肌群训练

核心肌群指负责维持脊柱稳定的肌肉群，依其功能和属性，核心肌群可分为两大群：深层核心肌群，又称为局部稳定肌群（Local Stabilizing Muscles）（图11-23）；表浅核心肌群，又称为整体稳定肌群（Global Stabilizing Muscles）（图11-24）。深层核心肌群，包括多裂肌（深层）、腹横肌、腰大肌、腹内斜肌后部、横间肌、棘间肌和回旋肌、横膈膜及骨盆底肌等，它们中有的直接与椎体连接，通过肌肉的收直接固定相邻椎体，有的则是通过各肌肉的协同收缩调节腹内压来维持各椎体间的稳定，使腰椎维持在正中区域。表浅核心肌群，包括腹直肌、腹内斜肌、腹外斜肌、竖脊肌、腰方肌及臀部肌群等，其收缩时主要功能在于控制脊柱的运动方向，并产生较大的动作力矩，因此可对抗加在躯干上的外来负荷，维持整个脊柱的姿势。

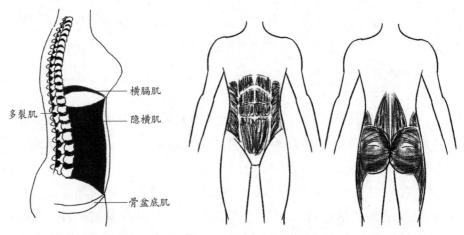

图11-23　局部稳定肌群示意图　　　图11-24　整体稳定肌群示意图

（1）核心肌群训练之中多采用双侧动作发力，如俯卧撑、深蹲、引体向上；如果有单侧动作发力，两侧一定要均衡训练，如弓步蹲、单手推肩等。

（2）立位促通立板矫正固定站立腰背肌训练（图3-71）。站于立板，用绑带固定骨盆与下肢，用玩具引导孩子弯腰90°取物—立起站直，反复进行。

（3）轴扭转牵拉。孩子骑跨于软滚上，或侧卧于充气大球上，一手扶持肩部，一手扶持对侧骨盆旋转脊柱反方向牵拉（图3-69）。

（4）"搭桥""燕飞"等其他体轴核心肌群训练。仰卧弓背向上的"搭桥"，俯卧头颈、四肢向上的"燕飞"及与脊柱、骨盆、髋关节相关肌群的其他训练。

3.预防与矫正

（1）训练的第一步先矫正生活中的不良体态，一定要避免日常生活中容易加重的姿态，如：背单肩包、跷二郎腿、长时间站立重心偏一侧等。

（2）按发育规律促进运动发育，特别是翻、爬、坐、站、走。如

2~3个月抬头、3~4个月翻身、6~7个月独坐，8~9个月爬，10~11个月站、走，不仅可促进脊柱的正常发育，脊柱的良好发育也是更好完成这些运动的重要基础。

（3）随时保持婴儿的正确姿势，是促进脊柱正常发育的重要内容，如长期抱着孩子睡觉，孩子的脊柱就会处于弯曲状态，就可能是以后驼背或脊柱畸形的基础；竖抱孩子、坐、站都要注意扶持脊柱在正确位置。

第四节　骨盆与下肢

一、骨盆前倾

（一）概述

骨盆前倾（Anterior Pelvic Tilt）（图11-25）是指站立时从侧方看臀部向后翘起、腰部向前突出。骨盆相对于中立位置有一个10°~15°的前倾角，髂前上棘和髂后上棘连线与水平线的夹角，超过这个前倾角，就判断为骨盆前倾。形体上表现，主要是骨盆前倾以后，骨盆骶尾部向后突出，表现为臀部后突，同时存在小腹前突。在蹲起、单脚蹲起、腿推举（腿部推蹬机）等动作时受限。

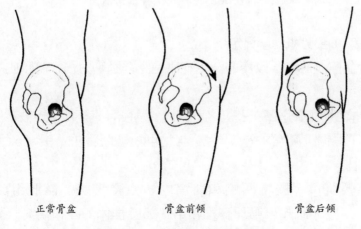

正常骨盆　　　　骨盆前倾　　　　骨盆后倾

图11-25　骨盆前、后倾示意图

骨盆前倾常因腰椎变形引起。前倾以后还有可能会带来颈部、胸背部、腰部肌肉的不协调，出现驼背、腰背部疼痛等。

可以在家进行托马斯试验（Thomas Test）（图11-26），自测自己是不是骨盆前倾，坐在桌边躺平，使下肢从膝关节处自然下垂，抬起一条腿使大腿尽量触及胸部，此时另一条腿应该能自然平放于桌面，如果平放腿抬起或者需要旋转髋关节才能平放腿触及桌面，说明有骨盆前倾可能。

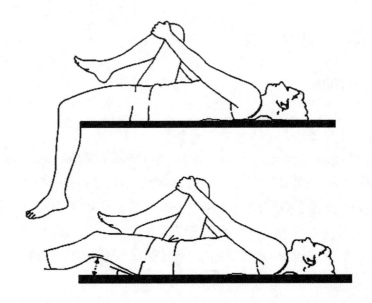

图11-26　托马斯试验示意图

（二）姿势肌动学评定

骨盆前倾肌动学改变的一般规律是竖脊肌等力弱，髂腰肌等张力增高。

竖脊肌（图11-27）：又名骶棘肌，从骶骨直至枕骨，被背浅层肌及上，下后锯肌覆盖，充填于棘突与肋角之间的深沟内，为一对强大的伸脊柱肌。

髂腰肌位于腰椎两侧和髂窝内，由腰大肌、髂肌组成（图7-19）。腰大肌起自第12胸椎和第1~5腰椎体侧面和横突，髂肌起自髂窝，均止于股骨小转子。髂腰肌近固定时，使髋关节屈和外旋。

远固定时，一侧收缩，使脊柱向同侧屈；两侧收缩，使脊柱屈和骨盆前倾。

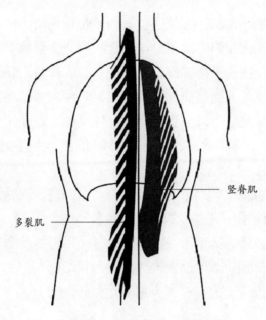

图11-27　竖脊肌示意图

（三）干预方法

1. 推点

（1）蕾波推压自尾椎棘突和能触及的横突，推顺至枕骨大孔，反复3次，再于腰、骶椎加强3次，通过改善骨膜微循环影响到整个椎体循环。

（2）推压脊柱两侧肌肉，并根据肌肉是否有张力增高或萎缩，肌筋膜是否有粘连等，采用不同的方法。不仅可增加肌力、缓解痉挛、拨开粘连，还可通过改善脊柱周围软组织微循环有助骨循环改善。

（3）点压腰椎蕾波八髎穴（图3-4）及脊神经触激点（图3-5），通过神经调节骨、肌肉微循环。八髎穴是上、次、中、下髎各一对，分别在第1～4骶后孔处。蕾波推、点脊神经刺激点主要方法是，辅用蕾波精油/啫喱或医用耦合剂自八髎穴向上沿脊柱两侧向枕骨大孔处推，往返推压后，可于背部自枕骨大孔下可触及的颈椎开始，用手指在椎间隙向下、向内点压，一般点压力度较大，在尾骨主要点压八髎穴，反复进行15～20分钟。

2.拉

拉伸股直肌，取仰卧或俯卧位。由于腰椎在俯卧位下伸展，如有腰部损伤史，那么在俯卧位下拉伸股直肌可能会导致受伤。腰椎伸展的一种方法是让孩子保持腿部位置不变，完成骨盆后倾的动作，这样可以无须屈曲膝关节而完成伸展运动。另一种方法是在弯曲膝关节之前，将手放在骨盆上，以防止骨盆和脊柱运动。在膝关节下方放置卷起的毛巾或垫子，伸展臀部，能促进大腿前部的组织尽量拉伸。

3.动（图11-28）

（1）半跪姿髋屈动作：半跪姿，做骨盆向前、向后的动作。

（2）抬臀动作：平躺双脚着地做抬臀动作。

（3）跪姿后伸腿动作：跪姿四肢扶地做后蹬腿动作。

（4）蹲起动作：蹲到大腿与地面平行再站起。

（5）躺姿髋屈动作：平躺双脚着地做骨盆向上、向下动作。

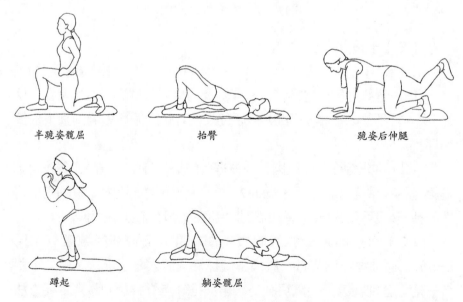

半跪姿髋屈　　　　　　抬臀　　　　　　跪姿后伸腿

蹲起　　　　　　躺姿髋屈

图11-28　骨盆前倾干预训练示意图

二、骨盆后倾

（一）概述

骨盆后倾（Posterior Pelvic Tilt）（图11-25）指由于肌肉韧带等前后强弱差异过大导致的骨盆上口向后倾斜，出现脊椎腰弯处变小。成因多为腹部力量相对过强，或腰背部力量相对较弱。

由于腰背肌肉和下肢肌肉的起止点大多数附着在骨盆，骨盆后倾会导致驼背、O形腿等体态问题的出现，而且在一定程度上会影响内脏的受力情况，以致影响内脏功能。脊柱内存在神经根，脊柱生理曲度的变化可能导致神经方面的问题。

（二）姿势肌动学评定

两肩胛间、骶部和足跟部紧贴身高计，用内侧卡尺或手指测量颈弯和腰弯与身高计的距离，正常颈弯处为3～4厘米，腰弯处为2～2.5厘米。骨盆后倾腰弯变小。骨盆后倾多数都是由于骨盆周围肌肉出现松弛，腹直肌、腘绳肌过紧，竖脊肌、髂腰肌无力，或者是由于髂腰肌等肌张力升高或者痉挛所致。

（三）干预方法

1. 推点

（1）推压后背力弱肌群。从臀部至枕部脊椎两侧，沿竖脊肌走行双向不间断推压，力度可稍大，以有效挤压竖脊肌和后背肌群为妥。

（2）点压腰眼穴。腰眼穴亦与脊神经相关，腰眼穴位于腰部第4腰椎棘突左右3～4寸凹陷处，有腰背筋膜、背阔肌、髂肋肌，深层主要布有第4腰神经后支的肌支，浅层主要布有臀上皮神经和第4腰神经后支的皮支。点压此穴可促进骨盆后周肌肉、腰背肌群力量。

2. 拉（图11-29）

（1）弓箭步动作：站姿右腿向前迈出，右膝呈90°，左膝触地，上身保持垂直，起立。每组各10～15次，每天3组。

（2）坐姿腘绳肌牵拉：坐姿，左腿伸直向前，俯身够左脚趾，保持10～30秒，换右腿进行腘绳肌牵拉。

（3）超人牵拉：俯卧位，同时抬起双下肢和双上肢，使胸部尽量远离地面，仿佛超人飞行。

（4）抬腿动作：平躺，缓慢抬起双下肢同时保持背部紧贴地面。

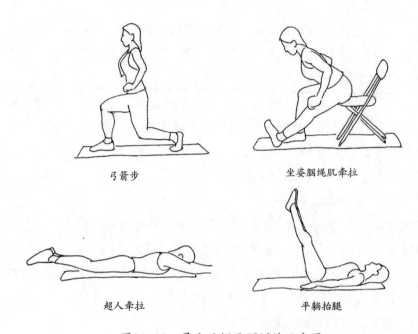

弓箭步　　　　　　　　坐姿腘绳肌牵拉

超人牵拉　　　　　　　平躺抬腿

图11-29　骨盆后倾干预训练示意图

3.动

锻炼腰背部肌肉，如飞燕、臀桥等收缩腰部肌肉的动作。

4.预防与矫正

（1）采用促进脊柱伸展的休息体位。

（2）坐在前部向下倾斜的椅子上，或坐在楔形垫上增加骨盆前倾。

三、长短腿

（一）概述

长短腿（图11-30）是指人体双下肢不等长。测量方法是，仰卧位保证骨盆中立位的情况下，用软尺测量髂前上棘到足内踝的长度，确定腿的长短。一般相差1厘米及以上视为不等长。

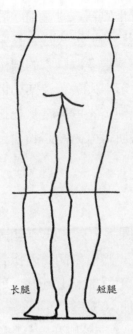

长腿　　短腿

图11-30　长短腿示意图

根据病史和辅助检查确定是结构性长短腿还是功能性长短腿。结构性长短腿是先天性骨骼长度不一、骨折愈合后的长度不一、某些疾病后遗等。功能性长短腿是下肢关节的异位或是下肢肌肉链的长度不一致而导致的，比如一个足弓高、一个足弓低，骶髂关节的旋前和旋后，下肢体侧链的长度不一等。

不仅长短腿可引起步态异常，而且异常的步态习惯也可导致长短腿，如行走过程中，如果两边的步幅不一致，总是一边步子大，另一边的步子小，假设左腿在迈步向前的步幅较大，右腿的步幅偏小，这样左侧的骶髂关节势必旋后的更多，右侧骶髂关节旋前的更多，长此以往，右腿会形成功能性的长腿。

长短腿时不仅行走姿势异常，平衡能力也下降，下肢承重受力不均衡还可导致骨盆的倾斜、脊柱侧弯，引发颈肩腰腿痛等。

（二）姿势肌动学评定

进行主动及被动髋关节屈、伸、内收、外展、内旋、外旋，屈膝、伸及踝、足检查，找出主要异常部位及具体状况。必要时髋关节拍片。长短腿可以造成脊椎侧弯，骨盆前、后倾，但许多脊椎问题、骨盆问题也都以"长短腿"为主要表现，临床上对"脊椎侧弯"患者作足底压力检测时，会发现很多双脚掌的结构是高低不均的。由于双腿不等长，髋关节、膝关节、踝关节及其韧带、周边软组织都受到直立行走受力不均衡，而出现姿态的异常。长腿髂胫束、股四头肌等力弱；短腿髂胫束、股四头肌等张力高。长期会影响到骨盆和脊椎，造成骨盆倾斜和脊椎侧弯。

（三）干预方法

1. 推点

（1）长腿推点。从踝关节外侧开始至髂前上棘，用全手掌辅用蕾波精油大面积双向推，小腿沿外侧，大腿沿外侧、前侧两面推，并在腿部前外侧主要穴位（下巨虚、上巨虚、足三里、阳陵泉）及髋关节、膝关节活动刺激点处加力点压。

（2）短腿推点。从踝关节外侧开始至臀腰部，用全手掌辅用蕾波精油大面积双向推，小腿沿外侧，大腿沿外侧、后侧两面推，并在腿部后外侧主要穴位（承扶、委中、承山、居髎）及髋关节、膝关节活动刺激点处加力点压。

（3）骨盆倾斜、脊椎侧弯的推点手法请参阅相关章节。

2. 拨

活动髋关节，触摸有无粘连的索条等。如有粘连施加拨法。

3. 拉

可以以髋关节活动为主，屈髋、外展、旋转等活动牵拉短腿。

4. 动

（1）蹲起训练。

（2）主动腰背及下肢肌力训练。

5. 预防与矫正

步态的矫正：如果是一侧步幅较大，就可以反其道而行之。

四、内八字与外八字步态

（一）概述

内八字足（图11-31）指走路时脚尖向内，右脚向左偏、左脚向右偏交替前进，造成不良的走路习惯，通常人们走路和跑步脚尖都是朝前的，内八字脚则是向内的。前脚掌内、外侧缘与纵轴形成的夹角不超过5°为轻度，5°～10°为中度，10°以上是重度。内八字步态可以是跖内收（弓足）、胫骨内转（Tibial Torsion）、股骨前倾（Femoral Anteversion）或者髋关节内旋导致。

外八字足（图11-31）指在走路或跑步时出现单侧或双侧足外旋，足尖指向外侧。平足、股骨头骨骺滑脱（Slipped Capital Femoral Epiphysis，SCFE）和髋关节外旋导致。SCFE是由于快速生长的青少年，股骨头骨骺受到身体体重压力过大，产生的相对位移，股骨颈外旋。

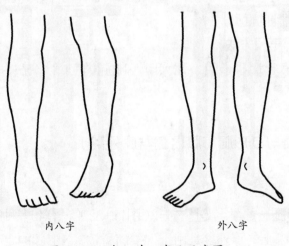

内八字　　　　　　　　　外八字

图11-31　内、外八字足示意图

（二）姿势肌动学评定
参阅第七章"十、髋内旋""十一、髋外旋"内容。

（三）干预方法
参阅第七章"十、髋内旋""十一、髋外旋"内容。

五、膝内旋与膝外旋

（一）概述

有内八字或外八字足的还要检查是否伴有膝外旋或膝内旋，是否主要是膝外旋或膝内旋所致。

（二）姿势肌动学评定

坐在高椅上，双腿放松悬空，足尖指向内为膝内旋，足尖指向外为膝外旋，足尖在正前方膝关节正常。膝内旋或膝外旋明显的迈步时内八字或外八字主要为膝关节异常引起。

屈膝时小腿旋内主要力弱的肌肉是股二头肌，还可能伴有半腱肌、半膜肌等肌张力增高/痉挛；屈膝时小腿旋外主要力弱的肌肉是半腱肌、半膜肌，还可能伴有股二头肌等肌张力增高/痉挛。

股二头肌有长短两个头，长头起自坐骨结节，短头起自股骨粗线，两头合并止于腓骨头。半腱肌位于股二头肌的内侧，起自坐骨结节，止于胫骨上端的内侧。半膜肌与半腱肌相伴，起自坐骨结节，止于胫骨内侧髁的后面。

（三）干预方法

参阅第七章"十四、屈膝时小腿旋内""十五、屈膝时小腿旋外"内容。

六、X形腿与O形腿（膝内翻与膝外翻）

（一）概述

"X形腿"的学名是膝外翻（图11-32），有40多种疾病可以引发它，但70%以上的膝外翻是由于佝偻病所致。X形腿的定义是：以两下肢自然伸直或站立时，两膝能相碰，两足内踝分离而不能靠拢为主要表现的畸形疾病。它是由于先天遗传，后天营养不良，幼儿时期坐、走姿势不正确所引起的，造成股骨内收、内旋和胫骨骨外展、外旋所形成的一种骨关节异常现象。

"O形腿"的学名是膝内翻（图11-32），指双脚踝部并拢，双膝不能靠拢，呈"O"字形。大多是由于站立过早，行走时间过长，缺乏营养和锻炼等所引起的，造成大、小腿内外两侧肌肉群及韧带的收缩力量与伸展力量不平衡。

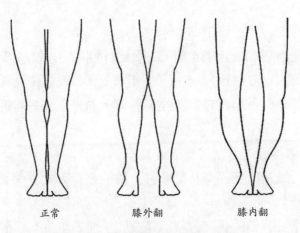

正常　　　　　膝外翻　　　　　膝内翻

图11-32　膝外翻与膝内翻示意图

（二）姿势肌动学评定

在双足跟、双足掌并拢，放松双腿直立，如两膝存在距离，就说明是有O形腿了。一般根据常态膝距和主动膝距两个指标，判断O形腿的轻重程度。所谓常态膝距，指的是直立时两足踝部靠拢、双腿和膝关节放松时，双膝关节内侧的距离。主动膝距，指的是直立时两足踝部靠拢、腿部和膝关节向内用力并拢，双膝关节内侧的距离。

根据常态膝距和主动膝距的大小，O形腿分为轻度、中度和重度。常态膝距在3厘米以下，为轻度；常态膝距在3～10厘米之间的为中度；常态膝距大于10厘米的为重度。

X形腿与O形腿相反，以两下肢自然伸直或站立时，两膝能相碰，两足内踝分离在3厘米以下为轻度；3～10厘米为中度；大于10厘米为重度。

X形腿与O形腿一般的原因分病理性和生理性，一般很严重的或单侧的多是病理性的，轻度、双侧对称的多是生理性的。

X形腿主要姿势肌动学表现是髋关节内收、内旋，膝关节外翻、外旋。O形腿主要姿势肌动学表现则相反，髋关节的外展、外旋，膝关节的内翻、内旋。下肢所有深浅层肌肉几乎全部参与体态调整，还可延伸到腰腹部的核心肌群。

（三）干预方法

X形腿干预。

1. 推点

（1）推压髋关节周围肌群。

自大腿内侧根部坐骨结节、耻骨沿大收肌、长收肌走向三推至股骨下端膝关节处。点压推时，点压股骨粗线处大收肌、长收肌起止点。

自髂翼外面臀中肌起点三推至股骨大转子。点压推时，点压臀中肌中部的臀外展肌肉收缩刺激点。

（2）推压膝关节及其周围肌肉韧带。

推压可触及的膝关节及胫腓骨上段及股骨下端骨面，通过改善骨皮质微循环改善骨代谢。

推压膝关节相关肌肉，特别是股四头肌、腘绳肌、胫骨前肌、小腿三头肌。

推压膝关节外侧副韧带，促使其松弛，恢复膝关节内、外侧的稳定结构。从而使胫骨内翻，达到矫正目标。

（3）还可点压风市穴、环跳穴（图3-29，图3-31），叩击臀肌、大腿外侧肌。

2. 拨

施者一手握住小腿向各个方向活动髋、膝关节，一手触摸臀大肌及其周围软组织有无粘连的索条等。如有粘连施加拨法。

3. 拉

（1）坐在椅子上，两手后撑，足踝处夹一物体（可由厚换薄），两膝并拢，然后直腿上举至水平，再下落，每组15～20次。

（2）两腿屈膝坐地，膝外开，脚掌相对，两臂弯曲，两手扶在膝关节内侧，用力下压膝关节，至最大限度保持2秒，再还原。

（3）直腿坐，两手体后撑地，两膝间夹一软物（如小皮球），用橡皮筋将踝关节捆住，要求小腿用力夹物体；也可使有靠背的凳子反过来坐，双腿放在小凳两侧。练习5～10分钟。

（4）靠墙及单独站立时，双腿中间放一毛巾卷，使双腿膝关节分开。矫正立板适宜角度的髋外旋站立等。

4. 动

（1）小腿向内侧踢毽子，两腿交替进行。

（2）蹲位时，患儿将双手放在双腿之间，把双腿分开，再站起来。适宜角度的髋外旋站立后做蹲下—起来的训练。

5. 其他

（1）充足营养，尤其是维生素D、钙、蛋白质。

（2）较严重的可佩戴支具。

6. 手法矫正通过矫正关节移位来治疗

非手术矫正方法，优点是费用低，风险小；缺点则是主动治疗，见效慢，需要长期坚持。没有恒心就达不到矫正目的。

正夹板、X/O矫姿带这种方式简单易行，通过夹板和X/O矫姿带产生的压力使膝关节处的韧带进行调整。优点是不需要手术，容易操作；缺点是需要坚持，而且夹板和X/O矫姿带容易使膝关节部位的血管、神经造成损伤，严重者造成神经坏死。所以，建议每次使用X/O矫姿带时间为20~30分钟。

O形腿干预。

1. 推点

（1）推点髋关节周围肌群。

推压痉挛肌臀大肌：自髂骨翼外面和骶骨背面臀大肌起止点，沿肌束走向斜向下三推至髂胫束和股骨的臀肌粗隆。点压推时，点压股骨的臀肌粗隆肌肉起止点。

推压拮抗肌臀中肌：自髂骨翼外面，沿臀中肌肌束向下三推至股骨大转子。点压推时，点压臀中肌中部的髋外展肌肉收缩刺激点。

除点压推外，对较重异常还要增加点，点压股骨的臀肌粗隆肌肉起止点和髋外展肌肉收缩刺激点。

（2）推点膝关节周围肌肉和韧带。

推点痉挛肌半腱肌、半膜肌：自半腱肌胫骨上端内侧起止点和半膜肌胫骨内侧髁后面起止点沿肌肉走向三推至坐骨结节。点压推时，点压位于股二头肌和半膜半腱肌膝后肌肉—肌腱移行部肌腱侧腘绳肌舒张刺激点。

推点拮抗肌股二头肌：自腓骨头沿股二头肌走向三推至长头起点坐骨结节和短头起点股骨上端背面。点压推时，点压股二头肌中部。

除点压推外，对较重异常还要增加点，点压位于股二头肌和半膜半腱肌膝后肌肉—肌腱移行部肌腱侧腘绳肌舒张刺激点。

2. 拨

施者一手握住踝部轻缓屈伸膝关节，一手触摸膝后、大腿软组织有无粘连的索条等。如有粘连施加拨法。

3. 拉

（1）髋内旋牵拉：施者一手点压髋外展肌肉收缩刺激点或股骨的臀肌粗隆肌肉起止点，一手握住小腿牵拉髋关节旋内。

（2）膝外旋牵拉：施者一手点压股二头肌中部或股二头肌和半膜半腱肌膝后肌肉—肌腱移行部肌腱侧腘绳肌舒张刺激点，一手握住踝部做足和小腿旋外牵拉。或者一手固定踝关节，一手握住足前脚掌，慢慢地向外牵拉固定，使小腿内侧及足内侧的肌肉放松。

（3）两脚开立，双手扶膝关节外侧，体前屈，屈膝半蹲，双手用力向内侧推压膝部，两膝尽量内扣，然后慢慢还原，10～15次。

（4）坐立，两腿屈膝左右分开，然后两腿用力向内夹，两个膝关节尽量靠近，两手按住膝部轻轻下压，至最大限度，停止2～3秒再还原。要求膝关节用力，动作缓慢进行。

（5）用绳子将膝部绑紧（松紧度要适当），两脚并拢，两手扶膝关节处，上体前屈，连续做屈膝下蹲，25～30次。

（6）用绳子将膝部绑紧（松紧度要适当），两脚并拢，连续向上纵跳，两臂屈臂摆动，20～25次。

（7）左侧卧，左手撑地，右腿后屈，右手握右踝，往臀部拉回，然后右翻身成仰卧，右膝弯曲压在体侧，并靠近左腿，两臂侧举。换左腿做。

4. 动

（1）直立，向左侧横移时，左脚脚跟向左侧移，同时右脚脚尖向左侧移，成内八字，然后左脚脚尖向左侧移，同时右脚脚跟向左侧，成外八字，如此连续移动，10～15次，再相反移动，共3组。

（2）小腿外侧翻平踢毽子或小沙袋。

（3）两膝间夹一物体，向前走路，物体可由厚向薄逐渐改变。

（4）立位矫正站立。绑带将双下肢同蕾波坐起椅捆绑在一起站立，每天2~3次，每次30分钟左右。

5.其他

矫正鞋垫：矫正鞋垫是通过正常的足弓设计，在行走、站立时，可以给小腿一个向外旋转的力量，能预防因走姿不好，导致的O形腿加重和形成；方便使用，但对于轻微O形腿患者有效，不适用于O形腿程度较高的患者。

七、屈膝与膝过伸

屈膝详见第七章"十二、屈膝"；膝过伸详见第七章"十三、膝反张"内容。

八、足内翻与足外翻

详见第七章"十七、肌性足内翻、足外翻"内容。

九、扁平足

（一）概述

足弓是人类特有的解剖结构，系适应长期单一站立及行走的需要演变而来的，是人类直立行走，完成跑、跳等动作的保障。扁平足/平足（Flat Feet）（图11-33）指正常足弓的缺失或塌陷。儿童的足弓发育完成在4~5岁，此年龄前是促进正常孩子足弓发育的最佳期。由于人的生活方式及所处的环境不同，正常人足弓的高低不一，足弓低平者并不是造成平足症的原因，只有某些原因致足骨形态异常、肌肉萎缩、韧带挛缩或慢性劳损时才形成扁平足。当足内外肌软弱时，可诱发本病，如全身营养不良，久病后肌肉无力，体重突然明显增加，站立行走时姿势不良。儿童青少年扁平足主要原因是遗传因素和不良姿势。

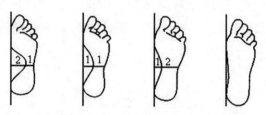

正常足底（2:1）轻度扁平足（1:1）中度扁平足（1:2）重度扁平足（0:3）

图11-33　扁平足示意图

（二）肌动学评定

足弓的缺失或塌陷主要是与足弓相关的肌肉和筋膜发育有关。与足弓相关的肌肉和筋膜主要有：

（1）胫骨前肌：起自胫骨外上，肌腱向下经伸肌上、下支持带的深面止于内侧楔骨内侧面和第1跖骨底。

（2）胫骨后肌：位于趾长屈肌和拇长屈肌之间，起自胫骨、腓骨和小腿骨间膜的后上，长腱经内踝之后，到足底内侧，止于舟骨粗隆和内侧、中间及外侧楔骨。

（3）足底小肌肉群和足踝韧带。

脑瘫孩子扁平足多发除先天发育缺陷因素外，还有疾病的影响和不正确的康复方法促成。如脑瘫尖足时可做根骨牵拉，如果做成足背屈牵拉就能损伤足弓促成扁平足。如跟腱挛缩常与扁平足同时存在，不仅相互影响、恶性循环，不及时纠正还较快促成踝足骨关节变形并向上影响膝、髋、脊柱及多个肌筋膜链等。

（三）干预方法

1.推、点

（1）推压支撑足弓的主要肌肉和足踝韧带，点压相关神经触激点或穴位。

（2）推压胫骨前肌，自足底内侧中部沿胫骨前肌走向推顺至髌骨，点压足背屈刺激点（下巨虚穴）。

（3）推压胫骨后肌，自胫骨上内侧阴陵泉穴沿胫骨后推至足底内侧。

（4）推压足底小肌肉群和足踝韧带，推顺足背、踝周软组织。

（5）根据临床表现干预其他肌群，如伴肌性足内翻的推、点腓骨长、短肌，伴跟腱挛缩推压小腿三头肌、拨压跟腱等。

2.拉、动（图11-34）

（1）蹲起训练：每天2~3次，每次30~40个。

（2）主动足背屈勾脚、足跖屈—背屈动。

（3）练习足部外旋、足趾抓物、抬足趾。

（4）支撑足弓的合适足垫及可保护踝关节的硬邦硬底鞋。

（5）跟腱牵拉：弓形步保持上身直立，下压身体使跟腱受到牵拉。

（6）网球滚动：坐姿，网球置于脚下，前后滚动。

（7）拱形抬升：把重心向双脚外侧移动，尽量抬起双脚内侧形成拱形。

（8）提踵运动：双足并拢站立，提起后脚跟保持5秒钟。

（9）楼梯拱形抬升：利用楼梯，一只脚后跟悬于楼梯外，作提踵运动。

（10）抓毛巾：脚下放一块毛巾，用脚趾进行抓毛巾动作。

（11）抬脚趾：大脚趾触地，用力抬起其余4脚趾。

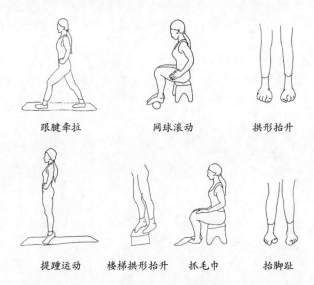

跟腱牵拉　　　　网球滚动　　　　拱形抬升

提踵运动　　楼梯拱形抬升　　抓毛巾　　抬脚趾

图11-34　扁平足拉动训练示意图

第十二章

蕾波法在成人疾病康复中的应用

蕾波康复法始于儿童脑瘫和脑损伤的康复治疗，经过25年的临床实践，已经形成完整独立的理论体系和应用体系。然而应用于成人疾病的康复，也是近十多年的实践。很多康复机构，在应用儿童康复治疗中取得明显疗效后，在一些成人疾病的康复治疗中积极探索应用蕾波法。基于蕾波法明显的改善微循环障碍和通过激发神经刺激点和反牵张反射等干预肌动学状态的特点，针对各年龄段、各种原因引起的神经肌肉等疾病，如脑血管意外及脑损伤、骨及软组织疾病与损伤、筋膜肌肉疾病与损伤等康复治疗，蕾波法发挥了明显的降低肌张力，解痉挛，增肌力的特色治疗作用。

成人康复应用蕾波法，主要是应用蕾波最具特色的纠正异常方法（推、点、拨、拉、动）。成人康复的功能训练（PT、OT、ST等）具有完整的应用体系和操作程序，本章不进行讨论。

成人康复应用蕾波法，不同于儿童。手法、程序都应以"力度到达肌肉层"为效果，所以，全手掌推、肘推或石器推；肘点和石器点为主要方法，尽量使用"蕾波精油"为推点介质，尤其是针对肥胖体型的成人患者的推点，力度作用于肌肉层是保证纠正异常效果的根本。同时保证每天3～5个单元，30分钟/单元。

第一节　脑血管意外

一、概述

脑血管疾病（Cerebrovascular Disease）指由脑血管病变引起的局限性或全脑功能障碍的一组临床疾病。它包括缺血性脑血管病和出血性脑血管病，病因分为3类：先天性、获得性和特发性。

脑血管疾病是危害中老年人生命与健康的常见病，我国城乡脑血管疾病年发病率为200人/10万人，年死亡率为80～120人/10万人，存活者中70%以上有不同程度的功能障碍，其中40%为重度残疾，而且脑血管疾病的复发率达40%，可以反复造成脑组织损伤。

由于发生脑血管意外时，脑损伤的部位、大小和性质等不同，其临床上可表现为：偏身感觉和偏身运动功能障碍，表现为偏身感觉（浅感觉和深感觉）障碍、一侧视野缺失（偏盲）和偏身运动障碍；交流功能障碍，表现为失语、构音障碍等；认知功能障碍，表现为记忆力障碍、注意力障碍、思维能力障碍、失认等；心理障碍，表现为焦虑、抑郁等；其他功能障碍，如吞咽困难、二便失控、性功能障碍等。

按照世界卫生组织（WHO）《国际功能、残疾和健康分类》（ICF），脑血管意外患者功能受损的程度可分为三个水平：器官水平的功能障碍，即身体结构与功能的损害；个体水平的功能障碍，即活动受限（指日常生活的活动能力受限）；社会水平的功能障碍，即参与受限（指参与社会生活的能力受限），环境因素与所有功能及其损害交互作用，对三个水平产生积极或消极的影响。

脑血管疾病的预防分为三级：一级预防是高危人群，疾病尚未发生，如何进行干预、减少发生概率；二级预防是疾病已经发生但未造成重大损害，如何避免疾病损害继续扩大；三级预防是疾病已经造成损害，如何避免死亡瘫痪、改善生活质量、延长预期寿命。脑血管疾病的一级预防是治疗高血压、高血糖、高血脂、改变生活方式、保持健康体重、避免抽烟喝酒、注意富含维生素的水果蔬菜、低钠低食品添加剂的健康饮食、经常锻炼。对于容易产生心源性血栓的疾病如心瓣膜病、房颤进行抗血小板或抗血凝药物的预防治疗。脑血管疾病的二级预防是早发现、早诊断、早治疗，对于缺血性脑血管疾病，在没有禁忌证的前提下，尽早开始溶栓治疗。脑血管疾病的三级预防，就是继续治疗高危因素，尽早进行康复治疗。

目前我国脑血管意外三级康复网络的建立，是为了最大限度地降低脑血管意外的致残率，提高患者的生存质量，在及时抢救治疗的同时，积极开展早期康复治疗。一级康复是指脑血管意外急性期在神经内科或神经外科住院期间进行的康复治疗，已经成为脑血管意外规范治疗的重要组成部分，即将早期规范的康复治疗与脑血管意外急性期治疗有机地结合，积极防治各种并发症，为患者下一步改善受损的功能创造条件；二级康复是指脑血管意外恢复早期在康复医学科或康复中心进行的康复治疗，尽可能使脑血管意外患者受损的功能达到最大程度的改善，提高患者日常生活的活动能力；三级康复是指脑血管意外恢复中后期和后遗症期在社区或家庭开展的康复治疗，进一步提高患者日常生活的活动能力和参与社会生活的能力。

二、蕾波康复法可介入的环节及实施要点

蕾波康复中的"推、点"纠正异常和"被动+主动"运动功能训练方法可以应用于脑血管意外的三级康复全过程。

（一）一级康复

在住院期间由于需要满足医院的治疗要求和卧床休息，进行四肢的肌肉推顺和关节被动活动，如果已经发现局部肌肉痉挛、肌张力增高，可以在痉挛肌肉的肌腱处点压，通过高尔基腱器官的刺激缓解该肌肉痉挛；也可以顺着肌肉走行方向进行推顺动作，通过降低肌梭阈值来缓解肌肉痉挛；第三可以牵拉痉挛肌肉至伸展状态，使收缩的肌肉得到舒张休息的机会。病情允许时尽早下地活动，一则通过姿势异常进一步判定受累肌肉范围，二则加强拮抗肌肌力的训练，此时引入生活自理为目的的功能训练。当脑组织进一步损伤停止后，脑组织进

入修复阶段，神经元突触重新开始连接，此时外界传入的神经刺激十分重要，包括皮肤触摸、深部触觉、肌肉肌腱长度变化、本体感觉，等等，这些信号不断汇集刺激脑组织的修复和功能代偿。

（二）二级康复

在康复中心进行康复训练，此时主动活动为主，以生活自理、社会功能恢复为目的的"任务式训练"，如行走取物任务、上厕所任务、刷牙吃饭任务及语言训练等。在主动活动的间隙，利用蕾波方法，对痉挛肌肉及其拮抗肌肉进行推顺，改善痉挛肌肉肌张力、增强拮抗肌肉肌力，此时避免肌肉挛缩、肌腱粘连、病态姿势固定十分重要，在疾病塑型固化的过程中，尽量向好的方面进行。

（三）三级康复

后遗症期在社区或家庭开展的康复治疗，此时疾病损伤基本定型，重点是改善生活质量的功能训练，如已经能够行走但明显足下垂，此时以训练胫前拮抗肌肌力为主，改善足下垂。需要提醒的是，无论使用什么功能训练方法，包括器械、仪器等，最好在蕾波推点后进行，这样能提高功能训练或治疗的效果和质量。

蕾波康复法的应用应当尽早开始，并贯穿于三级康复的始终。若能尽早应用，可以明显减轻肌肉痉挛，降低肌张力。为各项生理运动功能的恢复训练，创造良好的生理基础条件，促进康复进程。

颅脑外伤和颅脑肿瘤术后的异常可参照以上方法干预。

第二节　骨折

一、概述

骨折（Fracture）是一种常见病，多发于儿童和老年人。根据骨折处是否与外界相通可分为闭合性骨折和开放性骨折。一般骨折经过外科处理后都采用多种固定的方法，固定可保障断骨正确对位愈合，制动是为了防止骨愈合前再次错位，但制动的弊端是血循环不畅影响骨及软组织修复和促进肌肉废用性萎缩。

二、蕾波康复法可介入的环节及实施要点

蕾波推点可有效针对肌肉痉挛、肌肉萎缩、软组织瘀血、缺血、肿胀、粘连、挛缩倾向等异常。骨折发生、骨折修复、骨关节置换等过程中，常伴有上述异常，如不及时干预，即便手术非常成功，也影响正常功能的恢复。因骨折愈合、关节置换后较长一段时间许多运动不能进行，常出现废用性肌肉萎缩、软组织粘连等，既往针对这些环节的防治方法效果有限，近年将蕾波推点用于骨伤疾病的恢复见到了更好疗效。

基于微循环血管与肌纤维走向平行，以推出瘀血、引来新血、促进淋巴回流为目的时，手握适宜大小圆滑石器、蘸少量医用耦合剂，在肢体由远端肌肉起止点、沿肌肉走向、力度着力于肌肉，向近端肌肉起止点推压是最佳方法。当有夹板石膏固定时，在去除夹板石膏后进行。当有骨折内固定时，避开手术切口即可开始推、点。当手术切口愈合后可对整个肢体进行推、点。我们还观察到，推、点不仅促进骨和软组织修复，也使手术刀口瘢痕明显减轻，蕾波推点也成了其他原因瘢痕治疗的有效方法。当有外固定时，我们先在外固定的裸露部位推、点，也有助于固定部位微循环的改善，直到拆除外固定，再对整个肢体进行推、点。当骨折没有皮肤损伤，骨无移位时，由于不能主动或被动活动受力，尽早开始皮肤表面的推、点有助于促进骨折愈合、加速软组织肿胀、瘀血消退。骨折康复中肌肉主要是废用性萎缩，一般痉挛多不明显，早期也无粘连、挛缩，应用蕾波推点常比治疗神经系统损伤效果更著。

第三节 股骨头坏死

一、概述

股骨头坏死（Femur Head Necrosis）又称股骨头缺血性坏死，是一种常见的髋关节疾病，其主要病理环节是股骨头血供障碍，引起骨细胞及骨髓成分死亡及随后的修复，继而导致股骨头结构改变、股骨头

塌陷、关节功能障碍。若错过最佳治疗时机，可出现患肢跛行，严重者甚至会出现患肢瘫痪。股骨头缺血性坏死的常见原因有：骨折、关节脱位、酗酒、大剂量使用糖皮质激素、放射治疗后、化疗后、器官移植后。

二、蕾波康复法可介入的环节及实施要点

应用蕾波推点运动疗法治疗股骨头坏死，首先要进行髋关节活动相关肌群及髋关节的姿势肌动学评定，主要包括：

（1）观察行走姿势，初步了解痉挛、力弱肌群并摄像记录。

（2）用被动髋关节前屈、后伸、内收、外展、旋内、旋外活动度检测肌张力。

（3）用触摸法检测肌肉痉挛、肌肉萎缩及肌肉、肌腱、筋膜等组织有无粘连、挛缩等。触摸除在患者放松的情况下进行外，还要在按关节活动范围、缓慢被动活动中触摸。

（4）用主动髋关节前屈、后伸、内收、外展、旋内、旋外活动度测定相关肌群肌力。注意影响关节活动度的因素很多，即有肌力、肌张力的影响，也可包含粘连、挛缩、关节韧带松弛或其他关节疾病等因素影响，应注意鉴别。

（5）通过髋关节影像学资料明确髋关节及其邻近骨的状况。

（6）根据以上检查，得出髋关节的姿势肌动学评定结果，并按此制订干预计划。

针对髋关节主要肌群推、点，不仅通过刺激神经、改善微循环增高了肌力，也改善了髋关节的微循环，减轻股骨头坏死，促进骨和软组织修复。因为股骨头血循环和周围肌肉等软组织是同一个来源和去路，之间网状互通，疏通肌肉循环有助于骨循环的改善；股骨头坏死时，髋关节腔内多有液体漏出，支持存在髋关节微循环瘀滞、微循环流出受阻，通过髋周肌群推顺，可改善髋关节微循环。临床观察到对髋周肌肉分别逐条推、点，改善微循环的效果最佳，要精准分别推、点参与髋关节活动的肌肉，并在近髋关节部加力。

临床观察到，在股骨头坏死的综合治疗中加入蕾波推点运动疗法后，中、早期的可加速康复，晚期需要股骨头置换的术后康复也更顺利。

第四节　急性颈部扭伤和落枕

一、概述

急性颈部扭伤（Acute Neck Sprain）由于某种原因突然头颈扭闪，肌肉无准备地强烈收缩或被牵拉，导致颈肌瘀血、水肿，甚至出血、肌纤维或韧带等撕裂，称为急性颈部扭伤；对睡姿不当所致的称为落枕。

急性颈部扭伤和落枕大多表现为单侧，主要症状为颈部疼痛及活动受限，轻者为针刺痛，重者如刀割样或撕裂样疼痛。疼痛主要在颈部，也可以模糊地放射至头、背和上肢。任何活动均可加重疼痛，以致转头时两肩亦随之转动。皮肤无任何损伤，查体可在斜方肌等受损肌肉处有明显压痛，范围广泛，有时压痛部位可多个，局部轻度肿胀，患者的头常偏于一侧，故又称"外伤性斜颈"。神经系统检查无阳性发现。

既往主要治疗方法有局部膏药外敷、理疗、针灸、推拿及压痛点的糖皮质激素局部封闭注射等。

二、蕾波康复法可介入的环节及实施要点

及早应用蕾波推点治疗，效果明显。常常应用一次即可明显减轻或治愈。主要方法是对受累侧斜方肌、胸锁乳突肌、提肩胛肌辅用蕾波精油或其他可获得的油膏类介质，力度达到肌肉层，不间断地顺着肌肉起止点推、点。每天4～5次，每次10～15分钟。具体操作如下：

（1）斜方肌推、点时采俯卧位，自斜方肌枕部起点向下，外推至斜方肌止点反复次。以受累侧为主，双侧可同时推压，接着双向推3次牵拉肌纤维。以刺激神经、穴位为目的，点压推3次，在两端肌肉—肌腱移行部加大力度。

（2）胸锁乳突肌推、点时仰卧颈后垫枕，头顶部稍低、头面偏向对侧，充分暴露该肌。沿胸锁乳突肌走向均匀涂抹蕾波精油，一手扶头枕部，以拇指固定要推压侧乳突，此为胸锁乳突肌一个起止点，一手以拇指指腹部自乳突部开始推压至胸锁乳突肌锁骨起止点处，力度作用在整个肌肉，以推出陈血引来新血为主要目的，反复3次。双向推3次时在肌两端肌肉—肌腱移行部加大力度，刺激腱器官附近的穴位。全程力度以不引起患者抵抗为主，逐渐加力。

（3）提肩胛肌位于颈项两侧，肌肉向上部位于胸锁乳突肌深侧，下部位于斜方肌的深面，为一对带状长肌，起自1～4颈椎的横突，肌纤维斜向后外下行，止于肩胛骨上角和肩胛骨脊柱缘的上部。单独的提肩胛肌的推、点不方便操作，可以在进行斜方肌和胸锁乳突肌推、点中注意保持力度。

注意不要对患处进行热敷、冷敷、拔罐、胡乱揉按、强烈牵拉、扭转等。

第五节　踝足扭伤

一、概述

踝足扭伤（Sprained Ankle）又称崴脚，是外力使足踝部超过其最大活动范围，令关节周围的肌肉、韧带甚至关节囊被拉扯撕裂，出现疼痛、肿胀和跛行的一种损伤。扭伤可以导致血管破裂出现皮下瘀血，扭伤引发炎症反应导致红肿疼痛，一般根据病史和临床表现就能诊断，诊断需要排除关节骨折。

二、蕾波康复法可介入的环节及实施要点

踝足扭伤发生应立即静坐，用自己的双手环抱压迫损伤部位。有人协助时，加压除环绕踝部，足背、足底均应加压。踝部扭伤即刻加压的目的是让损伤的血管流出的血尽量少一点，压迫止血30～50分

钟。止血后仰卧，患肢抬高30°～40°，休息约1小时。

　　休息1小时后辅用蕾波精油或其他可获得的油膏类介质，自趾端双手环抱向小腿捋压或单手环握推压达膝部，力度达较深软组织、缓慢、不间断前进，反复进行约30分钟。自己就可进行捋压，有人协助效果更佳。

　　推顺后仰卧，患肢抬高，休息1～2小时，再次进行上述的推顺至该夜间睡眠时，目的是让流到血管外的血和液体，由淋巴回流带走。不让血液和高蛋白的液体停留在血管外是预防"伤筋动骨100天"的漫长病程及功能障碍的关键。因为血液和高蛋白的液体停留在血管外必然造成粘连、持续的疼痛和足踝功能障碍。压迫止血再好也会有一定量的出血及间质液体增多，向心性的推顺不仅能促进淋巴和静脉回流，还能通过推出瘀血、引来新血改善微循环促进修复。

　　往往踝部肿胀在有效蕾波推顺后几小时即明显减轻甚至消退。

　　损伤第2天，仍需进行推顺，推顺次数视病情而定，直至完全康复。一般推顺后肿胀1天左右可明显消退，3天左右瘀血也退下。踝足功能恢复较传统疗法明显为快，多数几天就能减重行走，一周左右就能持重行走。

　　即刻有效止血，不失时机多次推顺是获得极佳疗效的关键。推顺实施偏晚，虽然疗效不如早期，但仍是促进康复的重要方法。

　　踝足扭伤有错位骨折的要请骨科医师对位、固定。推顺固定的裸露部位，亦有助益；没有错位的骨折或仅是骨裂，保持适宜体位的推顺，还可促进骨的修复。

　　传统的踝足扭伤治疗方法是休息、冷敷、加压和抬高（Rest Icing Compression Elevation，RICE），其目的是减少肿胀缓解疼痛，但是冷敷很可能延迟愈合，而加压固定延缓早期功能训练，事实上5%～30%的患者1年后仍然有疼痛感觉和关节不稳定问题，这与早期促进炎症反应因素滞留有关。蕾波法治疗踝足扭伤，强调扭伤事件发生即刻压迫止血30～50分钟后，及早开始自趾端双手环抱足踝向小腿捋压，力度达较深软组织、缓慢不间断地向近心端前进，"挤走瘀血带来新血"，通过改善局部循环，减少促炎因子滞留。此外根据疼痛程度，及早进行踝关节练习，如利用毛巾、弹力带提供阻力，进行足部的上下左右移动，踝关节的绕圈运动，脚趾空中写数字或字母运动，避免韧带在松弛状态下修复导致踝关节不稳定。

第六节　乳汁淤积

一、概述

乳汁淤积（Stasis of Milk）是指哺乳期因一个腺叶的乳汁排出不畅，导致乳汁在乳内积存，临床上主要表现为乳内肿块、胀痛，不及时排除积乳，可导致乳腺炎等严重后果，不仅乳母受罪，婴儿也不能更好地得到珍贵的母乳。

二、蕾波康复法可介入的环节及实施要点

蕾波推顺较一般的乳房按摩治疗乳汁淤积效果更好。主要方法是用温暖洁净的手，一手托乳房固定，一手沾温热蕾波精油或其他可获得的油膏类介质，自乳根沿输乳管，经过淤乳肿块向乳头方向推压、捋压，着力于乳腺部位反复进行，注意到达肿块时，先不急于前进，要停顿片刻，缓慢施压、然后缓慢推进，一般即刻均能将淤乳排出。

乳汁淤积除乳腺管结构的因素外，婴儿吃奶时曝力不够是另一因素，早产儿母亲更易出现乳汁淤积。

基于输乳管走向与乳房神经、血管走向基本一致，按上法的推顺，不仅可使力度达到乳腺组织，还可通过推出瘀血、引来新血等有效改善局部微循环，因此该法也应是促进产后下奶、辅治乳腺炎的方法。

第七节　肌筋膜疼痛综合征

一、概述

　　肌筋膜疼痛综合征（Myofascial Pain Syndrome，MPS）指潜在触发点因劳累、损伤、不良姿势、疾病等促其活化而引起腰背、颈肩、腰腿、关节周围等疼痛。是一种以多个肌筋膜触发点和筋膜结缔组织收缩的慢性疼痛为特征的综合征。肌筋膜触发点是对压痛高度敏感的骨骼肌的一个区域，常于该区域触及硬结，多为损伤、劳损、肌肉和筋膜因无菌性炎症而产生的粘连，分布于其间的感觉神经受到炎症环境中致痛物质的刺激及炎性水肿组织的压迫而导致疼痛，其痛点较为固定，按压时，一触即发，产生剧痛，并向肢体远处传导。据统计人群中多数人曾有过不同程度、不同部位的肌筋膜疼痛。MPS需要与纤维肌痛（Fibromyalgia）相区别，MPS是触点诱发的压痛，触点及其周围直径按毫米计算，一条肌肉上可以有多个触点，而触点间压痛轻微。纤维肌痛是指广泛的自觉疼痛或者压痛，目前认为是中枢神经对疼痛信号处理方式的障碍：神经元疼痛阈值较低、某些神经元产生致敏和点燃效应、疼痛处理途径过度兴奋而疼痛抑制途径不活跃是重要因素。

　　筋膜、肌肉、关节囊的急性或慢性的损伤、劳损等是本病的重要病因。常见于久坐不动，长期处于单一的固定姿势，有颈、肩、腰等部位损伤史。MPS的主要症状是疼痛和活动受限。检查可见局部固定的压痛点，称之为肌筋膜触发点（Myofacial Trigger Points，MTrP）。MTrP是一个局部疼痛的骨骼肌及筋膜上的绷紧肌纤维痉挛带、结节、条索或局部肌肉纤颤反应等。目前对MPS主要治疗有药物、针灸、透热等物理治疗，推拿松解粘连，触痛点神经阻滞，体外冲击波松解粘连，超声引导下的小针刀或者射频等肌肉松解治疗等。

二、蕾波康复法可介入的环节及实施要点

　　疾病早期即可应用蕾波康复法治疗，辅用蕾波精油/蕾波啫喱/医

用耦合剂，沿疼痛肌由远端起止点到近端起止点向心性地推压数次，主要目的是推出瘀血、促进淋巴回流、引来新血及牵拉痉挛肌纤维解痉；然后对MTrP的结节、条索增加指拨法数次，拨开粘连、挛缩；最后再向心性推压数次，目的是促进淋巴回流，带走血管外的多余液体及非组织的有形成份。重复次数及间隔视需要而定。

对MTrP所在的筋膜链也要向心性的推点，这种推点常常是大面积的跨多关节的筋膜链推点。涉及的筋膜链主要有：前面躯干上肢筋膜链、躯干筋膜链、躯干下肢筋膜链和背面躯干上肢筋膜链、躯干下肢筋膜链。

筋膜及肌肉微循环障碍是MPS重要的病理环节，如久坐不动就会造成局部微循环瘀滞；长时间走路除足底慢性损伤，还有下肢静脉、淋巴回流障碍的瘀血、肿胀；颈、肩、腰等部位损伤、疲劳，常伴瘀血、水肿、出血及修复的粘连、纤维性变。产生粘连后又加重微循环障碍，形成恶性循环。蕾波康复法的推顺可有效解除微循环障碍，并可成功拨开多数粘连，阻断恶性循环，缓解疼痛。

第八节　腱鞘囊肿

一、概述

腱鞘包于某些长肌腱表面，多位于活动范围较大的关节外。腱鞘由外层的腱纤维鞘和内层的腱滑膜鞘共同组成。腱鞘内有少量的滑液，可起约束肌腱的作用，并可减少肌腱在运动时的摩擦。劳损等导致腱鞘内滑液增多时，临床产生疼痛、腱鞘肿胀，称为腱鞘炎。腱鞘炎进一步发展可形成囊性肿物，称腱鞘囊肿（Ganglion Cyst）。

二、蕾波康复法可介入的环节及实施要点

传统的腱鞘囊肿治疗方法是通过针吸引流囊液并注射糖皮质激素，或者手术切除，最新的办法是微创开孔引流法，但是都有复发。

基于腱鞘炎、腱鞘囊肿多与劳损有关，微循环障碍特别是微循环瘀血、间质液增加、淋巴引流不畅是重要病理环节。蕾波推顺可有效推出瘀血、促进淋巴回流，是防治腱鞘炎、腱鞘囊肿的重要方法。蕾波推顺还可推走腱鞘内的积液或推破囊肿，出来液体由淋巴带走。

应用蕾波推顺治疗腱鞘炎、腱鞘囊肿注意以下几点：

（1）有些部位适合用手辅用蕾波精油/蕾波啫喱/医用耦合剂推顺，如手臂部、髌骨周围的腱鞘炎；有些部位适合用圆石、硬质热宝推顺，如腘窝囊肿等。硬质热宝除有推压作用，还具有温热改善微循环的效应。

（2）要从肿胀腱鞘的下端向心性、不间断、沿着与腱鞘相关肌肉推至肌肉的起止点，如髌骨周围腱鞘积液要推至大腿根部股四头肌起止点和腹股沟淋巴结；腘窝囊肿要推至大腿根部半腱、半膜肌起止点和腹股沟淋巴结，腘窝囊肿涉及腓肠肌时还要推压腓肠肌。推顺不仅要推出积液，还要促进淋巴回流带走多余的液体。有的腱鞘囊肿常常不易推走液体，而是推破囊壁，让出来的液体由淋巴带走，促进淋巴回流。推顺不仅可带走多余液体及其含有的大分子物质，对预防囊肿再出现也有帮助。

（3）推压腱鞘时除主力手达到适宜深度推压外，辅助手一定要固定住另一端，不让腱鞘移动，推顺效果才更好。如手臂部、髌骨周围的腱鞘固定尤为重要。

（4）腱鞘炎/腱鞘囊肿除与肌腱、肌肉、筋膜链有关外，也与相关关节有关，因此推点也要顾及相关关节。如老年人膝周腱鞘炎/腱鞘囊肿常伴有退行性、劳损性膝关节病，膝关节微循环障碍不仅是发病的重要因素，也是可干预的环节。微循环是包括淋巴循环在内的，膝关节微循环相对其他部位不是很发达，半月板红区虽然有血供，但白区软骨靠周围组织液进行代谢，如微循环流出不畅就会产生积液和组织损伤。对膝关节的推顺按摩是改善膝关节微循环的有效方法，主要是用拇指指腹、辅用介质，力度达到骨皮质，沿可触及的关节面、骨面、间隙向心性推压，可通过改善骨皮质微循环，改进整个关节、骨的微循环。

（5）推点次数、用时可根据具体情况而定，一般多数几次就见效。预防复发很重要，除劳损、老化等病因学防治外，某些部位疼痛，有鞘膜炎倾向时即用推顺效果更好，没有推顺条件时不用介质的徒手向心性捋压也有作用。

（6）腱鞘炎/腱鞘囊肿多与劳损等有关，微循环回流不畅是重要因素，促进易损部位淋巴和静脉回流的主动运动也是有效的预防方法，如各种方法的手指操、双手交替向心性捋压手指—前臂、勾脚—蹬脚的足泵运动等。

第九节　老年性骨关节炎

一、概述

老年性骨关节炎（Senile Osteoarthritis）又称老年性骨关节病、增生性骨关节炎、退变性骨关节病等。它是一种发病率最高的关节疾病，在人群中的发病率是3%，60岁以上的人群的发病率可达到70%左右。老年性骨关节炎一般与退行性变、劳损等有关，主要临床表现是关节的肿胀、疼痛、功能受限。早期的症状是关节疼痛和僵硬，最初是活动后发生，或者长期姿势需要改变时发生，随着病情进展，关节疼痛和关节僵硬时常发生，并伴随关节肿胀、关节活动范围缩小，严重影响日常生活质量，由于活动受限关节附属肌肉可能会萎缩，与类风湿关节炎不同的是，骨关节炎的关节不会发热或发红。传统的治疗方法是休息、提供关节支撑（手杖、支架等）、生活方式改变（减肥和锻炼）、止痛药和人工关节置换手术。

二、蕾波康复法可介入的环节及实施要点

微循环障碍是骨关节退行性变、劳损等的重要病理环节，骨关节炎的肿胀、积液等是微循环瘀滞的结果。临床应用的改善微循环、活血化瘀的药物、温热疗法、适量正确的活动等治疗方法对缺血型微循

环障碍效果较好，而对微循环瘀滞、间质积液、淋巴回流不畅效果欠佳。蕾波推点对软组织、骨膜、关节等部位可有效推出瘀血、促进淋巴回流、带走间质积液。

人体手、足、膝、肘、肩、脊柱等关节，我们可以用手直接触摸到关节及相关骨的部分表面，辅用蕾波精油/蕾波啫喱/医用耦合剂按关节形状、着力于骨面、向心性推顺，可有效改善骨膜微循环，特别是解除微循环瘀滞。

部位较深的髋关节虽然推顺不能直接到达关节，但通过髋关节周围肌肉等软组织的推顺改善微循环，可间接促进髋关节微循环及功能改善。髋关节及其周围的肌肉是共同的血管、淋巴支配。研究证实，骨膜外层表面有一血管丛，它既与骨骼肌的血管吻合，又与骨膜的内层血管网相连，骨骼肌血管体系与骨膜血管体系的吻合不仅使骨具有双重血供，也改善相关肌肉微循环，还可带动骨、关节微循环改善的基础。

研究还观察到，骨质疏松除与维生素D、钙、胶原蛋白等营养素有关外，也与骨微循环障碍有关。改善微循环可刺激骨组织多种细胞生长因子、减少和防止骨量丢失、增加骨密度。

第十节　痛风性关节炎

一、概述

痛风性关节炎（Gouty Arthritis）是嘌呤代谢紊乱、尿酸排泄障碍导致血尿酸增高，引起的一种尿酸盐晶体沉积所致的关节炎。

痛风性关节炎患者多见于40岁以上男性及绝经后女性，男女比例约为7∶1，但随着人类生活方式的改变，发病年龄近年来已趋于年轻化。痛风与啤酒、动物内脏和海产品的过量摄取有关。高嘌呤饮食不仅是痛风的病因，还是诱发和加重痛风性关节炎的重要诱因。

典型临床症状表现为夜间突然发作、关节疼痛进行性加剧，在12小时内达到高峰。痛风性关节炎首次发作多发生在第1跖趾关节处，其后累及其他关节部位。痛风性关节炎发作进入间歇期后，多在1年内复发，频繁发作，累及关节增多，症状持续时间加长。进入慢性痛风时，发病期的主要临床表现包括持续性关节肿痛、压痛、畸形和功能障碍，并发症有痛风性肾病、心脑血管疾病等。

当痛风性关节炎发病至多个关节受累时，常需要与类风湿关节炎、牛皮癣性关节炎、反应性关节炎、焦磷酸盐关节炎相鉴别，需要详细询问患者病史，完善血尿酸检查、类风湿因子和抗坏瓜氨酸多肽抗体（抗CCP）等明确鉴别。关节中的尿酸盐沉积可通过关节液检查看到特异性的尿酸盐结晶，焦磷酸盐结晶是菱形结晶，结晶与偏振光轴平行时为蓝色、垂直时为黄色。

目前痛风性关节炎的治疗主要有药物治疗，如急性发作期非甾体抗炎药、秋水仙碱、糖皮质激素；间歇期应用抑制尿酸生成药别嘌醇、非布司他或促尿酸排泄的药物苯溴马隆、丙磺舒、磺吡酮。一些中药也有治疗作用。饮食调理也非常重要，要严格控制高嘌呤食物的摄入，尤其是动物内脏、海鲜、坚果类。日常应多饮水，每天饮水应在2000毫升以上，以保持尿量。严格戒饮各种酒类，尤其是啤酒。多食用新鲜的蔬菜水果，保持规律的生活作息。

近年研究证实，关节滑膜上的淋巴孔（Lymphatic Stomata）可被尿酸结晶、免疫复合物堵塞导致的淋巴回流障碍，是痛风性关节炎、类风湿关节炎关节肿、疼，关节积液，滑膜增厚和粘连的重要基础。

二、蕾波康复法可介入的环节及实施要点

一般痛风关节多见足趾关节，尤其是第1跖趾关节，疼痛、肿胀多在12小时内逐渐加重，炎症反应在24小时内达到高峰。关节疼、肿第一个24小时是蕾波推顺介入的最佳期，可在24～48小时内明显减轻疼痛、消除肿胀、有效阻止其发展。

出现关节疼痛症状时及时应用蕾波推点干预，可有效阻止其发展。主要方法是施者或患者本人辅用蕾波精油或可及时获得的油膏类介质，用拇、食、中指环绕握住疼痛的足趾，由趾尖着力于骨面，经

过肿疼关节向心性推至趾跟，再用手的适宜位置在足背推至膝关节，在足底推至腘窝以上。反复多次，第一个24小时，原则除了饮食、睡眠和短暂休息均在推顺，此时可有效地使沉积在骨关节的尿酸盐结晶由改善的淋巴循环带走。临床观察到多次、到位的蕾波推顺可使关节肿痛24小时左右消退，2~3天推顺可使局部压痛减退或消失。第3天以后的每天推顺次数根据情况而定。蕾波推顺效果极佳的黄金72小时千万不要错过。

推顺间歇，指导患者做足泵运动可促进下肢淋巴和静脉回流。主要方法是患者仰卧，反复做足最大背屈并稍停留后，再做最大跖屈并稍停留片刻的足泵运动。其他部位的痛风关节，可参照上述原则和方法进行。

第十一节 类风湿关节炎

一、概述

类风湿关节炎（Rheumatoid Arthritis，RA）是一种以侵蚀性、对称性多关节炎为主要临床表现的慢性、全身性自身免疫性疾病。基本病理改变为关节滑膜的慢性炎症，并逐渐出现关节软骨和骨破坏，最终导致关节畸形和功能丧失。主要临床症状是四肢小关节肿痛、晨僵、足跟腱鞘结节等。RA病因推测是基因因素和环境因素的综合结果，自身免疫系统失衡导致关节受到免疫攻击而引发损害。

类风湿关节炎80%发病于35~50岁，女性比男性多2~3倍，我国类风湿关节炎的患病率为0.32%~0.36%。流行病学调查显示，类风湿关节炎的发病与遗传因素密切相关。一些感染、体内激素紊乱、吸烟能够显著增加类风湿关节炎发生的风险。

近年研究证实，关节滑膜上的淋巴孔被免疫复合物堵塞导致的淋巴回流障碍，是关节肿、疼，关节积液，滑膜增厚和粘连的重要基础；一氧化氮可通过提高环磷鸟苷（cGMP）促进淋巴孔的开放。淋巴孔是毛细淋巴管在浆膜间皮细胞之间的微小开口，通过淋巴孔，腹膜腔、胸膜腔、心包腔、关节腔等与淋巴管系直接相通。淋巴孔具有物质吸收功能，与胸腔积液、腹腔积液、心包积液、关节腔积液的转归及肿瘤细胞的转移等多种生理病理过程密切相关。

二、蕾波康复法可介入的环节及实施要点

基于近年研究证实，关节滑膜的微循环障碍，特别是淋巴回流受阻是类风湿关节炎的关键环节；蕾波推顺可有效解除微循环瘀滞、促进淋巴回流；类风湿关节炎又多为小关节，辅用介质的推压较易推达骨膜，促进关节滑膜淋巴回流，减轻关节肿胀、疼痛。这种物理性的推压可促进多余的关节滑囊内的高蛋白液和非组织的有形成分由淋巴排走；这种物理性推压还可通过推出骨膜瘀血、带来新血改善骨关节的微循环，助力关节功能恢复。蕾波推点治疗类风湿关节炎发作初期关节未变形、粘连前，关节肿痛常常1~2天就明显减轻，每天继续多次干预即可缓解。

除每天多数推、点外，对侵袭上肢关节的做手泵运动，即手指握拳—张开和手腕背屈—掌屈的运动；侵及下肢的做足最大背屈并稍停留后，再做最大跖屈并稍停留片刻的足泵运动。这些运动也可促进淋巴及静脉回流。

有效的抗风湿药物还要及时应用，保暖、休息等均是综合治疗的一环。

附　录

附录一　名词索引

D

E

F

G

H

J

L

M

N

T

Z

附录二　插图索引

续表

资源名称	页码

续表

资源名称	页码
图 2-12　足背屈角示意图	74
图 2-13　内收角示意图	75
图 2-14　腘窝角示意图	75
图 2-15　肩外展角示意图	76
图 2-16　肘伸展角示意图	76
图 2-17　前臂旋后 90° 回弹角示意图	77
图 3-1　拇指、手掌、全手"推"法示意图	104
图 3-2　蕾波"点"法示意图	107
图 3-3　脑神经刺激点、脑户穴、风府穴示意图	108
图 3-4　八髎穴、腰眼穴示意图	109
图 3-5　脊神经刺激点示意图	110
图 3-6　三叉神经示意图	111
图 3-7　鱼腰穴、阳白穴、承泣穴示意图	111
图 3-8　头临泣穴、头维穴示意图	112
图 3-9　四白穴、迎香穴、地仓穴、承浆穴示意图	112
图 3-10　面神经示意图	113
图 3-11　听宫穴、下关穴、颊车穴示意图	113
图 3-12　太阳穴、牵正穴示意图	114
图 3-13　人迎穴示意图	114
图 3-14　枕大神经、枕小神经示意图	115
图 3-15　百会穴示意图	115
图 3-16　风池穴、天柱穴、玉枕穴示意图	116
图 3-17　斜方肌上部为枕大神经出口示意图	116

续表

续表

资源名称	页码
图 4-11　足跟着地训练示意图	188
图 4-12　背靠球平衡训练示意图	188
图 5-1　头控床趴示意图	194
图 5-2　头控大腿趴示意图	195
图 5-3　头控球趴示意图	195
图 5-4　拉坐训练示意图	196
图 5-5　骑马式靠坐训练示意图	196
图 5-6　手足抱球训练示意图	197
图 5-7　头控式翻身示意图	198
图 5-8　臂控式翻身示意图	199
图 5-9　腿控式翻身示意图	200
图 5-10　点压肩井穴促臂控式翻身示意图	200
图 5-11　点压环跳穴促腿控式翻身示意图	201
图 5-12　手撑地坐训练示意图	202
图 5-13　坐位感知训练示意图	203
图 5-14　长坐位直腰训练示意图	204
图 5-15　长坐位平衡训练示意图	205
图 5-16　抱位屈髋训练示意图	205
图 5-17　球上坐位示意图	206
图 5-18　点压肩井穴、涌泉穴刺激腹爬示意图	207
图 5-19　四点支撑位训练示意图	208
图 5-20　交互四爬训练示意图	209
图 5-21　扶物站立示意图	210

续表

续表

附录三 视频索引

续表

续表

后　记

　　这本凝聚蕾波人智慧和心血的《蕾波康复法应用手册》终于完稿交付了。

　　这是对蕾波法25年发展的科学总结和理论总结。蕾波法最初从改善微循环入手干预儿童脑瘫创立，发展成为包括"康复评定""康复治疗""康复管理"在内的综合康复体系，是以中文命名的康复治疗技术。这是中国医学康复界的骄傲，更是中华传统文明和先进医学科学融合的典范。

　　《蕾波康复法应用手册》的顺利出版，首先，要感谢蕾波法创始人，本书主编任世光教授，他不仅搭建了全书理论架构，还撰写了部分书稿，对每章每节都进行了认真地审阅修改，并提供了非常宝贵的视频影像资料。本书所涉及的蕾波法应用，无论是儿童疾病，还是成人疾病，蕾波团队都进行了大量的临床应用实践；而且全部都经过任世光教授亲自临床验证，有些还在自己或家人身上实际操作使用。如急性脚踝扭伤、急性痛风发作、股骨干骨折等。蕾波法理论最核心、最基础的就是30年前，任世光教授在北京临床医学研究所做的基础研究——"微循环与微循环障碍"。其研究结果是局部微循环改善，应用中医传统手法明显好于西药效果。蕾波的推点运动疗法正是从改善局部微循环入手，干预"姿势、运动、肌张力和反射"异常的病理环节，促进正常功能的出现或恢复。这就是蕾波康复法最突出的第一大特点，精准解痉挛降张力、改善局部营养环境、促进功能恢复。

　　其次，要感谢蕾波法核心团队的张军医生。2007年，张军医生加入蕾波法执行团队并亲自组建了儿童保健科，同儿童康复科一起，开展应用蕾波法康复治疗儿童脑瘫及其他神经肌肉疾病，包括早产高危儿发育风险管理。张军团队突出的贡献是将儿童精神建构理论深度植入蕾波康复法之中，从康复身心状态评定开始，到每个康复训练项目的操作，最后到康复训练目标的达成，全都融入了对精神活动因素的关注，实现了"身心统合"康复治疗理念在操作执行层面的落地。这就是蕾波康复法最突出的第二大特点，康复治疗训练的身心统合、全人康复。

第三，要感谢一路同行的"蕾波团队"，包括各个阶段的"蕾波人"在"蕾波法"体系建设、理论建设和临床应用中，发挥的巨大贡献。千千万万患者的良好效果和认可口碑，全面印证了"解痉挛、降张力、身心统合、全人康复"的蕾波法核心技术的优秀和实用。创造了"纠—统—训"单元训练模式和"学—训—督"疗程管理模式，成为专业康复机构、康复治疗师提升康复治疗效果和质量控制的主要管理手段。这就是蕾波法最突出的第三大特点，康复治疗的疗程管理和目标控制。

同时，要感谢社会上应用"蕾波法"的广大患者及其家属和关心关注"蕾波法"的社会工作者，是他们的支持、爱护与肯定，才有"蕾波法"的蓬勃发展。最后，要感谢中国科学技术出版社对本书出版发行给予的帮助和支持。

本书在编写过程中，已经开始了数字化及标准化设计，希望借助高新科技手段，实现康复治疗的标准化、程序化，以及可推广、可复制的服务模式。

张志明

2022年8月